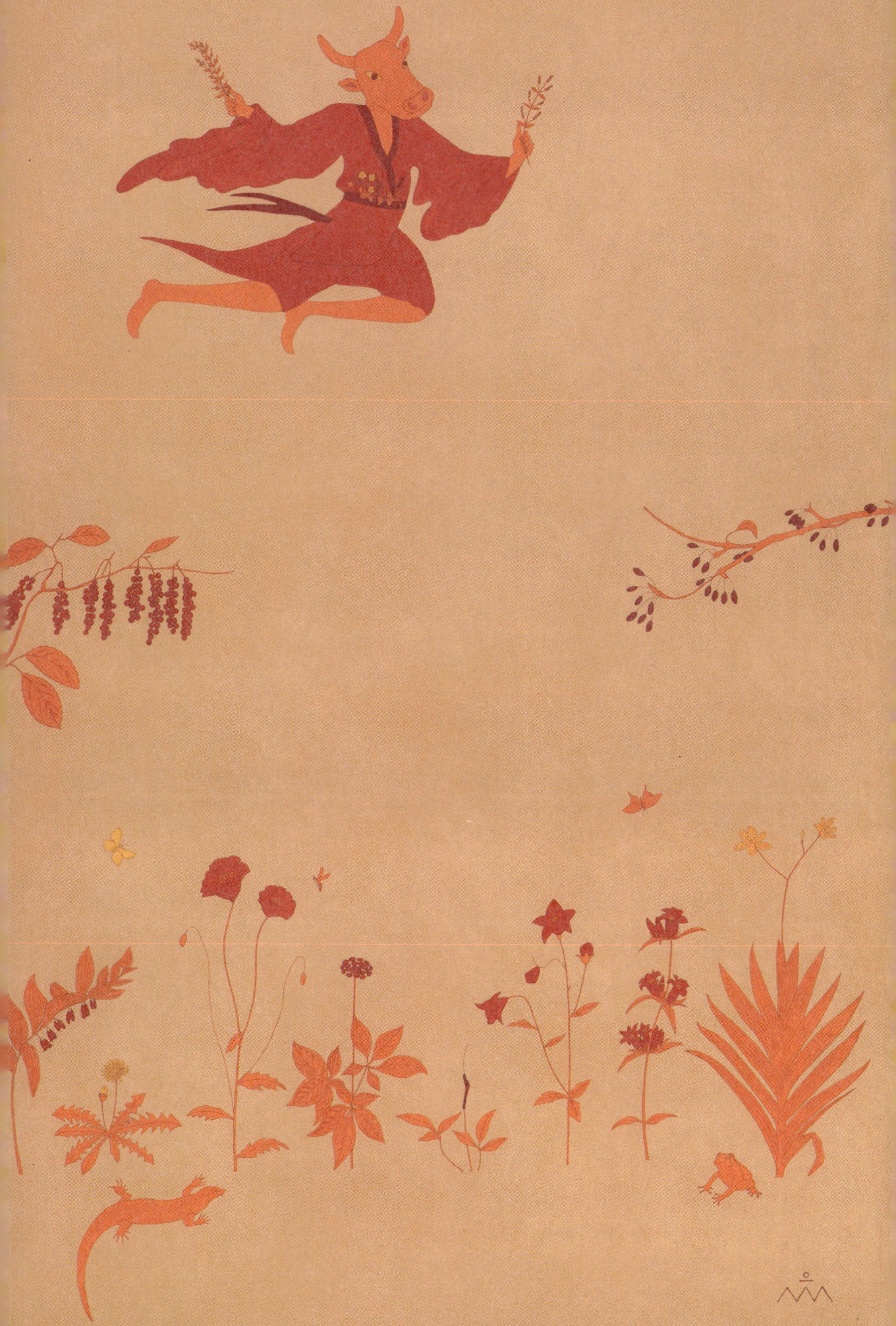

신농, 황토염색 광목에 채색, 300cm×150cm, 2019

생명의 벗, 약초

이야기로 배우는 우리 본초학

글 장영덕 · 그림 손채수

목수책방
木水冊房

머리말

대지의 여신이 내린 선물 '약초'를 다시 생각한다

7년 전 손채수 작가의 초대를 받아 수원의 한 갤러리를 방문한 적이 있습니다. 오랫동안 예술 활동으로 어린이 교육을 하던 그의 모습을 기억하고 있었기에 격려하는 마음으로 갔습니다. 전시장에 가 보니 황토염색을 한 광목에 그린 작품 하나하나가 참 색다른 분위기를 풍기고 있었습니다. 뭔가 특별한 '아우라'를 지니고 있었다고 할까요? 그림을 보며 마음이 청정해진다는 게 이런 느낌인가, 싶었습니다. 하나의 색과 단순한 선으로 이루어진 그림이지만 정말 많은 이야기가 담겨 있구나, 생각했습니다.

우리가 'GNP 상승과 발전'이라는 맹목에 사로잡혀 달려 나가고 있는 동안, 조용히 혹은 비명을 지르며 사라져 간 멸종동물들이 고스란히 작품 속에서 살아나고 있었습니다. 다른 생명들을 밀어내고 거대한 탑을 쌓아 온 우리 현대 문명은 이제 자신이 지은 죄의 대가를 치르고 있는 중이지요. 어찌 보면 팬데믹이라는 현상은 야생동물의 근거지를 허물고 각종 실험 대상으로 써먹다가 버리는 등, 이들의 생존권을 애써 외면한

대가가 아닐까요. 아이들에게 좀 더 나은 세상을 물려주려는 일심으로 평생을 노력해 온 손채수 작가에게 사라져 가는 생명체의 아우성은 더 이상 견디기 힘든 양심의 가책으로 다가왔을 것입니다.

대지의 여신 가이아의 부활을 창작자와 관람객의 모습으로 함께 기원했던 우리는 오랜만에 의기투합했습니다. 사라져 가는 식물들을 두 번째 창작 테마로 잡고 이야기하다 예전부터 민간에서 사랑받아 온 약초들이 하나둘씩 사라져 가고 있는 현실에 눈을 떴습니다. 고통 받는 민초들을 병마로부터 구해 낸 이름 모를 많은 풀에 관한 숱한 민담과 전설을 황토염색 광목 위에 온전히 살려 내고 싶어졌습니다. 감기약부터 항암제까지 모두 거대 제약회사의 대규모 공장에서 만들어 내고 있는 지금, 사라져 가는 자연 그대로의 약초를 되살려 인간과 대지가 함께 공존해야겠다는 불가능한 꿈을 꾸면서.

조금은 거창해 보이는 이런 문제의식을 가지고 우리는 저 옛날 산과 들로 약초를 찾아 헤맨 조상들을 찾아갑니다. 그들의 소망과 비원, 소박한 현실 인식, 이웃과 생명에 관한 따뜻한 이야기를 소환해 사라져 가는 약초들을 오늘날 실정에 맞게 되살리려고 합니다. 들판의 이름 모를 풀이 건강한 삶과 어떻게 연관되어 있는지 눈치챌 수 있다면 더욱 기쁜 일이 되겠지요. 가급적 약초의 효능은 번다함을 피해 본초학 교과서에 기반했습니다. 현대 의학적인 설명이 필요한 내용은 일반인의 눈높이에 맞추어 최대한 쉽게 쓰고자 했습니다. 실생활에 응용하는 일은 좀 더 안전하고 정교한 접근이 필요하므로 주의사항을 잘 읽어 주시기 바랍니다. 대지의 여신 지모地母가 우리에게 내려 준 선물 보따리를 하나하나 풀어헤치는 기분으로 읽어 주시되, 손채수 작가가 그린 약초 그림의 여백에서 여기에는 과연 어떤 메시지가 담겨 있을까, 생각해 볼 수 있다면 더욱 고마운 일이겠습니다.

이미 60만 명에 달한다는 전국의 약초 동호인과 이 책의 독자들에게 꼭 당부하고 싶은 이야기가 있습니다. 산과 들에 지천이던 다양한 우리의 약초가 이제 사라질 위기에 처해 있습니다. 산에 오르는 길에 혹시 약초가 눈에 띄더라도 캐지 마시고 "눈으로 살펴보고, 코로 감상하며, 사진으로 찍어 두는" 정도만 해 주시면 좋겠습니다. 대신 약초원이나 인터넷에서 구할 수 있는 약초들을 화분에서 키우면서 평생의 '반려식물'로 삼으면 어떨까요? 약초 종류가 풍성한 산과 들에는 안식년을 주어 후손에게 풍요로운 약초 보물창고를 물려줄 수 있다면 더욱 좋겠지요.

책으로 나오기까지 많은 분의 도움을 받았습니다. 차분하게 긴 시간 기다려 준 목수책방 전은정 대표의 격려에 먼저 감사의 말을 전합니다. 7년이 넘는 세월 동안 많은 아이디어로 저와 손채수 작가를 고무시켜 준 양원모 전 경기도립어린이박물관 관장님, 숲해설가로 측면 지원해 준 동의한방 장근주 사장님, 본초 연구와 난치질환 치료의 동지인 항암약재연구회 회원들에게도 고맙습니다. 무엇보다도 어려운 시기에 큰 힘이 되어 준 가족, 허명석 원장님과 허미옥 팀장을 비롯한 한의원 식구들, 안산의료복지사회적협동조합 조합원과 임직원 여러분에게도 이 자리를 빌어 고마움을 전합니다.

2022년 가을,

팬데믹에서 해방된 세상을 꿈꾸며

장영덕

약초,
나와 관계를 맺고 있는
귀한 존재

이번 생에서 약초와 인연을 맺은 지 어느덧 30년이 된 것 같습니다. 30년 전, 탈진한 제 남편과 함께 건강을 추스르기 위해 경기도 안성군 양성면 노곡리로 내려갔습니다. 산 아래에 풍채 좋은 향나무와 커다란 감나무, 풍성하게 꽃이 피는 수국이 자리한 전통 한옥에 깃들였습니다. 넓은 마당과 텃밭이 있고 둥근 화단이 잘 가꾸어진 아름다운 기와집이었습니다.

이곳에서 몸과 마음의 건강을 회복하겠다는 일념으로 우물을 긷고, 아궁이에 군불을 지폈습니다. 뒷마당 텃밭에는 몸에 좋다는 신선초, 상추, 케일, 무, 고추, 당근, 토마토, 더덕 등 서른 가지 채소를 심었고, 앞마당 한편에 닭집과 오리집을 만들어 주고 닭과 오리를 자유롭게 풀어 놓고 길렀습니다. 매일 아침 닭과 오리가 낳아 준 따뜻한 유정란에 꿀을 곁들여 비벼 먹었고, 신선한 채소로 녹즙을 내어 마셨습니다. 텃밭을 가꾸고 장작을 패며 남편은 차차 건강을 회복했습니다. 비 오는 날 텃밭으로 뛰어가 싱싱한 고추와 호박잎을 '톡' 따던 때를 떠올리면 지금도 마음이 설렙니다.

건강에 특별한 관심을 갖게 되면서 우리 주변의 풀이 대부분 약초라는 사실을 알게 되었습니다. 옛 조상들의 지혜를 본받아 밥을 지을 때 연자육과 강황 가루를 넣거나 산초나무 열매로 장아찌를 담그면서 우리 주변의 다양한 풀과 나무에 더욱 깊은 관심을 갖게 되었습니다. 안성에서 시작된 건강한 식생활에 대한 관심과 약초와 맺기 시작한 인연은 우리나라 최초의 의료생활협동조합과 한의원인 농민병원 설립 참여로 이어졌습니다. 건강이 좋아진 남편은 맨 처음 활생예술제를 기획·실행하며 보다 많은 사람이 의료생활협동조합의 설립 취지에 공감하며 참여하기를 소망했습니다.

수원으로 옮겨와 살며 '푸른경기21 지속가능발전협의회'✦ 생물다양성위원으로 활동하게 되었습니다. 동식물 고유종 보호 활동을 하며 생물자원 서식지 조사에 참여할 기회가 잦아졌고, 희귀동식물들이 왕왕 사라지는 것을 목격했습니다. 교육예술가였던 저는 10년 전부터 본격적으로 생명을 주제로 그림을 그렸고, 제 그림의 주인공은 야생동물과 가축, 약초와 곡식이었습니다. 저는 하늘 아래 모든 존재가 제각각 모두 존귀하고 특별하다고 생각합니다. 그래서 주인공 하나하나 마음으로 존대하며 정성껏 그렸습니다.

저는 예술 활동을 하며 선사시대 암벽화와 암각화의 색채와 형상에 많이 끌렸습니다. 우리 모두가 지구별에서 땅에 기대어 더불어 살고 있는 존재라는 사실을 기억하고자 저는 광목에 붉은 황토로 염색을 하고 그 위에 그림을 그립니다. 저는 암벽화의 흙색 바탕이 따뜻한 공기처럼 느껴집니다. 또 생명 에너지를 전하는 가장 강렬한 색이 주황이라고 생각하여 주황색을 주색으로 하고 빨강과 노랑을 곁들이며, 이 세 가지 색을 기본으로 그림을 그리고 있습니다.

저는 기후변화와 서식지 파괴로 동식물이 생존하기 힘든 상황을 나타내기 위해 모든 동식물을 한 개체씩 그립니다. 그만큼 위태로운 상황이라는 것을 나타내고 싶어서입니다. 약초를 그릴 때에는 다양한 꽃의 색과 향, 그 약초만의 '아우라'와 아름다움을 온전하게 담아내려고 노력합니다. 제 그림은 세밀화는 아니지만 생명력이 가득 깃든 세 가지 색으로 그리는 그림이라서 보는 이에게 밝고 맑고 따뜻한 에너지를 전할 수 있을 것이라는 믿음이 있습니다.

약초를 직접 만나 보려고 식물원과 약초원 이곳저곳을 드나들었습니다. 특히 대전의 한밭수목원을 자주 찾았습니다. 그러던 중 팬데믹 상황이 되어 이 또한 어려워졌습니다. 약초 관련 책을 찾아보고, 약초마다 어떤 특성이 있는지 살펴서 머릿속에 담고, 동영상과 사진을 구해 찬찬히 뜯어 보며 밑그림을 마련했습니다. 약초와 오랜 시간 맺은 인연이 이 작업을 뒷받침해 주었습니다.

저는 2013년 첫 번째 개인전인 '가이아 마고 허스토리'✦✦를 시작으로 많은 지구별 생명에 관한 이야기를 그림으로 선보이고 있습니다. 3회 개인전 '생명의 태궁'에서는 이 지구별에서 살았으나 지금은 볼 수 없는, 사라진 멸종동물들을 다루었습니다. 이 전시를 하며 현재 위기에 처한 야생동물들의 처지를 헤아리며 많은 사람이 관심 갖기를 바랐습니다. 그 후 인간이 이 지구별에서 살아남을 수 있도록 도움을 준 고마운 생명인 '곡식과 약초'를 화폭에 담아 작가 초대전 '지구 어머니地母의 선물'을 열기도 했습니다. 이렇게 우리가 지구별에서 번성할 수 있게 도와준 모든 존재에게 감사하는 마음으로 약초 그림을 그려 온 지 수년이 되

✦ 현 경기도지속가능발전협의회

✦✦ GAIA MAGO HERSTORY

었습니다.

갈수록 지구별 생태 환경은 심각해지고 있습니다. 나날이 파괴되고 망가지고 있습니다. 세상의 모든 존재는 함께 더불어 살아야 하고 또한 각각 생존에 적합한 서식지에서 살 수 있어야 합니다. 서로를 귀하게 여기고 각자의 다양성을 존중해야 합니다. 이 책에 나오는 46종의 약초에 관심을 가지고 찬찬히 그들의 이야기에 귀를 기울여 주세요. 그러다 보면 하나하나가 단순한 풀이 아닌 나와 관계를 맺고 있는 귀한 존재로 각자의 삶에 좀 더 가까이 다가올 겁니다.

제 전시를 보러 온 오랜 인연인 장영덕 한의사님과 마음이 통해 이렇게 약초 그림과 글이 어우러진 책을 펴내게 되었습니다. 동아시아에서 널리 사람을 이롭게 하고자 축적한 약초에 관한 공유지식을 21세기 버전으로 신실하게 풀어낸 장영덕 한의사님의 글에 제 그림이 함께할 수 있어 참 좋습니다. 덕분에 제 약초 그림 작업이 많이 풍성해졌습니다.

아름다운 책을 꾸준히 출판해 온 목수책방 전은정 대표와 귀한 인연을 맺게 되고 또 이렇게 고운 마중물을 내놓게 되어 고맙고 기쁩니다. 모자란 솜씨로 어떻게 자연의 아름다움과 존귀함을 나타낼 수 있을까, 두려움에 흔들릴 때마다 해낼 수 있다고, 정성껏 마음을 담아 그리면 된다고 격려해 준 제 '깐부' 남편과, 함께 예술의 길을 가고 있는 든든한 두 아들에게도 감사와 사랑을 전합니다.

또 책이 나올 수 있게 도와준 모든 분의 수고와 마음으로 늘 성원해 준 오랜 벗들의 격려에게도 고마운 마음을 전합니다. 함께하고 있는 초암교육예술연구소의 인형극 디자이너 류지연 님, 사진작가 신정숙 님, 따뜻한 눈길로 창작 과정을 지켜봐 준 대안공간 '눈'의 김정집·이윤숙 님, 헬로우뮤지움의 김이삭 님, 작품 하나하나 정성껏 촬영해 준 독립

스튜디오의 김영삼 님, 그리고 함께해서 든든했던 행궁동레지던시 동료 최경락·초이·김필래·김은정·김영화 작가와 문화기획자 한문희·임재춘 님의 애정어린 관심과 조언에 감사드립니다. 야생동식물의 생명권을 옹호하고자 뜻을 모아 온 경기도지속가능발전협의회 생물다양성위원회 위원들과 경기환경교육네트워크 동료들의 한결같은 믿음에도 감사드립니다. 또한 말 못하는 동식물의 처지를 헤아리며 그들을 대변하고자 선뜻 생명의 수호천사가 되어 준 많은 어린이와 청소년의 지지와 성원에도 감사 인사를 전합니다. 이 책을 읽는 모든 분이 건강하길, 날마다 미소 가득한 순간이 삶 속에서 이어지길 기원합니다.

2022년 가을

가이아 마고의 딸

손채수

차례

2. 호흡기에 좋은 약초

3. 소화기에 좋은 약초

4. 근골격계에 좋은 약초

들어가는 글

왜 다시 약초인가?

"귀가 아파 죽겠어요. 제발 낫게 해주세요"

기원전 2000년	자! 이 약초를 드시오.
기원후 1000년	약초는 야만의 풍속이요. 이 기도문을 외우시오.
1850년	기도는 과학이 아니요. 이 물약을 드시오.
1940년	그 물약은 돌팔이 약이오. 이 정제 알약을 드시오.
1985년	그 알약은 효과가 없습니다. 효과 좋은 이 항생제를 드세요.
2000년	그 항생제는 인공합성물입니다. 이 천연 약초를 드세요.

익명 작가의 인터넷 밈 'A short history of medicine'✦ 중에서

약초가 버티게 해 준 인류 문명

인류는 오래 건강하게 살기 위하여 엄청난 노력을 해 왔습니다. 대표적인 노력이 바로 질병과 싸워 이기기 위한 학문, 즉 의학을 발전시킨 것이지요. 동양이나 서양이나 전통 의학은 지천으로 깔린 식물을 치료에 이용하는 방식을 가장 주요하게 선택했습니다. 비용이 많이 들지 않았고, 산과 들에서 흔히 찾아볼 수 있었고, 그 효과 또한 좋았기 때문이었겠지요. 현대 의약품의 대명사가 되다시피 한 아스피린도 이미 2000년 전 히포크라테스라는 걸출한 의사가 버드나무 껍질을 이용했던 경험을 활용했다는 사실은 잘 알려져 있습니다. 동서양을 막론하고 천연물 생약이나 허브 등을 이용한 경험의학은 맨손으로 질병과 싸워야 했던 원시인에 비해서는 진일보한 방식이었고, 밀이나 쌀 같은 식량과 개·소·돼지 같은 가축과 함께 사실상 인류 문명을 지탱해 준 밑바탕이 되었습니다.

그러나 약초를 이용한 요법 또한 쉽게 얻어지지는 않았습니다. 각각의 식물이 갖는 효능과 부작용을 알아내기 위해 직접 먹어 보거나 가축 따위를 이용하여 간접적으로 확인해야 했습니다. 지금도 독버섯을 식용버섯으로 오인하여 발생하는 사고가 가끔씩 뉴스에 나오곤 하는데, 생물독성학이 제대로 확립되지 못했던 옛날에는 독초를 잘못 먹고 목숨을 잃은 사람이 얼마나 많았을까요?

동양문화권에서 약초의 아버지라 불리는 신농씨도 예외는 아니었습니다. 새로 보는 약초마다 일일이 씹어서 시험해야 했기에 어쩔 수 없이 각종 부작용에 시달려야 했다지요. 그래서 지금까지 내려오는 신농씨

✦ imgflip.com/memetemplate/217579213/A-short-history-of-medicine

의 얼굴 그림은 매우 고통스럽게 일그러져 있습니다. 하지만 인류를 위한 살신성인이라는 점에서 '추함'보다는 '신성함'에 가깝다고 하겠습니다.

힘들게 쌓아 온 인류의 전통 처방도 수시로 들이닥치는 무서운 역병✦과 마주했을 때 상당한 무력감을 느꼈을 것입니다. 오늘날 한방 처방약의 근간을 만들었다고 볼 수 있는 《상한론傷寒論》의 저자 장중경張仲景도 그의 책 서문에서 당시 유행하던 상한병✦✦으로 많은 친족을 잃는 슬픔을 겪었다고 말합니다✦✦✦. 그렇지만 결코 질병에 굴복하지 않고 치열하게 분투하여 2000년 동안 실전에서 활용할 수 있는 훌륭한 처방을 만들어 내 무수한 생명을 살립니다.

《상한론》은 그 이전의 의학 관행과는 확연히 다른 수준을 보여주는 역작입니다. 이 책은 병의 전변 과정에 따라 다양하게 나타나는 증상에 맞추어 오늘날까지 유효하게 쓰이고 있는 적절한 치료 처방을 제시하고 있습니다. 역병과 싸우면서 승리의 기록보다는 패배와 좌절의 기억이 더 많았겠지만, 이런 훌륭한 의사와 천연 유래 약물의 도움이 없었더라면 2000년 동안 세계 최대의 부국으로 군림해 온 중국 문명도 사상누각에 불과했을지도 모릅니다.

우리나라도 예외가 아닙니다. 1775년 봄에 서울 도성에서 홍역이 크게 유행하여 많은 백성들이 죽었습니다. 이때 유학자이면서 의학을 공부했던 몽수 이헌길이 승마갈근탕✦✦✦✦ 등의 마진방✦✦✦✦✦을 써서 어린아이 1만여 명을 치료했다고 합니다. 당시 먼지가 하늘을 가리면 이헌길이 온 줄 알았다고 할 정도로 사람들이 그의 소문을 듣고 몰려들었습니다. 그러나 이헌길 자신은 "홍역은 이후 다른 모습으로 다시 올 것이고, 이때는 또 다른 처방으로 맞서지 않으면 안 된다"고 했습니다. 전염병 치료에 고정된 처방이 통하지 않는다는 사실을 일찍 간파한 것이지요. 이렇듯 전통 의학은 약초의 힘을 세심하게 이용하여 전염병과 맞서 싸웠습니다.

근대로 접어들면서부터 동서를 막론하고 전통 의약학은 거대한 도전에 맞닥뜨리게 됩니다. 자연과학과 공학기술의 눈부신 진보에 힘입어 인류는 질병과 싸워 이길 수 있는 많은 신무기◆◆◆◆◆◆를 얻었습니다. 이 예리한 무기들을 활용한 결과는 우리가 익히 목격해 왔듯이 참으로 눈부십니다. 그러나 평지돌출처럼 여겨지는 이런 성과의 이면에는 전통 사회의 여러 경험과 지혜가 자리하고 있습니다.

키니네라는 약은 다들 한 번쯤 들어보았을 것입니다. 예전에 한창 쓰였던 유명한 말라리아 치료약이지요. 해마다 5억 명의 환자를 발생시키고, 주로 어린이로 이루어진 엄청난 사망자를 2~300만이나 만들어 내는 말라리아는 인류 최대의 적이라 할 수 있는 모기가 옮기는 주요한 질병입니다. 무던히도 사람들을 괴롭히던 이 병의 치료에 실마리가 된 것은 잉카인이 써 왔던 기니피라는 생약제였습니다. 여기에서 치료제 키니네를 분리해 약을 제조해 낸 것이지요. 지금은 더 좋은 여러 약이 개발되어 사용되고 있지만, 위의 통계 수치를 보더라도 말라리아 완전 퇴치는 아직 먼 이야기입니다. 그렇지만 더 나은 치료제를 향한 인류의 노력은 계속되고 있으며, 키니네처럼 전통의 지혜를 이용한 또 다른 성과가 최근 매

◆ 페스트, 콜레라, 장티푸스, 독감, 말라리아 등

◆◆ 장티푸스나 독감 등 열성·감염성질환으로 추측된다.

◆◆◆ "나의 일족은 본래 많아서 200여 명이 넘었는데, 건안 원년부터 10년도 지나기 전에 그 3분의 2가 죽었다. 더욱이 열 명 중 일곱 명이 상한에 걸려 그리되었다. 그래서 미처 구하기 전에 죽어 간 사람들을 생각하여 옛사람들의 가르침을 찾고, 많은 처방을 모아 《상한론》을 만들었다."

◆◆◆◆ 升麻葛根湯, 갈근·승마·백작약·감초 등으로 구성된다.

◆◆◆◆◆ 痲疹方, 홍역 치료 처방

◆◆◆◆◆◆ 페니실린 같은 항생제, 백신, 항암제, 소독제, 영양제 등

스컴의 주목을 받은 적도 있습니다.

2015년 노벨생리의학상을 받은 중국의 투유유는 《주후비급방肘後備急方》이라는 고대 중국의 의서와 임상례로부터 청호개똥쑥라는 약초가 말라리아에 특효라는 사실을 알고 이 약초 연구에 거의 평생을 바친 사람입니다. 그의 헌신성도 높이 사야겠지만, 전통 사회의 약초 지식과 많은 환자의 체험담이 이러한 승리를 함께 이끌어 냈다는 점을 기억해야 합니다.

2019년 12월, 중국에서 시작된 새로운 역병이 인류사회를 여전히 위협하고 있습니다. 중국 대륙 한가운데 위치한 우한이라는 대도시에서 시작된 신종 코로나 바이러스 감염 사태지요. 불과 한두 달 만에 무서운 속도로 지구촌을 휩쓸어 몇 년이 지났지만 기세가 완전히 꺾이지 않고 있습니다. 사람들은 몇 년에 한 번씩 세상을 흔들어 대는 인플루엔자◆ 정도로 그치지 않고 100년 전 스페인독감처럼 수천만 명을 희생시킨 대역병이 될 수도 있지 않을까 하며 불안에 떨기도 합니다.

몇 년마다 반복되는 감염병의 세계적 확산 사태를 보면 알 수 있듯이, 눈부시게 발전한 현대 의학도 아직까지 확실한 독감 치료제조차 갖고 있지 못합니다. 그나마 타미플루 등의 처방이 존재하는 게 큰 위안이 됩니다. 비록 여러 정제 과정을 거쳐 순전한 생약제라고 볼 수는 없지만, 타미플루 개발의 아이디어는 팔각회향八角茴香이라는 약재에서 나왔다고 알려져 있습니다. 이 약재를 매운맛을 내는 향신료나 온신산한溫身散寒 제재, 풍습성 관절염 치료제, 해독약 등으로 활용해 온 전통 의학에서 힌트를 얻은 것으로 보입니다. 이와 비슷한 사례로는 대표적인 해열진통제이자 항응고제로, 이전에는 만병통치약처럼 사용되었던 아스피린을 들 수 있습니다. 아스피린이 히포크라테스가 버드나무 껍질을 이용해 진통제로 쓴 전통에서 힌트를 얻어 만들어 낸 약이라는 사실은 앞서 언급한 바 있습니다. 이제는 거의 화학적으로 제조해서 순수한 생약이라고 보기는 어렵지만, 그 역시 수천 년 전통의 허브요법을 현대에 되살린 것이라 하겠습니다.

100년 전의 스페인독감은 논외로 하더라도 21세기에 들어와 2003년 사스[++], 2009년 신종플루, 2013년 조류인플루엔자, 2014년 서아프리카 에볼라, 그리고 우리 눈앞에서 전개되고 있는 2020년 신종 코로나 바이러스 등 각종 바이러스나 세균이 일으키는 전염병은 앞으로도 얼마든지 창궐할 수 있습니다. 점점 더 조밀해지는 인구밀도와 폭증하는 교통량, 관광객 숫자 등을 생각하면 전통 사회에서 수개월 내지 수년씩 걸렸던 전파 기간을 단 하루 동안의 일로 충분히 바꿀 수 있습니다. 이런 일이 발생했을 때 세균을 동정하고 분석해 적합한 백신이나 치료약을 개발하는, 때로는 수개월에서 수년이 소요되는 방식으로는 빠른 대처가 어렵습니다.

이 경우 오히려 전통적인 한약 처방과 현대적인 응용 처방이 더욱 빠르고 효과적인 대안이 될 수 있습니다. 실제로 사스나 메르스 등이 유행했을 때, 한국과 중국의 전통 의학자들이 표준 처방을 보급하기도 했습니다. 현재의 코로나 팬데믹에서도 청폐배독탕이라는 표준 처방을 비롯한 여러 한약 처방이 동양권 여러 나라에서 사용되고 있습니다. 아직은 국가 방역체계에서 부차적인 위치를 차지하기 때문에 별로 부각되지는 못했으나, 이러한 시도는 앞으로도 꾸준히 계속되어야 할 것입니다. 정치가 덩샤오핑의 '흑묘백묘론'처럼 실제로 병 치료에 도움이 된다면, 입장 차이를 떠나 힘을 합쳐야 하기 때문입니다.

[+] 홍콩독감, A형독감, 조류독감, 사스 등 여러 형태가 있다.

[++] 중증급성호흡기증후군

이미 2003년의 사스 사태 때 중의학계가 참여해 일정한 성과를 보인 사례는 이에 관한 희망적인 전망을 보여 줍니다. 당시 중의학 치료만으로 16명의 신규 환자를 전원 완치시켰다는 퉁샤오린 교수는 코로나 팬데믹 상황에서도 발 빠르게 대응하여 2020년 1월 우한 현지에 파견되었고, 이후의 전개 과정에서도 큰 역할을 수행해 왔다고 합니다. 한국의 경우 한의사협회가 지난 2년간 전화 진료와 처방 성과를 바탕으로 코로나 19 재택치료자와 코로나 후유증, 백신 접종 후유증 환자를 대상으로 '코로나19한의진료접수센터'를 운용하는 등, 팬데믹을 극복하려는 전 국민의 노력에 동참하고 있습니다.

현대 의약은 만능인가?

1928년 알렉산더 플레밍은 항생제 페니실린을 발견했습니다. 참으로 획기적인 일이었습니다. 이제 인류는 엄청나게 고통을 안겨 주었던 각종 세균과 맞서 효율적으로 싸울 수 있는 강력한 무기를 처음으로 손에 넣었습니다. 성경시대 이전부터 인류를 재앙으로 몰아넣었던 한센병도 완치를 기대할 수 있게 되었고, 후진국의 대명사처럼 소환되는 결핵도 완전 퇴치라는 말을 입에 올릴 수 있게 되었습니다. 오늘날 우리는 어쩌면 항생제 없이 살아갈 수 없을 정도로 각종 질환에 자주 항생제 처방을 내리고 있습니다. 통증을 잊게 만드는 진통제와는 달리, 원인균을 죽이거나 약화시켜 질병을 근치根治시킨다는 관점에서 항생제는 그 어떤 약보다도 인류의 생존에 필수불가결한 요소가 되었다고 할 수 있습니다.

그러나 수십억 년 동안 지구상의 진정한 지배자로 군림해 온 세균이 그리 쉽게 물러나지는 않았습니다. 세균은 항생제와 '진화적 군비 경쟁'을 펼치며 스스로 생존력을 키워 왔던 것이지요. 이제 항생제도 제5세대까지 개발되었지만, 세균과 싸우면서 늘 승리하는 것은 아닙니다. 가장 강력하다고 할 수 있는 반코마이신 등에도 견디는 슈퍼박테리아의 존재는 우리를 경악하게 만듭니다.

'이솝우화'에 나오는 것처럼 바람과 햇볕 중 나그네의 옷을 벗기는 쪽은 강력하게 완력으로 밀어붙이는 바람이 아니라 부드럽게 옷을 벗도록 유도하는 햇볕이었습니다. 바람이 거셀수록 나그네가 옷을 꼭 붙들고 용을 쓰면서 바람을 이겨 내려고 했듯이, 엄청난 살균력으로 무장한 항생제에도 내성을 키울 수 있었던 세균을 이제 완력으로만 밀어붙여 없애려는 일이 한계에 봉착한 느낌입니다.

강한 살균력을 무기로 세균을 직접 통제하는 일이 한계에 봉착하자 사람들은 자연이 우리에게 보여 주는 항균·제균 방식에 뒤늦게 주목하기 시작했습니다. 꿀벌은 이미 새끼를 감염으로부터 보호하기 위해 벌집 주위를 감싸는 프로폴리스라는 물질을 이용하고 있었지요. 또한 발효식품이나 프로바이오틱스 등은 대장 속에 서식하는 유익균을 잘 배양해 질병을 일으키는 유해균을 억제시켜 정상세균총을 유지하고 인체의 면역력을 잘 보존시키고 강화시켜 주는, 이른바 이이제이以夷制夷의 지혜가 활용되는 사례입니다. 잘 치료되지 않은 대장염 등에 무작정 항생제를 쓰기보다 FMTFecal Microbiota Transplantation요법이라 하여 건강한 사람의 대변을 이용해 좋은 효과를 내고 있는 것도 이러한 발상에 힘입은 것입니다.

물론 더욱 강력한 항생제를 개발하기 위한 노력은 계속되어야 합니다. 하지만 천연물 약제를 항생제 대신 혹은 병행하여 인체가 세균을 이겨 내게 하는 힘, 즉 면역력을 키우면서 세균과 싸우는 우회 전략도 꽤 효율적이라는 사실도 잊어서는 안 되겠습니다.

항생제 말고 다른 약은 어떤가요? 바쁘게 사는 현대인은 비록 풍요로운 사회라고는 하나 저녁이 있는 안락한 삶을 빼앗긴 지 오래입니다. 온 식구가 둘러앉아 밥을 먹으며 즐겁게 이야기하는 모습은 〈전원일기〉 같은 드라마나 '응답하라' 시리즈 같은 데서나 볼 수 있습니다. 직장인들은 이미 술자리에 지쳐 있지만 계속 과음을 해야 하고, 손만 뻗으면 쉽고 빠르게 내 배고픈 위장 속으로 기름지고 달콤한 간편식을 집어넣을 수 있습니다. 이런 사람들에게 중년쯤 되면 반드시 찾아오는 당뇨·고혈압·이상지질혈증·비만 같은 만성질환, 이름하여 '생활습관병'은 전 국민의 반 이상을 환자로 만들고 있습니다.

명칭부터가 생활습관병이기 때문에 습관을 고치면 해결될 일이지만, 의사는 물론이고 일반 대중도 약물에 의존하는 손쉬운 해법을 찾는 것이 현실입니다. 정부나 기업 입장에서도 이러한 질병 아닌 질병을 현대 의약학에 힘입어 쉽게 관리할 수 있다면 건강보험 재정의 부담 증가 빼고는 그리 나쁠 게 없습니다. 그러니 질병의 원인 치료보다는 저렴한 약물을 사용한 평생 관리 개념으로 접근하기 쉽습니다. 혈압약과 당뇨약은 한번 먹기 시작하면 대개 평생 먹어야 합니다. 더 심각한 질환을 예방하는 효과가 분명히 있지만, 근본적 치료제가 아니기 때문에 생활습관이나 사회문화적 토양이 변화되지 않는 한 유병자는 나날이 늘어날 수밖에 없습니다. 평균수명이 길어지는 데 따르는 불가피한 현상이라고 볼 수도 있으나, 분명 보다 근본적으로 접근해야 할 사안입니다. 생물학적으로 얼마나 오래 버티는가보다 얼마나 오랫동안 건강을 유지할 수 있는지가 더욱 중요하기 때문입니다.

애플의 창업자 스티브 잡스의 주치의였던 데이빗 아구스 박사는 《질병의 종말》이라는 책에서 이상지질혈증 치료제 스타틴을 매우 좋은 약이라고 칭송합니다. 치료 효과가 다방면에서 매우 좋기 때문에 일부에서 걱정하는 부작용을 무시할 만큼 높은 가치가 있다고 말합니다. 미국 주류 의학에 미치는 그의 영향력이 크고, 유력한 저널에 실린 근거를 여럿 제시하니, 그의 주장을 선뜻 배척할 수가 없습니다. 하지만 이상지질혈증 증상이 있는 수억의 인구 중 상당수가 이 약 처방에 의존하고 있는 현실에서 단 1퍼센트✦의 사용자가 근육통 등 불량 반응을 겪고 있다고 가정해도 수백만 명이 부작용으로 고통 받을 수 있기 때문에 의료인의 양심상 결코 소홀히 다룰 수 없는 문제이기도 합니다. 하지만 스타틴 복용 설명서에 이미 자세히 나와 있는 것처럼 이 계열의 약은 근육병증, 간독성, 급성 신부전, 백내장 등을 일으킬 위험성이 있습니다. 그렇기 때문에 적어도 처방·복용에 좀 더 신중함이 요구된다고 하겠습니다.

미국에서 한 해에 약화사고로 사망하는 사람의 수는 놀랍게도 10만 명에 달합니다. 생각보다 많은 사람이 치료를 받다가 의료진의 잘못으로, 혹은 약 자체의 문제 때문에 치명적 상태에 이르게 되는 것이지요. 약화사고의 정점을 찍은 사례는 아마 1960년대의 탈리도마이드 사건일 것입니다. 동물실험에서 별 문제가 없어서 인체에 적용할 수 있었던 이 약은 주로 임신부의 입덧과 불면증 처방에 사용되었습니다. 하지만 이 약을 복용한 임신부가 팔다리가 기형인 아이를 출산해 전 유럽사회를 경악하게 만들었습니다. 유럽 여러 나라에도 전통적으로 민간요법이나 약초를 이용한 치료법이 있었지만 아무래도 주류의학의 과학적 신뢰도가 더 높고, 복용이 간편하며, 병의원에서 쉽게 내릴 수 있는 처방이었던 탓도 있었을 것입니다.

사실 전통 한의학에는 수천 년의 임상경험이 누적되어 있는, 입

✦ 실제로는 10~30퍼센트로 추정된다.

덧이 심한 임신부를 위한 좋은 처방이 존재합니다.✦ 하지만 우리나라의 경우에도 한방을 선호하는 사람 말고는 대개 양방 병의원 처방을 이용하는 것이 현실입니다. 한약은 개인별 맞춤 처방이라 약재 선택이 잘못되어 혹 피해를 보더라도 당사자 한 사람에 그치고 만다는 점에서, 그리고 임신 중 한약 복용으로 기형아를 출산한 사례가 보고된 바가 없다는 점에서, 표준화된 양약 처방의 실질적 대안으로 얼마든지 사용될 수 있다고 생각합니다. 유럽에서도 알프레드 포겔 박사를 비롯한 많은 자연의학자가 약초를 이용한 임상에 많은 노력을 기울인 지 제법 오래됩니다. 구미 각국에서 부는 허브요법의 유행도 이런 시대적 배경에서 보면 충분히 이해되는 일이지요.

다시 약초를 찾는 서구사회

현대 의학이 가장 발달한 미국과 유럽, 일본에서도 대체의학에 의존하는 혹은 병행하는 사람들의 숫자와 치료 비용은 해마다 늘어 가는 추세입니다. 대표적인 예로 암을 들어 봅시다. 인류를 위협해 온 각종 난치병 중에서 단연 그 위세를 떨치는 것은 악성 종양, 즉 암입니다. 5세대까지 개발되어 그 뛰어난 효과를 과시해 온 항생제도 종양 앞에서는 고개를 숙입니다. 사이버 나이프, 색전술, 로봇수술 등 첨단의 의료기기를 사용하는 수술기법도 적지 않은 성과를 내 왔지만, 아직은 암을 정복하기에는 턱없이 버겁습니다. 퀴리부인과 뢴트겐 선생 덕분에 진단과 치료에 획기적 발전을 이루게 했던 방사선도 완치를 기대하기 어렵고, 각종 부작용의 굴레에서 자유롭지 못합니다.

그럼에도 의학 연구와 임상은 오늘도 계속되고 있고 나날이 성과를 쌓아 가고 있습니다. 그 결과, 좀 더 정교하게 암세포를 공격하는 표적항암제, 우리 몸속 경찰이라 부를 만한 면역세포를 증폭시켜 암세포를 포위 공격하는 면역항암제, 환자들의 유전자 변이를 분석하여 맞춤치료로 치료율을 획기적으로 상승시키는 등의 단계에까지 이르렀습니다. 하지만 요란한 보도의 이면을 냉정히 관찰해 보면 정상세포까지 무차별적으로 공격하는 전통 항암제보다 치료에 반응하는 비율을 10~20퍼센트 정도 개선했을 뿐입니다. 국가암정보센터✦✦에 따르면, 세계적으로 높은 수준의 의술을 실현하고 있는 우리나라의 경우도 완치의 가이드라인이라 할 수 있는 암환자 10년 생존율이 아직 70퍼센트를 넘지 못하고 있습니다.

기나긴 세월 막대한 연구비를 쏟아붓고, 숱한 환자의 희생을 보아 왔지만, 냉정히 보면 전망이 그리 밝지만은 않습니다. 1970년에 접어들면서 미국 닉슨 행정부가 30년이 지나면 암을 정복할 수 있을 것이라며 야심만만하게 세웠던 계획은 50년이 넘어서도 여전히 인류가 해결해야 할 현안 과제로 남아 있습니다. 인간의 수만 개 유전자와 32억 쌍에 달하는 염기서열을 밝혀내고 달 표면까지 인간을 등정시킨 눈부신 과학기술과 첨단 현대 의술이 왜 암 치료 분야에서는 뚜렷한 진전이 없을까요?

제도권 의학의 무기력에 실망했던 사람들은 스스로 대안을 찾아 나서고 있습니다. 그중 하나가 바로 '약초 되살리기'입니다. '전통으로 회귀하자'라고 부를 수 있는 이러한 흐름은 단순히 이전 관행으로 돌아가자는 의미가 아니었습니다. 물론 전통 요법이나 신비주의적 요법도 없

✦ 원인과 증상에 따라 향사육군자탕, 소반하가복령탕, 귤피죽여탕 등이 쓰이고 있다.

✦✦ www.cancer.go.kr

지 않았으나, 기초과학의 무수한 연구와 실험의 성과에 의거해 좀 더 효율적이고 부작용 없는 해법을 찾는 과정에서 도출된 방법도 상당수입니다. 이러한 변화를 선도하는 것은 중의학과 한의학으로 대표되는 전통 동양의학과 인도 전통 의학 아유르베다, 일본의 황한의학 등을 꼽을 수 있습니다. 서양에서도 전통적인 허벌리즘herbalism, 거슨요법Gerson therapy으로 대표되는 비주류의학 등이 있으며, 주류의학의 견제를 받는 등 현실적 제약에 부딪치면서도 대안의학으로 자리 잡아 가고 있습니다.

미국의 패권적 지위를 위협할 정도로 국력이 성장한 중국을 예로 들어 봅시다. 아시다시피 중국은 전통 의학과 서양의학을 병행하여 발전시켜 가고 있습니다. 당과 국가의 전폭적인 지원에 힘입어 최근의 발전은 실로 놀라울 정도이지요. 얼마 전까지만 해도 낙후된 후진국으로 무시 당했던 중국은 이미 사라진 지 오래입니다. 최근의 임상보고를 보면 항암제와 병행하여 한약을 보조제로 구사하는 방법으로 생존률을 어느 정도 올릴 수 있었다는 과거의 보고와는 다른 점이 눈에 띕니다. 즉, 항암제를 쓰지 않고 한약만으로 치료했을 때가 항암제 단독요법보다 더 높은 생존률을 보인다는 보고가 많이 올라오고 있습니다.✦ 불과 10년 전 통계를 보더라도 한약 단독 치료의 경우가 가장 낮은 생존율을 보이는 경우가 많았는데, 지금의 상황은 상전벽해의 변화라고 하겠습니다.

암 치료로 유명한 미국의 엠디앤더슨MD Anderson 등에서는 이미 침술과 약초요법, 명상과 태극권 등 대안의학의 전통 치료법을 채택하여 임상에 응용하고 있습니다. 이름난 메모리얼 슬론 케터링 암센터Memorial Sloan Kettering Cancer Center에서도 암 치료에 효과가 있는 각종 약초 수십 종과 십전대보탕이나 소시호탕 등 복합 처방을 공식 사이트✦✦에서 소개하고 있습니다. 오랜 허브 활용 전통이 있는 유럽에서도 생약제제인 겨우살이를 이용한 미슬토요법이 활발하게 적용되고 있고, 머위 등의 약초도 항암 효과가 밝혀지면서 각광을 받고 있다고 합니다.

미국·유럽과 함께 선진적 의료 수준을 자랑하는 일본의 경우도 예외가 아닙니다. 황한의학皇漢醫學, kampo medicine이라 하여 전통 의학의 도도한 흐름이 있어 온 일본은 비록 1868년 메이지유신 이래 서양의학 일변도의 의료체계가 구축되었지만, 양의사 중에서 전통 의학을 공부해 온 흐름이 뚜렷이 존재합니다. 주로 이들이 한약 처방을 내리고 있는데, 서양의학만 배운 다른 의사도 다수가 실제 임상에서 한약을 쓰고 있다고 합니다.

우리나라의 경우도 예외가 아닙니다. 원래 한의학의 뿌리가 강한 곳이었던 만큼 암 치료 방면에서도 항암 효과를 갖는 약초에 관한 연구가 끊임없이 이루어졌습니다. 경희대 동서한방병원 한방종양과장으로 활동했던 최원철 박사 등은 옻나무의 항암 효과에 주목하여 넥시아라는 처방을 만들어 내서 임상 현장에서 사용해 왔습니다. 그런가 하면 할미꽃약재명 백두옹의 뿌리를 이용한 약침주사액SB주사액이 개발되어 절망에 빠진 말기 암환자들에게 한 줄기 희망을 주기도 했습니다. 여러 실험을 거쳐 양호한 항암 효과가 밝혀지고 있는 인삼의 경우도 산삼약침이나 독삼경옥고 등으로 개발되어 실제 암환자 치료에 자주 이용되고 있습니다.

암세포는 여러 가지 항암제의 공격을 회피하고 이겨 내기 위해 스스로 진화해 갑니다. 어떤 단일한 경로, 예컨대 간암세포가 분비하는 VEGF혈관내피세포 성장인자를 막아 종양 성장을 억제하는 넥사바라는 표적치료제는 과거의 항암제에 비해 획기적인 것이었지만, 암세포는 다른 경

✦ 물론 이 경우에도 대부분 한약과 항암제를 병용했을 때가 가장 생존률이 높았다. 〈대한통합암학회 2015년 국제학술대회 자료집〉 린홍성 교수 보고서

✦✦ www.mskcc.org/aboutherbs

로를 새롭게 만들어서 이 훌륭한 표적치료제가 단지 2~3개월의 수명 연장을 가져오는 데 그치게 합니다. 암세포의 생존 전략은 단일하지 않기 때문에 각각의 경로를 모두 차단하지 않으면 안 된다는 뜻이지요. 이럴 때 각각의 경로에 잘 적용될 수 있는 여러 천연물 약재를 동시에 투여한다면 값비싼 표적항암제를 능가하는 치료 효과를 기대할 수도 있을 것입니다.

약초의 인문학과 서사의학Narrative Medicine

도라지 도라지 백도라지 심심산천에 백도라지
한두 뿌리만 캐어도 대바구니 철철철 다 넘는다
에헤요 에헤요 에헤요
에야라 난다 지화자 좋다
얼씨구 좋구나 내 사랑아

한국 사람이라면 누구나 알고 있는 '도라지 타령'이라는 노래의 가사입니다. 여기 등장하는 도라지는 요리뿐만 아니라 실제 임상에서도 자주 사용되는 상용약이지요. 그런데 이 흥겨운 노래를 듣고 있으면, 깊은 산속에서 자라는 백도라지는 무척이나 귀한 대접을 받고 있는 약재라서 한두 뿌리만 캐도 큰 돈이 될 수 있으니, 좋아하는 처자와 결혼도 꿈꿀 수 있게 하는 막강한 위력이 느껴집니다. 하지만 약재를 직접 달여서 치료에 쓰고자 하는 사람이라면, 이 노래가 큰 도움은 안 될 테지요. 그래서 나온 노래가 약성가藥性歌입니다. 우리나라에서는 조선 후기 《방약합편》✦에 실린 약성가가 유명합니다.

> 도라지는 맛이 쓰니 인후 부종을 낫게 하네
> 약을 싣고 상승하니 막힌 가슴 열어 주네✦✦

'약성가' 또는 '약성부藥性賦'는 옛날 의가들이 외우고 있다가 약이 필요할 때 빠르고 정확하게 처방 구성을 하기 위해 만든 일종의 암기용 가사입니다. 늘 가까이 두고 흥얼거리면서 외우다가 환자가 오면 처방하는 데 참고하는 책자이기도 했지요. 하지만 정작 일반인들이 아플 때 가까이에 의사가 늘 대기하고 있는 것은 아닙니다. 교통이 나쁘고 당연히 인터넷도 없는 옛날에는 더욱 그랬겠지요. 당장에 필요한 약을 구하기 어려울 때는 어떻게 해야 할까요? 이때 아쉬운 대로 써먹을 수 있는 것이 아마도 약초 이야기였을 것입니다. 예전부터 내려오는 이야기에는 약초의 효능을 굳이 암기하거나 공부하지 않더라도 응용해 볼 여지가 큰 내용이 많았을 것입니다. 예컨대 편도가 부어서 목이 쉬거나 말이 안 나올 때, 현대인은 어떤 약을 쓸까 생각하기보다 내과가 좋을까 이비인후과가 나을까를 먼저 생각합니다. 의원이 10리도 더 떨어진 곳에 있었던 전통 사회 시골에서는 마을 원로나 약초꾼이 그 역할을 대신했을 것이고, 집안의 할아버지 할머니가 전승된 경험이나 견문을 활용해 가족의 질병에 1차적으로 대처했을 것입니다.

✦ 1884년 한의사 황도연이 지은 처방 해설집. 현재도 우리나라 한약 처방의 기본서로 쓰이고 있다.

✦✦ 桔梗味苦療咽腫 / 載藥上昇開胸壅

여기서 우리는 약초에 얽힌 이야기가 단순한 이야깃거리가 아닌 꽤 쓸모 있는 지식체계를 반영하고 있다는 사실을 깨닫게 됩니다. 동서양에 걸쳐 시대에 따라 질병의 종류에 따라 다양하지만, 대개 약초에 얽힌 이야기는 위급한 질환이 극적으로 치유되는 기적을 동반합니다. 이것을 지나친 과장이나 왜곡이라고 미리 손사래 치지는 마시길. 전설과 민담, 신화는 극적인 요소가 없으면 특별한 호소력이 없고, 때로는 이런 이야기가 민초들에게 암담한 현실을 잊을 수 있는 행복한 도피처로서 그 원초적 역할을 하지 않았겠습니까? 물론 모든 약초 전설이나 민담이 약초의 효능에 관해 쓸모 있는 정보를 알려 주는 것은 아닙니다. 우리나라 약초 이야기는 '도라지 소녀'처럼 비극적인 서사 문학에 가까운 경우도 적지 않습니다.

> 옛날 서해 바닷가 어느 마을에 이름이 도라지인 소녀가 살았다. 그녀가 어느덧 열여섯이 되자, 당시의 풍습대로 집안끼리 약속된 혼례를 올리게 되었다. 그런데 시집살이를 시작한 지 얼마 지나지 않아, 신랑은 큰 꿈을 이루기 위해 더 넓은 세상에서 공부를 해야 한다며 바다 건너 유학을 떠났다. 반드시 다시 돌아와 도라지를 행복하게 해 주겠다는 약속을 남긴 채. 그렇게 시간이 더디게 지나갔다. 그런데 몇 년이 흘러도 중국으로 떠난 신랑은 편지 한 장 보내지 않았다. 이따금 들려오는 소식은 다른 여자와 결혼식을 올렸다는 등 좋지 않은 소문뿐이었다.
>
> 그래도 신랑이 자기 손을 꼭 잡고 한 약속을 굳게 믿은 도라지는 날마다 부둣가에 나가서 이제나 저제나 그리운 님이 오기를 기다렸다. 무심한 세월은 흐르고 흘러 어느덧 꽃다운 도라지의 얼굴에도 주름이 생겼다. 기다림에 지친 그녀는 서쪽 바다를 바라

보고 그리운 님의 이름을 내처 부르다가 그만 숨을 거두고 말았다. 도라지가 쓰러진 그 자리에서 다음 해에 파란색 꽃이 피어났다. 마을 사람들은 이 꽃이 죽은 도라지의 영혼이 피어난 것이라 하여 '도라지꽃'이라 불렀다.✦

이 슬픈 이야기는 "○○ 약초를 먹으니 ㅁㅁ병이 말끔히 나았더라"는 전형에서 벗어나 있습니다. 그렇다고 우리가 얻을 수 있는 게 없지는 않습니다. 도라지라는 약초는 이 이야기에서 자신의 특성을 많이 드러냅니다. 좀 더 상상력을 발휘해 보겠습니다.

풍선 또는 종처럼 생겼다 해서 영어로 balloon flower, bell flower라 하는 도라지꽃은 우리가 보기에는 목이 메도록 신랑 이름을 외치는 도라지 처녀의 인후부, 그녀의 확성기입니다. 인류가 처음 약성을 분석하기 시작할 때, 일종의 유추로서 그 생김새로부터 효용을 이끌어 냈는데, 도라지도 그중 하나가 아닐까 합니다.

이제나 저제나 낭군님이 오기를 목이 빠지게 기다렸지만, 안 좋은 소식만 듣게 된 도라지는 아마도 화병이 생기지 않았을까요? 그 때문에 가슴이 답답해지면서 숨 쉬기가 어려워졌을 겁니다. 이러한 증상을 '흉비胸痞'라고 하는데, 이렇게 마치 죽을 것처럼 가슴이 답답할 때 쓰는 처방이 길경지각탕입니다. 길경, 즉 도라지와 탱자나무 열매인 지각枳殼, 감초로 구성됩니다. 게다가 전통 한방에서 도라지의 주된 효능 중 하나는 위에서 소개한 것처럼 약을 환부에까지 실어 나르는 '나룻배舟楫' 역

✦ 농촌진흥청www.nongsaro.go.kr의 오리엔탈 허브 스토리 중 '도라지' 이야기에서 발췌 정리했다.

할입니다. 멀리 떠난 남자의 귀환을 애타게 바라는 도라지의 비원이 응축된 이 약초는 님이 계신 머나먼 중국에까지 직접 노 저어 가고 싶어 스스로 '주즙지제舟楫之劑'✦가 되고자 하지 않았을까요?

약초의 형태와 속성, 약재의 효능 등에 관해 자연과학적·의학적 접근을 하는 것은 약초를 제대로 이해하기 위해 반드시 필요한 기본조건입니다. 산속 약초는 인간이 가져다 쓰지 않으면 그냥 풍경의 일부일 뿐이지만, 누군가 이것을 약으로 이용하는 순간 인간사회의 구성요소가 됩니다. 질병과 인간, 의원과 관계당국, 약초꾼과 약방주인, 백성과 군왕, 부자와 빈자, 남자와 여자, 노인과 청년 등 온갖 인간관계가 그 속에 포섭되어 있습니다. 따라서 이러한 관계를 배제한 '약성'은 매우 공허할 수 있습니다. 약초를 제대로 이용하려면 반드시 고려해야 할 요소라고 생각합니다.

현실에서 환자를 대하면서 그날그날 진료에 임하는 (한)의사들에게는 당장의 처방을 구성하는 일이 중요하기에 이러한 약초 이야기는 한가로이 들릴 수도 있을 것입니다. 더구나 주류의학은 최근 몇십 년 동안 이른바 근거중심의학EBMEvidence-based Medicine을 강조해 왔습니다. 오랜 경험을 가진 스승의 가르침보다 잘 설계된 높은 수준의 연구 결과에 근거해 의료행위를 해야 한다는 것이지요. 보다 신뢰받는 의술을 위한 발전 과정에서 반드시 거쳐야 할 기본이라 생각합니다. 그러나 한편으로는 EBM의 한계를 인식해야 한다는 시각도 존재합니다.

최근 미국과 일본 등지에서 서사(중심)의학Narration-(Based)Medicine✦✦의 필요성에 관해 여러 선각자의 보고가 나오고 있는 것은 매우 고무적인 일입니다. 제주대학교 의학전문대학원 황임경 교수의 설명에 따르면, "질병은 생의학적인 실체일 뿐만 아니라 필연적으로 인간에게 어떤 의미가 있는 존재이자 사건이기도 한데, 그 의미는 이야기를 통해서만 드러난다는 것"✦✦✦입니다. 우리나라처럼 5분 진료가 관행이 되다시피 한 현실에서는 쉽지 않겠지만, 환자들의 이야기에 더욱 귀를 기울여 질병이 생긴 유래를 듣고, 병을 대하는 환자 자신의 태도를 살피며, 의사와 환자가 생산적이고 우호적인 대화와 소통을 한다면 좀 더 정확한 진단율과 높은 치료율을 달성할 수 있지 않을까요? 이런 시도를 하다 보면 어느덧 장벽처럼 존재하는 진료실의 분위기가 우호적인 협업이 이루어지는 따뜻한 공간으로 바뀌어 갈 수 있지 않을까 하는 희망을 가져 봅니다.

제가 약초 이야기를 서사의학이라는 거대담론과 연결하려는 이유는 거기에 서사의학의 원초적 모습이 잘 드러나 있기 때문입니다. 또한 인간은 세포의 화학작용으로 환원될 수 없는 복잡한 감정을 지닌 소우주이며, 미국 시인 뮤리엘 루카이저의 표현을 빌면 "이 우주는 원자가 아닌 이야기로 이루어져 있기" 때문입니다. 우리는 약초와 약초 이야기를 우리 시대의 건강과 행복을 위해 잘 이용해야 하고, 인류가 분투하며 쌓아 온 인문학적 소양과 의약학적 지식을 후대에 잘 전달할 의무가 있습니다.

이 책에서는 우리 주변에서 흔히 찾아볼 수 있는 주된 약초 46종을 선정했습니다.✦✦✦✦ 그 약초에 얽힌 다채로운 의미를 역사·인문학적으로 그리고 전통 한의학적으로, 때로는 현대 의학의 프리즘으로 소개해

✦ 한 처방 안에서 어떤 약물藥物이 다른 약물의 기운을 목표 부위까지 잘 이르게 해 치료하는 것을 이르는 약리학 용어

✦✦ 담화중심의학 또는 이야기의학이라고도 한다. "이야기 행위를 의료의 본질적 특성으로 보고 이를 바탕으로 의료행위나 의학교육에 이야기를 적용하는 학문적 실천적 흐름을 표현하는 개념"이다. 황임경, 〈의사신문〉, 2014.12.1.

✦✦✦ 황임경, 위의 글

✦✦✦✦ 외래종도 일부 있지만, 토착화되거나 일상에 너무 가까이 있어서 추가했다.

보고자 합니다. 이렇게 한다면 약초를 더 잘 이해하고 이용할 수 있으며, 나아가 건강한 삶을 향한 올바른 양생에도 도움이 될 것입니다.

욕심을 조금 더 부린다면 이 책이 오늘날 우리의 풍요로운 삶을 위해 마구잡이로 희생되고 있는 자연환경의 보존과 지혜로운 활용을 위해 중지를 모으는 일에 보탬이 되면 좋겠습니다. 천연물을 이용해 질병의 예방과 치료에 힘쓰는 전문가들뿐만 아니라, 우리 산야에 지천으로 널린 이름 모를 풀을 사랑하고, 반려식물 가꾸기, 비닐봉지 안 쓰기, 바른 먹을거리 찾기 등 소박한 실천을 하면서 지구의 미래를 가꾸어 가는 교양 있는 시민을 위한 약초 인문학 공부, 다 함께 시작해 보면 어떨까요?

1.

노화를 막고 면역력을 올리는 약초

인삼人蔘

홍익인간을 구현하는
약초의 왕

인삼의 나라, '심' 보는 백성

그림을 보세요. 하늘을 향해 솟구쳐 오르는 기상이 느껴지나요? 줄기 끝에 왕관처럼 붉은 열매가 송이송이 매달려 있습니다. 붉은 기운은 태양과 뜨거운 피를 상징합니다. 인삼 열매는 그 자체로 화려하지만, 인삼이 왜 사람들이 아끼는 약재가 되었는지를 말해 주지는 않습니다. 왕관의 화려함은 결국 백성의 지지와 협력이 없으면 그저 헛된 장식이 되고 말듯이, 인삼 열매의 가치도 숨어 있는 땅속의 뿌리가 없다면 그저 여러 평범한 과실 중 하나였을 테지요.

그림 속의 인삼 열매를 유심히 보았더니 문득 태양왕이라 불린 루이 14세가 떠오릅니다. 그가 있었기 때문에 프랑스와 프랑스 국민은 국제 무대에서 자신의 존재감을 과시할 수 있었지요. 그는 "짐이 곧 국가다"라고까지 호언했다는데, 절대군주제의 주권은 왕에게 있으니 터무니없는 말은 아닐 것입니다. 하지만 위풍당당하던 루이왕조는 5대손인 루이 16세에 이르러 나라의 진정한 '몸통'인 백성에게 거부당합니다. 세계사의 물줄기를 바꾼 부르주아혁명이 일어난 것이지요. '시민계급'의 출현이 늦은 동양에서도 '군주민수君舟民水'라 하여 백성이 언제든지 왕을 띄울 수도, 엎

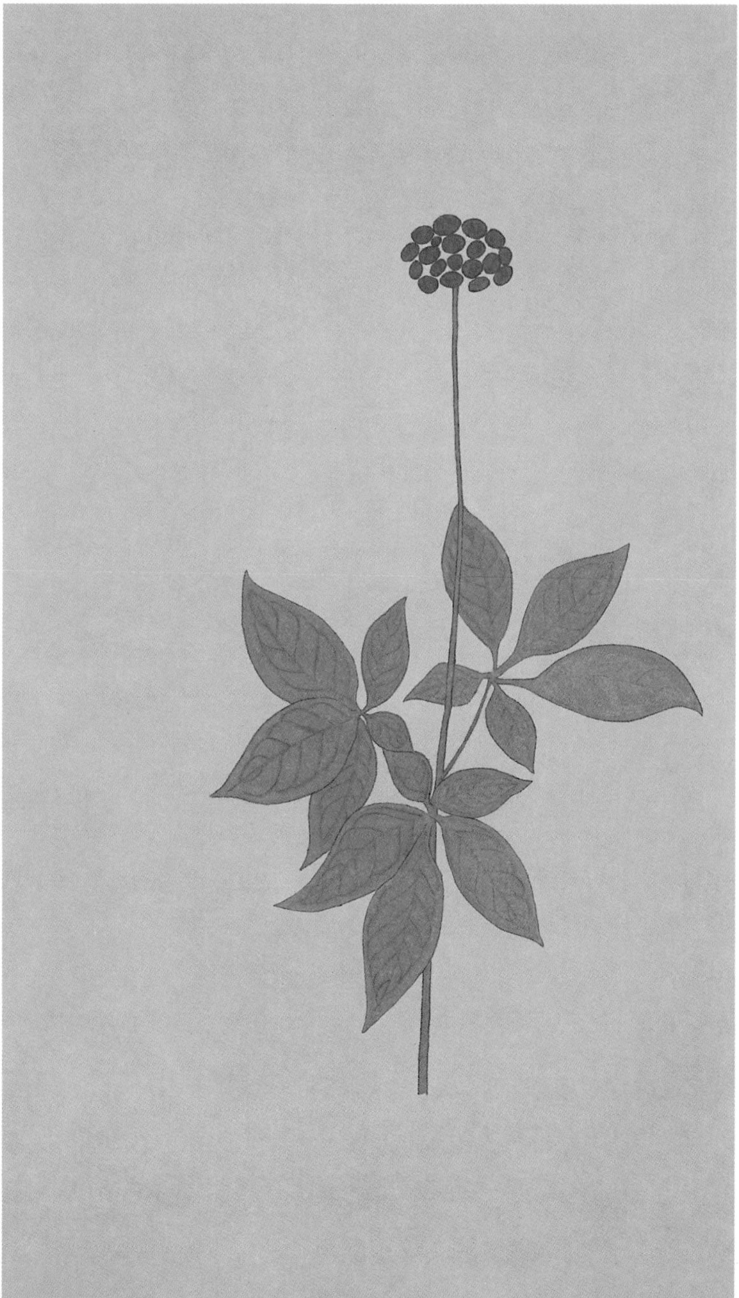

을 수도 있다고 보았습니다.

하나의 약초를 나라에 비유한 김에 좀 더 나가 봅시다. 국토, 국민, 주권은 국가를 이루는 세 가지 구성 요소라 합니다. 영토가 없으면 지속성을 보장받지 못하고 모세를 따라 나온 유대민족처럼 광야를 헤매게 됩니다. 잎은 인삼에서 영토를 상징합니다. 인삼은 싹이 튼 첫해에 줄기에 세 개의 잎이 달립니다. 다음 해쯤 다섯 개의 잎이 나오는데, 세 잎은 크고 두 잎은 작습니다. 약초꾼들은 대개 잎사귀를 보고 약초를 감별합니다. 꽃은 한철이고 열매도 그리 오래 가지 않습니다. 인삼은 이 다섯 개의 잎사귀로 땅 위에서 인삼의 영역을 확실하게 보여 줍니다. 마치 "내가 여기 존재하고 있다. 나의 기운이 퍼지고 있는 것을 느끼지 못하는가?" 하고 외치고 있는 듯합니다.

산에서 캐는 산삼에서 직접 재배하는 인삼으로

1500년 전 중국 남북조시대 의사였던 도홍경은 《본초경집주本草經集注》에서 어떤 고구려인의 인삼 노래를 전합니다.

세 가닥에 다섯 잎사귀
햇볕을 등지고 그늘을 향했네
나를 구하려 오시려거든
피나무를 찾으시게✦

이 노래는 마치 심마니의 입장을 배려한 듯, 줄기와 잎의 형태, 밀생 지역의 특성 등을 요령 있게 묘사하고 있습니다. 게다가 한 쌍의 꾀꼬리를 보고 감정이입하는 유리왕의 시와는 달리, 아예 인삼을 1인칭 화자로 내세우고 있어 당장 삼을 캐러 산으로 가고 싶은 충동을 불러일으킵니다. 오늘날 본초학 연구자와 오랜 경력의 심마니들의 이야기에 따르면, 산삼은 활엽수와 침엽수의 경계, 해가 잘 드는 곳과 그늘진 곳의 경계에서 찾을 확률이 높다고 합니다. 당시 고구려인은 음양의 경계면에서 잎사귀가 오동잎처럼 넓은 피나무를 표적으로 삼아 인삼 채취에 나섰던 것 같습니다.

물론 이 시에 나오는 인삼은 재배한 것이 아니라 자연에서 저절로 자란 산삼을 의미합니다. 산삼의 씨를 가져다가 민간에서 재배한 것은 그리 오래된 일이 아니지요. 1541년 풍기군수로 취임하여 많은 업적을 남긴 주세붕이 산삼 종자를 얻어 밭에서 재배하게 하면서 재배 인삼의 역사가 시작되었다고 합니다.

그로부터 200년이 지나면서 재배 인삼은 우리 토양에 차근히 뿌리내려 이제는 거상이 취급하는 주요 무역상품으로 등장합니다. 최인호의 소설 《상도商道》의 주인공인 임상옥이 그 대표적인 인물이지요. 뛰어난 장사 수완을 지닌 데다가 굶주린 백성을 구제한 공이 있어 중인 출신이지만 곽산부사라는 벼슬까지 했습니다. 완강한 신분사회의 벽을 뛰어넘은 그의 출세는 어찌 보면 대보원기大補元氣 기운을 크게 보태어 주다해 주는 인삼의 공력 덕분이 아닌가, 여겨질 정도입니다. 그럼 동의고전東醫古典에 소개된 인삼의 효능을 알아볼까요? 먼저 약성가부터.

✦ 三丫五葉 / 背陽向陰 / 欲來求我 / 椵樹相尋

인삼의 맛은 달고 원기를 보해 주네
갈증을 멎게 하고 진액을 만들며
혈맥을 조화롭게, 면역력을 강하게 하네✦

《동의보감》에 이르기를, 인삼은 "오장의 기가 부족한 것을 보태 주고, 기운이 허약한 것을 치료한다. 달이거나 가루를 내거나 고약으로 만들어 많이 복용하면 묘한 효과가 있다. 정신을 안정시키고 마음을 진정시켜 놀라 가슴 뛰는 증상을 멎게 하고, 기억력을 좋게 한다. 비위를 좋게 하여 입맛을 돋우며, 음식을 소화시킨다. 달여서 먹거나 가루 내어 먹어도 다 좋다. 폐가 허하여 숨결이 짧고 몹시 빠르며, 기침이 나고 숨이 찬 데 쓴다. 인삼고나 독삼탕을 쓰면 특이한 효과가 있다"고 했습니다.

좋다는 인삼, 쓰면 안 되는 사람도 있다

조선 후기의 역사를 볼 때마다 영조와 정조가 없었더라면 얼마나 황량했겠는가, 하는 생각이 들곤 합니다. 그만큼 이 두 군주의 역할이 빛났다는 의미도 되겠지요. 흥미롭게도 할아버지와 손자 사이인 이들은 체질적으로는 서로 상반된다고 여겨집니다. 의사학醫史學 연구자들은 영조는 소음인, 정조는 소양인이나 태양인으로 파악한다지요? 널리 알려진 바와 같이 영조는 인삼이나 인삼차, 인삼으로 만든 경옥고 등을 즐겨 복용했습니다. 1년에 20근, 곧 12킬로그램 정도를 가뿐히 드셨다고 하니 하루 33그램꼴입니다. 한 끼당 11그램이면 석 돈 분량이니, '인삼탕'이라고도 하는 이중탕理中湯에도 두 돈, 약 8그램 정도 쓰는 것과 비교하면 놀라울 정도로 많은 양을 소비했다고 할 수 있습니다. 그 덕인지 영조는 선천적으로 허약한 몸을 가졌지만, 역대 조선왕 중 가장 장수했고82세, 가장 오랫동안 통치했습니다재위 53년.

할아버지는 그렇다 치고, 정조는 어땠을까요? 사실 이 질문에는 애잔한 마음이 앞섭니다. 그는 비교적 이른 나이에 왕위를 이었지만 만 50세를 넘기지 못했습니다. 32년간 왕위를 지킨 세종대왕도 50대 초반 나이에 그쳤지요. 하지만 조선 왕들의 평균 수명이 46세라는 사실을 비추어 볼 때, 정조도 그리 짧은 생애는 아니었습니다. 그럼에도 불구하고 그가 비극의 주인공처럼 느껴지는 이유는 워낙 뛰어난 자질 탓도 있고, 불굴의 개혁군주가 고군분투하다 권신들의 저항에 좌초하는 것으로 그려졌기 때문입니다. 남에게 지기 싫어하는 성격, 빠른 판단력과 총명한 두뇌, 글쓰기는 물론이고 활쏘기와 무술에도 능했다는 팔방미인격인 정조의 이야기는 한의학 연구자의 눈에는 전형적인 양인陽人의 모습으로 비추어집니다. 특히 그는 스스로 터득한 의학 지식을 바탕으로 본인을 "열이 많은 체질"로 분류하고 있습니다. 결국 인삼이 들어간 경옥고를 받아들였지만, 신하들의 주청을 물리치고 자신에게 맞는 처방을 스스로 내리면서 치열한 투병생활을 이어 나갑니다.

정조는 민간에서 사용하던 훈연방燻煙方, 즉 수은을 태워 그 연기로 환부를 쬐는 위험한 치료도 마다하지 않았지만, 인삼만큼은 끝내 우려를 떨치지 못했습니다. 본인 스스로 학습하고 체험한 지식이 아우러져 신념이 되었던 것이지요. 이제마 선생이 좀 더 일찍 태어나 정조도 사상의학을 배웠더라면 결과가 어땠을까 궁금해지는 대목입니다.

✦ 人蔘味甘 補元氣 / 止渴生津 調營衛

'항종양'에 효과를 보이는 인삼

인삼은 백두산을 비롯해 우리나라와 동아시아, 미국과 캐나다 등 여러 곳에서 자라는 두릅나무과五加皮科 인삼속*Panax*에 속하는 여러해살이풀과 그 뿌리를 말합니다. 주로 4년 이상 키워서 캔 뿌리를 약재로 쓰지요. 인삼 한 그루에 보통 뿌리 하나, 줄기 셋, 크기가 다른 다섯 개 잎이 달려 있습니다. 연녹색 꽃이 피고 열매는 납작하고 둥근 모양으로 빨갛게 익습니다.

산에서 저절로 자란 인삼을 산삼이라 하여 제일 귀하게 여기고, 산기슭에 뿌려 자연 속에서 자라게 하는 것은 장뇌삼, 인삼밭에서 갓 캐내어 아직 말리지 않은 것은 수삼水蔘, 수삼의 가는 뿌리를 없애고 말린 것을 백삼白蔘이라 합니다. 홍삼紅蔘은 수삼을 쪄서 말린 것을 이르는 말이지요. 구증구포九蒸九曝라 하여 수삼을 찌고 말리는 과정을 여러 번 반복하여 검은 색채를 띠게 된 홍삼을 특별히 흑삼黑蔘이라 합니다.

인삼은 기운이 나게 하고, 위장을 튼튼하게 하며, 침을 돌게 하여 목마름을 덜고, 피가 부족한 경우에도 빠른 회복에 도움이 됩니다. 옛사람들도 익히 잘 알고 있었던 이런 인삼의 효용은 현대에 와서 더욱 구체적이고 과학적으로 연구되고 임상 각 분야에 적용되고 있습니다. 심장을 튼튼하게 하는 강심작용, 뇌기능을 올리는 등 기억력과 학습 능력을 향상시키는 익지益智작용, 림프구 분열을 촉진하여 질병 대처 능력을 키워주는 면역력 증강작용, 녹용처럼 남성의 성호르몬과 유사한 작용을 해 성선의 기능을 왕성하게 해 주는 장양 효과, 항피로·항콜레스테롤 효과 등 하나하나 열거하기 어려울 정도입니다. 최근에는 통합보완의학 카테고리 1위 저널인 〈고려인삼학회지Journal of Ginseng Research〉에 경희대학교 한방병원 연구진이 인삼의 항우울증 효과를 밝히는 논문을 보고하는 등, 새로운 효능을 찾기 위한 의약학계의 노력은 계속되고 있습니다.

인삼은 사포닌 등 여러 화합물을 포함하고 있으며, 달이거나 발효시킬 때 새로운 물질이 추가적으로 생성됩니다. 인삼 사포닌은 특히 진세노사이드ginsenoside라 하는데, 천연 스테로이드인 글리코시드이자 트리테르펜 사포닌의 일종입니다. 지금까지 50여 종이 밝혀져 있는데, 항종양 효과와 관련해서는 대표적으로 Rg3, Rh2를 들 수 있습니다.

가장 최근의 연구로는 2021년 9월 영국의 〈음식과 기능Food and Function〉이라는 SCIE급✦ 잡지에 발표된 대전대학교 유화승 교수팀과 이스라엘의 텔아비브대학교 레브아리 교수팀의 국제 공동연구가 주목할 만합니다. Rh2 함량을 높인 인삼 추출물이 폐암세포를 사멸시키고 동물 모델에서 전이 억제 효과를 보였다고 합니다.

물론 한의학계에서는 이러한 연구와 병행 혹은 선행하여 오래전부터 암환자 대상으로 인삼을 치료제나 화학·방사선요법의 보조제 또는 완화제 등으로 활용해 왔습니다. 보중익기탕 등 인삼이 들어간 전통 처방을 응용하기도 하고, 산삼약침 등 직접 주사제를 주입하여 종양 크기 축소나 삶의 질 개선 등 의미 있는 성과를 내기도 했지요.

인삼을 암 치료제에 본격 활용하기에는 아직 갈 길이 멉니다만, 보다 진전된 임상시험 등이 이루어져 한약재나 한약처방 등의 효능이 새롭게 조명되고 합리적 근거를 갖추어 보다 많은 암환우가 혜택을 볼 수 있다면, 인삼이 국민 건강에 더 큰 기여를 할 수 있으리라 믿습니다.

✦ Science Citation Index Expanded, 과학인용색인 확장판. 미국의 저널 평가 학술 데이터베이스로 수준 높은 학술지만 선별해 배포한다. 이 학술지에 게재된 논문은 일반적으로 논문의 기술적 가치가 높다고 평가받는다. SCI는 2020년부터 SCIE로 통합되었다.

인삼, 이렇게 이용해 보세요

인삼은 대표적인 보기약補氣藥입니다. 피로할 때, 인간관계 스트레스 등으로 처지고 우울한 기분일 때, 아랫배가 차거나 위하수 등으로 소화가 안 될 때, 어쩐지 매사에 자신감이 없고 부정적인 생각이 머릿속에 가득하여 일할 의욕이 떨어질 때, 인삼을 다양하게 활용해 볼 수 있습니다.

씹어 먹기

건조한 삼은 치아가 부실한 사람이 씹기에는 적당하지 않으니 산삼이나 수삼같이 수분 함량이 어느 정도 있는 경우에만 시도해 봅시다. 입안에 감도는 향기는 무기력에 빠진 사람들에게 아로마테라피가 될 수 있습니다.

인삼차

일과를 시작할 때, 또는 하루 일을 마치고 난 후 조용히 앉아 따뜻한 인삼차를 마셔 보면 어떨까요?

인삼 찜

인삼을 얇게 잘라서 도자기 그릇에 넣고 물을 넣은 후에 밀봉한 상태로 4~5시간 찌면 진한 향기를 내는 인삼 찜이 되어 쫄깃한 인삼을 즐길 수 있습니다. 요즘은 홍삼제조기도 많이 나와 있으니 그것을 활용해도 됩니다.

삼계탕

닭고기는 어느덧 전 세계 사람들의 소울푸드soul food가 되었습니다. 가끔 아이가 밥을 안 먹어 첩약 처방을 받으려는 부모에게 물어보아도 아이들이 치킨을 싫어하는 경우는 거의 없더군요. 물론 닭고기의 영양 성분이나 약성을 보더라도 적당한 양의 섭취는 성장기 아이들에게 도움이 됩니다. 그렇다 해도 조리 과정을 잘 알기 어렵고, 무엇을 넣었는지 잘 알 수 없는 양념통닭이나 트랜스지방이 많은 튀김으로 위장을 괴롭히는 것보다는 한약재를 넣고 푹 고아 찌는 삼계탕이 훨씬 더 나은 대안인 건 분명합니다. 이미 치킨 맛에 포획된 아이들의 저항을 극복하기가 쉽지는 않겠지만, 가끔 영양식으로 대체해 봅시다. 삼계탕이야말로 한민족의 소울푸드 아니겠습니까?

이런 점은 주의하세요

앞서 말했듯이 인삼은 사람의 근본적인 기운인 원기를 크게 보태 주는 효능을 자랑하지만 열이 많은 사람에게는 맞지 않습니다. 지나치게 기운이 넘치는 사람은 부작용을 일으켜 음양의 평형을 유도한다고 볼 수도 있겠지요. 인삼의 학명이 라틴어로 '만병통치약'이라는 의미의 *Panax ginseng*인 것은 우연이 아닐 것입니다. 사람의 체질과 상태에 맞게 제대로만 구사한다면, 생체의 물질대사를 균형 있게 유지시켜 인체의 건강을 지켜 주는 '심'의 역할을 다하는 데 부족함이 없을 것입니다.

단너삼

황기黃耆 약초의 어르신

어르신이 필요한 시대

누를 황黃, 어른 기耆. 노란 색깔을 지닌 약초의 어른이라는 뜻이 되겠지요. 예로부터 황토지대를 중심으로 하는 아시아문화권에서는 노란색은 흙의 색이었습니다. 흙은 여러 식물과 동물이 깃들여 사는 터전이며, 그 어느 것도 거부하지 않고 모두 받아들이는, 어머니와 같은 존재였지요.

이러한 생각은 전통 의학에 그대로 반영되고 있습니다. 토양이 지닌 황색은 만물을 길러 내는 기운을 상징하고, 그것을 오롯이 나타낸 약초가 바로 황기인 것입니다. 꽃 모양도 살짝 노랗고 뿌리도 노랗습니다. 노란색을 가진 약초, 한자 '황黃'이 붙은 약초는 많습니다. 황련·황백·황금, 이른바 3황 삼총사입니다. 이외에도 황약자, 대황, 심황, 강황, 황정, 황촉규 등도 있습니다. 그러나 이런 황씨 계열의 약초 중 단연 큰 어른 노릇을 하는 것이 다름 아닌 황기입니다. 그래서, 어른이나 스승이라는 뜻을 가진 '기耆' 자를 붙인 것이 아닐까요.

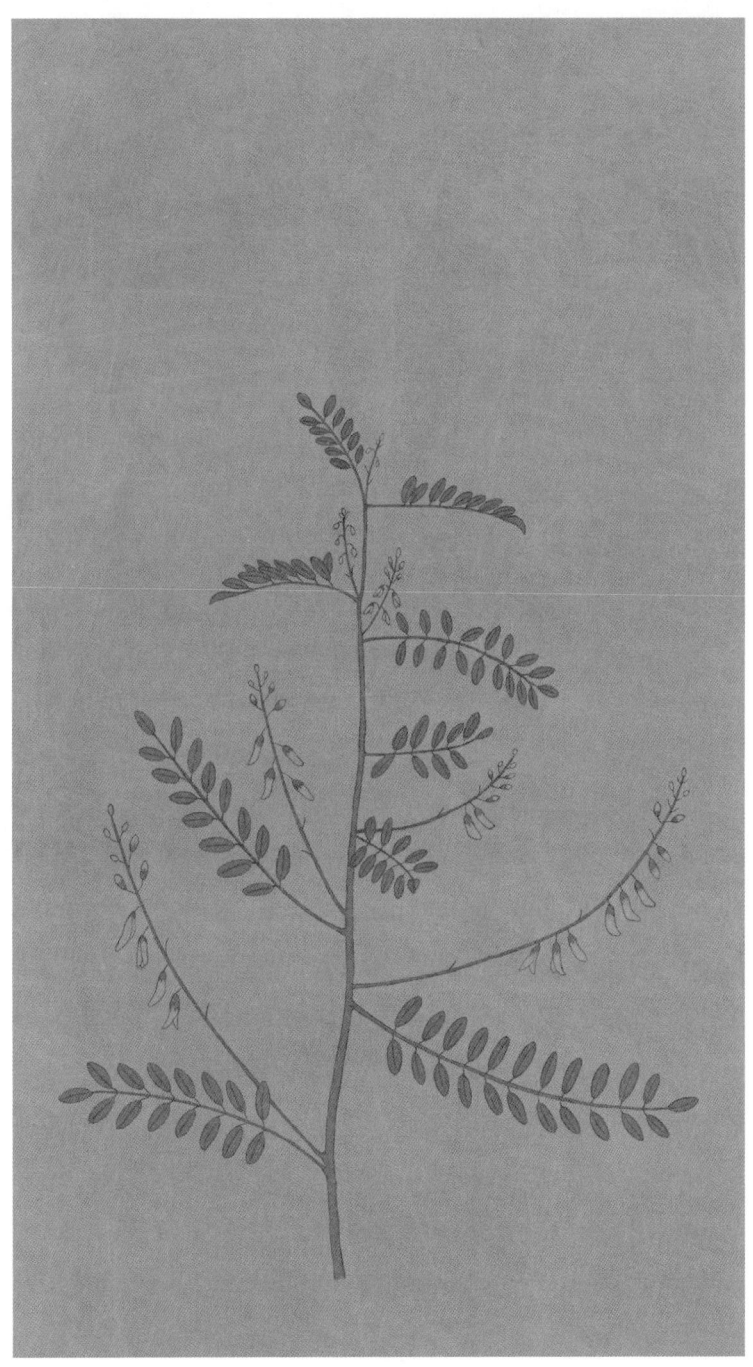

귀감이 된 대삼 어르신

중국에 전해지는 황기 전설에는 대삼이라는 분이 등장합니다. 시대가 달라 오늘날의 의사에 견줄 수는 없지만, 아낌없이 인술을 베풀다 떠났다는 점에서 후대의 귀감이 될 어르신이라고 말할 수 있겠습니다.

> 옛날 대삼戴糝이라는 마음씨 좋은 노인이 있었다. 젊어서 배운 침·뜸을 솜씨 좋게 구사하여 아픈 이들을 잘 고쳐 주었으며, 끼니가 어려운 가난한 이웃들에게 양식거리를 주는 등 많은 은덕을 베풀곤 했다. 그러던 어느 날, 우연히 절벽에 매달린 아이를 구하려다 그만 실수하여 아래로 굴러떨어지고 말았다. 워낙 크게 다쳤기 때문인지 갈수록 몸은 수척해지고 얼굴은 누렇게 변해 갔다. 하지만 사람들은 변함없이 그를 향한 깊은 존경심을 보여 주었다. 호칭이 얼굴 노란 어르신, 즉 황기黃耆로 바뀐 것뿐이었다. 불편한 몸이 되었지만, 늘 하던 대로 자기 일을 하던 노인에게도 떠날 시간은 어김없이 찾아왔다. 편안히 눈을 감은 그의 묘지 곁에서 이름 모를 풀이 자라났다. 여름이 되자 푸른색 잎겨드랑이에 종 모양의 노란 꽃이 방울방울 매달렸다. 뿌리를 캐어 맛을 보니 달착지근하고 씹을수록 부드럽고 은은한 기운이 느껴졌다. 널리 사람을 이롭게 하고자 했던 대삼 노인의 영혼이 그 맛과 향기 속에서 온전히 부활하는 듯했다. 누가 먼저라 할 것 없이 사람들은 모두 그 약초를 황기라 불렀다.✦

이 이야기는 인술을 베푸는 어진 의료인과 황기라는 약초를 향한 동양인의 애정을 말해 줍니다. 대삼이라는 노인과 황기라는 약초는 자신을 바쳐 인명을 구조한다는 점, 기울어 가는 세대는 떠오르는 세대를 기르기 위해 헌신해야 후손으로부터 존경 받을 수 있다는 세대 윤리는 물론, 약초와 인간이 둘이 아니라 하나라는 상징 또한 보여 줍니다. 본초학의 관점에서는 보익약의 대표 주자라 할 수 있는 황기 이야기에 보약의 역할이 바로 아픈 자와 어린 세대를 지키고 기르는 막중한 임무를 수행하는 것이라는 은근한 가르침이 있어서 소개해 보았습니다.

약초의 어르신 황기, 탕약의 제왕 보중익기탕

황기는 감온하고 겉땀을 거두네
종기를 밀어내고 살이 나게 하며
기허증에 많이 쓴다네✦✦

《동의보감》에서는 황기의 쓰임새를 이렇게 말하고 있습니다.

단너삼이라 하며 허손증虛損證으로 몹시 여윈 데 쓴다. 기를 돕고 살지게 하며, 추웠다가 열이 났다가 하는 것을 멎게 하고, 신장이 약해 귀가 먹은 것을 치료한다. 종기와 오래되어 썩은 고름이 나는 헌데를 치료한다. 고름을 밀어내며 통증을 멈추어 주는 효과

✦ 陳洙金,《中药的故事》, 2010, 85쪽
✦✦ 黃耆甘溫收汗表 / 托瘡生肌虛莫少

가 있다. 또한 어린이의 온갖 병과 붕루崩漏, 대하帶下 등 여러 부인병을 치료한다.✦

대삼 어르신 이야기 때문인지 역시 어린이의 온갖 병을 치료한다는 대목이 눈에 띕니다. 황기는 독이 없어서 안전하며, 늘 부족한 기운을 보충하면서 쉽게 살을 만들어 내어 아이들의 질병 치료와 보기약을 처방할 때에도 적절한 선택이 될 수 있습니다.

한방에서 기운을 올려 주는 대표적인 처방이 보중익기탕補中益氣湯입니다. 황기를 군약처방에서 가장 주되게 쓰인 약재으로 쓰는 너무나도 유명한 처방입니다. 13세기 금나라에서 활약했던 동원東垣 이고李皐, 보통 이동원이라 부르는 분이 만들었습니다. 이동원은 끝없는 전란과 전염병의 창궐, 추위와 배고픔에 시달리던 당시 사람들의 속병을 치료하기 위해 자신의 비위론에 입각하여 새로운 처방을 만들었습니다. '중기中氣, 소화기관의 기운를 보하여 익기益氣, 기운을 더해 준다한다'는 개념으로, 이후 모든 보약의 대표주자로 불립니다. 어느 정도냐 하면, 모든 처방의 우두머리라고 해서 아예 의왕탕醫王湯이라는 별명이 있을 정도지요. 800년이 넘도록 아시아 전통 사회에서 사랑 받아 왔고, 지금도 한중일 동양 삼국을 비롯해 많은 나라에서 빈도 높게 사용되고 있습니다. 세계 최대의 인터넷 상점인 아마존에서도 건강기능식품으로 팔리고 있을 정도니까요.

이 보중익기탕을 구성하는 대표주자가 바로 황기입니다. 한약 처방에서 제일 많은 양이 투여되는 약재를 군약이라 합니다. '왕' 노릇을 하는 약재라는 뜻입니다. 의왕탕의 군약이니까 황기야 말로 '왕중의 왕'이지요. 황기가 가진 효능은 이 보중익기탕으로 유감없이 발휘되고 있습니다. 위장의 소화력이 약해 발생하는 설사, 이질, 탈항, 장기하수 등이 1차 적응증입니다. 하지만 보건복지부에서 고시한 보중익기탕의 적응증만 보더라도 식욕부진·소화불량·위궤양 같은 소화기질환 외에도 피로증후군·권태감·다한증 같은 전신질환, 방광염, 만성 신염증후군, 오랜 기침이나 만성 후두 기관염 같은 호흡기질환, 수족마비나 대마비 같은 중추신경계 질환, 과다월경·요실금·여성생식기 탈출·자궁하수 등 부인과질환, 불안·긴장 흥분 같은 정신과질환 등 매우 폭넓게 인정되고 있습니다.

최근 가장 주목되고 있는 보중익기탕의 효능은 무엇보다도 면역과 관련되어 있습니다. 체액성 면역과 세포성 면역, 보체補體✦✦나 대식세포 등 면역세포를 활성화시켜 악성 종양 등의 난치성 질병과 싸우는 인체의 저항력을 높여 주는 역할을 톡톡히 해내고 있습니다. 문득, 앞에서 소개한 대삼이라는 어른이 다시 태어난다면 보중익기탕이 보여 주고 있는 눈부신 성과를 보고 어떻게 생각할지 궁금해집니다.

밝혀지고 있는 황기의 효능

황기는 현대 약리학 연구에서도 빼놓을 수 없는 소재가 됩니다. 혈압을 낮추고, 간을 보호하며, 이뇨작용과 단백뇨를 제거하는 효능 등이 밝혀지고 있습니다. 특히 면역 증강이나 노화 억제와 관련해서 흥미로운 연구결과들이 발표되고 있지요. 최근의 보고에 따르면 일종의 유전자 정보 묶

✦ 허손증은 몸의 정기와 기혈이 빠져나가 허해진 상태를 말하며, 붕루는 월경 때가 아닌데 갑자기 많은 피가 나오는 증상, 대하는 질에서 병적인 점액성 물질이 나오는 것을 말한다.

✦✦ complement, 효소와 같은 작용을 하는 혈청 속 물질

음인 염색체의 끝부분을 구성하는 텔로미어telomere라는 부위가 생명체의 수명에 상당 부분 관여하고 있다고 합니다. 세포가 분열할 때마다 염색체의 길이가 짧아지는데, 텔로미어의 길이가 일정한 한계 이상으로 짧아지면 그 세포는 더 이상의 세포분열을 못하게 되어 죽음에 이릅니다.✦ 텔로미어의 길이를 늘이거나, 적정한 수준으로 그 길이를 유지할 수 있다면 충분히 장수할 수 있다는 말이 됩니다.

몇 년 전에 TASTelomerase Activation Sciences, Inc.라는 회사가 황기추출물인 TA-65를 이용하여 쥐와 일부 인간 세포를 대상으로 실험을 한 결과, 텔로미어를 연장시키는 효소인 텔로머라제의 활성을 늘렸다고 발표한 적이 있습니다. 인간의 오랜 소망인 수명 연장의 꿈을 자극하는 이러한 연구 결과물은 구미 각국에서 번지고 있는 허브 열풍을 타고 천연물 건기식건강기능식품 시장을 뜨겁게 달구는 데 일조하고 있습니다. 상업적으로 과장된 점도 있고, 세 단계에 걸친 엄밀한 임상시험과 부작용과 관련해 충분한 근거가 요구되는 정식 의약품이 되려면 아직 더 많은 절차가 남아 있지만, 황기가 갖는 무한한 가능성의 일단을 보여 준다는 점에서 긍정적인 소식이라 하겠습니다.✦✦

✦ 세포사멸 혹은 세포자살apoptosis이라 하며, 세포가 병들어 죽거나 외부적 요인 때문에 파괴되는 괴사necrosis와는 다르다.

✦✦ 김천아, "텔로미어 연구, 지금 어디까지 왔나", 〈사이언스온〉scienceon.hani.co.kr, 2013.12.23.

황기, 이렇게 이용해 보세요

앞서 인삼 이야기에서 소개했듯이 삼계탕에 닭고기와 함께 꼭 넣는 약재가 인삼입니다. 대개는 2~3년 된 수삼 뿌리를 씁니다. 그런데 인삼 못지않게 중요한 재료가 바로 황기입니다. 둘 다 기운을 올려 주는 보기약의 대표 선수지요. 특히 황기는 땀구멍을 조절해 땀과 함께 몸 안의 기가 새어 나가지 않도록 해 주는 일을 합니다. 옛날부터 사람들은 지나치게 땀을 흘리면 우리 몸에 꼭 필요한 진액이 빠져나가 탈진되는 경우를 체험으로 잘 알고 있었을 것입니다.

한 가지 주의할 점이 있습니다. 음식인 삼계탕에 들어가는 황기는 대개 1년짜리 뿌리를 씁니다. 보중익기탕 등 정식 약 처방에는 3년근 이상을 써야 하지요. 처음 1년 동안 황기는 쭉쭉 뻗어 가는 길이성장을 주로 하는데, 셀레늄 등 흙 속 각종 영양소를 빨아들여 부피성장을 하는 시기는 좀 더 시간이 지나야 합니다. 삼계탕은 보양식이기는 하지만 약 처방은 아니기 때문에 굳이 비싼 값을 치르고 고급 생약재를 쓸 것까지는 없습니다. 물론 개인의 취향에 따라 다르기는 하겠지만요.

이런 점은 주의하세요

보약으로 쓰기에 무난한 성질을 가졌지만, 다 맞는 것은 아닙니다. 기운을 위로 끌어올리고 따뜻한 약성을 가졌기 때문에 열이 많고 기운이 좋은 사람들은 불필요하고, 약으로 쓰면 안 되겠지요. 종기가 처음 생길 때나 진물이 흐르면서 열이 나는 경우에도 맞지 않습니다. 감기 초기나 식체증에도 쓰지 않습니다. 간 기운이 항진되어 걸핏하면 화를 내는 사람에게도 맞지 않습니다.

새박뿌리·은조롱

하수오何首烏

노화를 막아 주는 명약

덩굴식물의 생존 전략

담쟁이덩굴, 인동덩굴, 포도, 오이, 호박, 칡의 공통점은 무엇일까요? 바로 덩굴식물이라는 점입니다. 덩굴식물은 스프링처럼 생긴 손을 뻗어 다른 식물의 몸을 감거나 담에 의지하여 성장합니다. 이는 자신의 줄기를 기둥 삼아 자라나야 하는 다른 식물에 비해 좀 더 효율적인 방식일 수 있습니다. 외국자본을 끌어들여 고도성장을 꾀하는 대외의존형 경제개발 전략과 비슷하다고나 할까요?

이러한 덩굴식물의 생장 방식은 "좀 교활한 듯이 보이지만, 군웅할거의 식물계에서는 실로 효과적"✦입니다. 햇빛과 땅속 지양분을 더 많이 흡수하려는 생명체의 본능이 서로 경쟁하면서 더욱 효율적인 방향으로 진화한 결과일지도 모르겠습니다. 어쨌거나 덩굴식물은 이런 쪽으로 방향을 잡아서 스스로 생존해 왔습니다. 그만큼 인류에게 넉넉한 에너지를 줄 수 있어서 앞으로도 꽤 오랫동안 인간과 공존해 나갈 것이라 예측됩니다. 경쟁하는 다른 식물에게는 공정한 경쟁의 규칙을 파괴하는 밉상이겠지만, 먹을거리가 되었든, 천연물 생약재가 되었든, 아니면 예술가의 피사체가 되었든, 인간에게 앞으로도 상당 기간 베풀 수 있는 여력이 있을 것입니다.

《생태본초》를 쓴 한의학박사 최찬영은 덩굴식물은 "길게 뻗어 자라면서 물을 잘 순환시키는 특성이 있다. 사람이 입에 물을 머금은 채 대롱을 이용해 물을 위로 뿜어 올려 보면 2미터도 뿜어 올리지 못할 것이다. 그런데 덩굴식물은 수십 미터 떨어진 말단까지 물을 24시간 공급하고 있다"고 하면서 이러한 특성이 "몸에 정체된 습기를 순환시켜 소변으로 뽑아내는 약성으로 나타난다"고 합니다. 덩굴식물의 은혜가 한결 구체성을 띠고 다가옵니다.

하수오 이야기, 野合 혹은 夜合?

하수오를 한자로 쓰면 '何首烏'입니다. "어찌 머리칼이 검어졌는가?"라는 의문문이 식물 이름이 된 특이한 사례이지요. 《동의보감》에는 "강원도에서는 은조롱이라고 하고, 황해도에서는 새박뿌리라 한다"고 해서 훨씬 정감 있는 우리말 표현을 함께 싣고 있습니다. 전해 내려오는 하수오 이야기에는 여러 버전이 존재하는데, 이왕 말이 나온 김에 《동의보감》에 소개된 내용을 중심으로 기술해 봅니다.

> 하수오의 원래 이름은 야교등夜交藤이다. 하수오라는 사람이 먹고 큰 효과를 보았다고 해서 그의 이름을 붙였다. 하수오는 어려서

✦ 이나가키 히데히로, 《싸우는 식물》, 더숲, 2018

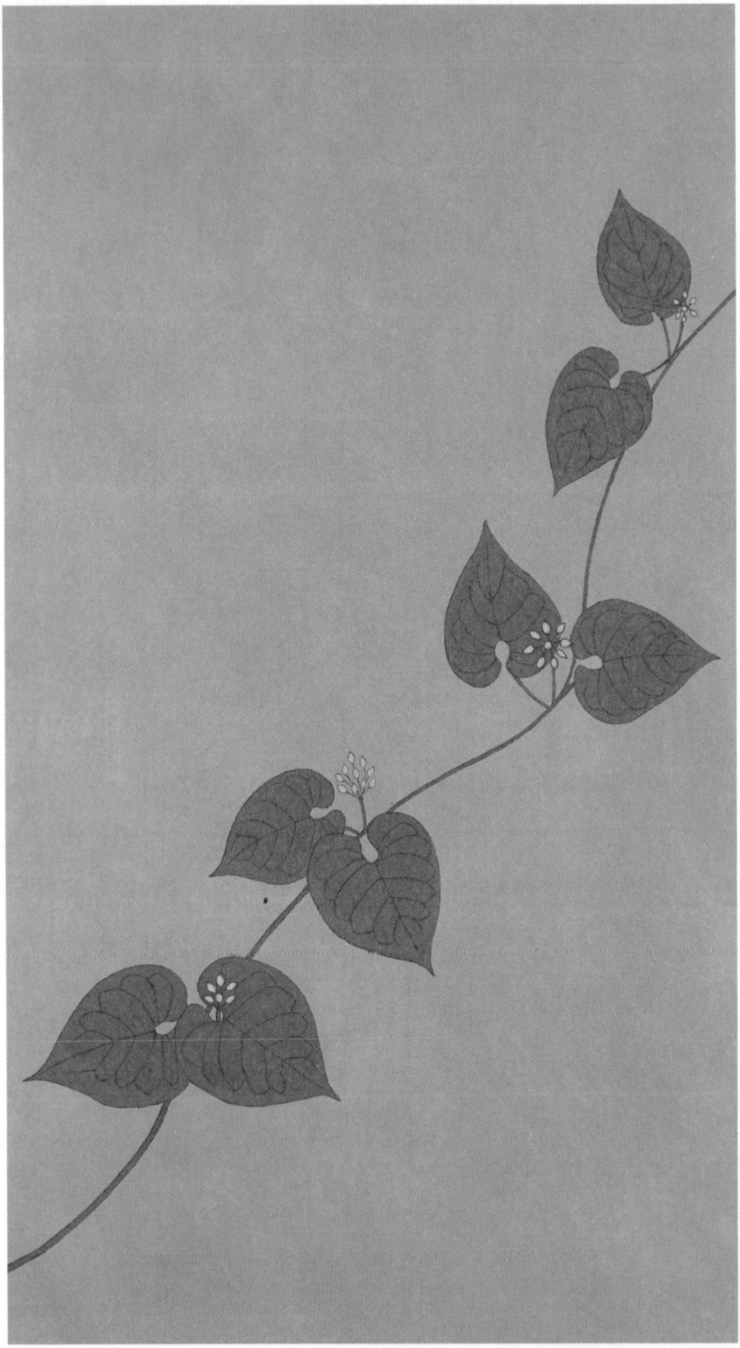

부터 병을 자주 앓던 약골이라, 예순이 가깝도록 장가를 못 가 자식이 없었다고 한다. 그는 어느 날 저녁 술에 취해 신세 한탄을 하다가 그만 어슴푸레 잠이 들었는데, 눈앞에 신기한 장면이 펼쳐지고 있었다. 두 그루의 덩굴성 나무가 살아 움직이는 사람들처럼 서로 얽혔다가 풀리고 풀렸다가 엉키면서 춤을 추듯 어울리고 있었다. 놀라운 광경을 바라보고 난 그는 산신령이 자신에게 내리는 선물이라고 직감하고는 그 덩굴식물을 뿌리째 캐서 집에 돌아왔다. 그 뿌리를 적당히 말려 가루를 내어서 술에 타서 마셔 보았다. 왠지 기분이 좋아지고 기운이 솟는 것을 느끼자, 이 약을 하루도 빠짐없이 7일간 계속 복용했다. 그랬더니 몸이 점점 좋아졌고 100일이 지나서는 오랜 병이 모두 사라졌다. 힘도 훨씬 좋아지는 것 같았다. 과거와는 완전히 다른 사람이 되어 버린 하수오는 커다란 자신감을 얻었다. 비록 나이는 많았으나 결혼도 했고 아이도 보았다. 10년 후에는 여러 아들을 낳았으며 무려 130살까지 살았다고 한다.

이와는 약간 다른 버전도 있습니다. 하수오와 친하게 지내던 이안기李安基라는 사람이 있었는데, 하수오가 130세가 넘도록 윤기 있는 검은 머리를 유지하는 비결이 뭔지 몹시 궁금하여 그가 무엇을 먹는지 몰래 훔쳐 보고서는 똑같이 따라했다고 합니다. 그도 역시 오랫동안 젊음을 유지했고, 이 신기한 일을 기록에 남겨 후세에 전했다는 이야기입니다. 명나라에 이르러 하수오의 이러한 약성을 이용하여 어떤 사람이 칠보미염단七寶美髥丹이라는 약을 만들어 황제에게 올렸습니다. 황제가 이 약을 복용한 후 연이어 아들을 보는 경사를 맞았다고 합니다. 그때부터 하수오가 들어가는 처방이 세상에 널리 유행하게 되었습니다.

이 하수오 이야기를 보면, 역시 자식을 많이 낳고 100살이 넘어 장수하고 싶은 인간의 욕망이 잘 나타나 있습니다. 이러한 욕망을 충족시켜 주는 하수오가 야교 또는 야합이라 불리는 것은 자연스러운 일입니다. 《동의보감》에도 회임을 위해서는 해나 달이 떠 있을 때는 피하고, 자시밤 11시~1시 이후에 관계를 맺으라고 권장합니다亦要在子時後方可. 자손을 보려면 '야합野合'하지 말고 '야합夜合'해야 한다는 말입니다. 유학자에게는 불경스럽게 들리겠지만, 야합이라는 말은 공자의 부친인 숙량흘叔梁紇이 무려 환갑이 넘은 나이에 안징재顏徵在라는 10대 처녀와 통정하여 공자를 낳았다는 고사에서 비롯되었다고 합니다. 그리 좋은 의미로 쓰이지는 않지만, 결과적으로는 성인을 낳은 셈이라 탄생 배경이 공자의 위대함을 훼손하지는 않습니다. 《삼국사기》에 보면 신라의 '짱구박사'이자 대문장가인 강수强首도 대장장이 딸과 야합하여 서로 죽고 못 사는 사이가 되었다는 이야기가 나옵니다. 그렇지만 강수는 대갓집 규수와 혼인시키려는 부모님의 반대를 무릅쓰고, 신분의 차이를 뛰어넘어 마침내 위대한 사랑을 쟁취합니다. 적어도 자손을 낳고 화목한 가정을 이루는 데 도움이 된다면, 야합했다고 그리 비난 받을 일은 아닐 것입니다.

하수오처럼 오래 살고 싶은 욕망이 어디 불로초를 찾는 진시황에게만 있겠습니까? 현대에 와서도 주로 억만장자들이 생명을 연장할 수 있는 불로장생의 명약을 찾고 있다는 외신을 가끔 접합니다. 이들은 살아생전에 다 못 쓰고 죽을 엄청난 재산의 일부를 투자하여 무드셀라 프로젝트 같은 것에 기대를 걸고 있다고 하지요. 생명과학 기술의 눈부신 발전을 보면, 불가능한 일이 아닐 수도 있겠다는 생각이 듭니다. 애플의 창업자인 스티브 잡스는 자신의 췌장암을 치료하기 위해 유전자 맞춤 암치료에 투자를 아끼지 않았습니다. 비록 계획이 성공하기 전에 잡스는 숨지고 말았지만, 그 성과물은 오늘날 암 맞춤요법, 유전자 치료 등 인류의 질병 극복을 위해 훌륭히 활용되고 있습니다.

하수오의 효능

하수오는 단맛, 자식 낳게 해 주네
정혈을 보태 주고, 머리칼을 검게 하며,
안색을 좋게 한다네✦

성질은 평하면서 따뜻하고, 맛은 쓰고 떫다달다는 기록도 있다. 독이 없다. … 오랫동안 허약해져 몸이 야윈 것, 담으로 인한 고질, 중풍으로 허약해진 것을 치료한다. 출산 후의 여러 가지 병과 적백대하를 치료한다. 혈기를 보태고, 뼈와 힘줄을 튼튼하게 하며, 정수를 채우고, 머리카락을 검게 하며, 얼굴빛이 환하고 늙지 않게 하고, 오래 살 수 있게 해 준다.

-《동의보감》 탕액편

'약성가'와 《동의보감》에 요약된 이러한 전통 용법 이외에도 약리 연구를 통해 하수오 응용의 범위가 확장되고 있습니다. 예컨대 레시틴 성분이 콜레스테롤의 체내 축적을 억제하여 동맥 경화를 막아 준다는 것입니다. 지방질이 혈관 내에 들러붙는 것을 방지하여 인체가 노화에 저항할 수

✦ 何首烏甘宜種子 / 添精黑髮顏光美

있도록 도와주는 역할이지요. 머리털을 보호하는 작용도 빼놓을 수 없습니다. 흰머리가 자라지 못하게 하고 탈모나 비듬, 두피 가려움증을 막아줍니다. 파마나 염색 등을 하면 부작용으로 머리칼이 거칠어지고, 쉽게 잘리며, 누렇게 마르는 등의 증상이 나타나는데, 이런 증상에도 하수오를 사용하면 비교적 좋은 치료 효과를 볼 수 있습니다. 그런가 하면 빈혈 때문에 생기는 어지럼, 두통이나 건망, 불면, 피로 등에도 효과가 있어서 오랜 수험생활에 지친 학생들에게도 응용되고 있습니다.

하수오, 이렇게 이용해 보세요

하수오차

어느덧 중년. 얼굴에 주름이 잡혀 가고 머리는 희끗희끗, 좋았던 기력도 예전만 못하다면 항노화 효능이 좋은 하수오차를 권합니다. 하수오차 만드는 법은 간단합니다. 먼저 하수오 뿌리를 5~10그램 정도 깨끗하게 물로 씻어 말립니다. 말린 하수오는 잘게 썰어 차 달이는 용기나 찻주전자에 생수를 1리터 정도 넣고 30분 정도 끓입니다. 그리고 찻잔에 부어 마시면 됩니다. 찻주전자에 남은 찌꺼기를 제거하고 유리병 등에 끓인 찻물을 넣어 식힌 다음 냉장고에 넣어 두고 아침저녁으로 마셔도 좋습니다.

하수오탕

하수오탕도 허약한 수험생과 직장인, 노약자를 위한 약선藥膳, 약재를 넣어 조리한 음식으로 추천할 만합니다. 재료는 하수오 60그램, 달걀 두 개입니다. 우선 말린 하수오 뿌리를 찬물에 15분 정도 담가 둡니다. 그리고 깨끗한 달걀과 하수오를 물과 함께 끓여 달걀이 다 익을 때를 기다려 껍질을 버리고 다시 냄비에 넣고 3분 정도 계속 끓입니다. 이런 식으로 달걀과 탕을 하루 한 번 복용합니다. 달걀노른자와 하수오에는 콜레스테롤을 조절하는 레시틴이 풍부합니다. '나쁜' 콜레스테롤LDL 수치가 높고, '좋은' 콜레스테롤HDL 수치가 낮은 분들은 간식 대용으로 시도해 볼 만합니다

이런 점은 주의하세요

대변이 묽고 설사가 잦은 사람은 맞지 않습니다. 약의 효능을 낮추기 때문에 돼지고기나 생 무, 마늘, 파는 같이 복용하지 않는 게 좋습니다.

더덕

산해라山海螺	산에서 나는
양유羊乳	쇠고기

더덕에게 배우는 더 큰 덕德

더덕은 특유의 향이 강합니다. 냄새에 민감하지 않은 사람도 한여름 숲속을 걷다 보면 더덕이 발산하는 독특한 향기에 이끌려 더덕이 있는 곳을 찾아낼 수 있을 정도입니다. 산삼을 찾아 산속을 헤매다가 몹시 허기진 심마니들이 이 더덕의 향을 놓칠 리가 없습니다. 보통 더덕은 다른 약초에 비해 낙엽이 쌓여 있고 습기가 많은 그늘진 곳에서 잘 자랍니다. 이런 곳에 살고 있지만, 향기를 뿜어내 존재감을 드러냅니다. 잎은 네 개가 마주 보고 달리며 줄기는 다른 식물에 감겨 자라는 덩굴식물로 1~2미터 높이로 뻗습니다.

강원도에서 한의원을 할 때, 농민 한 분이 직접 캔 더덕을 선물로 준 적이 있습니다. 산속에서 나는 쇠고기라고 하면서요. 향긋한 냄새와 적당히 질기면서 달콤한 육즙이 느껴지는 맛이 딱 쇠고기가 맞습디다. 당시는 체력적으로 힘들었던 때라 더덕이 맞춤 보약이 되어 주었습니다. 지금도 자주는 못 먹지만, 가끔은 쇠고기 대신 더덕을 즐깁니다. "음지에서 자라나 양지를 지향하는" 더덕의 미덕을 마음에 새기면서 그때 더덕을 주신 분의 은혜에 감사하는 마음을 갖습니다. 의사는 환자를 치료하

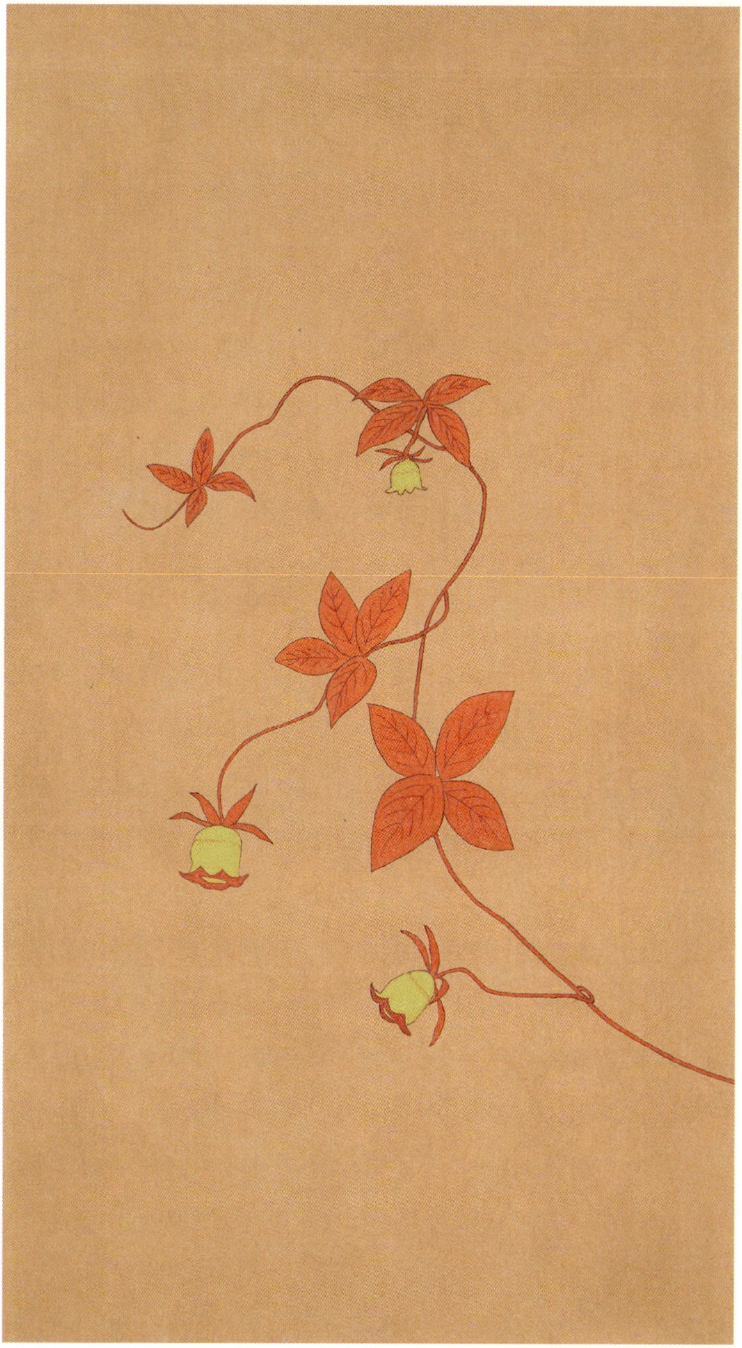

지만 때때로 환자가 의사를 치료하기도 합니다.

장승이 된 장생 더덕

경남 거제 지역 민담에는 장생 더덕 이야기가 전해 내려옵니다. 갈곶이 해금강에 1000년 묵은 더덕이 있었습니다. 이 더덕은 오래된 이무기처럼 사람으로 변할 수도 있었고, 짐승이나 바위로 변하기도 하는 등 도깨비 같았다고 합니다. 약초 자체가 의인화된, 조금은 독특한 민담입니다. 은연중에 전하는 메시지가 소중하게 생각되어 소개해 봅니다.

> 거제 땅에 이상한 소문이 하나 돌았다. 더덕이 사람으로 변장하여 머리에는 삿갓을 쓰고 삼베옷에 행근을 치고 거제 읍내에 와서 장을 보고 간다는 것이었다. 게다가 사람으로 변한 더덕을 잡기만 하면 못 고치는 병도 고칠 수 있고, 서울 약재상에 큰돈 받고 넘기면 팔자를 고칠 수 있다는 소문도 들렸다. 사람들이 이 말에 솔깃하여 몽둥이를 든 채로 떼를 지어 다니면서 변장한 더덕을 잡으러 다녔다. 이런 난리 통에 궂은일을 당해 물건을 구하려고 시장에 온 상갓집 사람들이 옷차림이 비슷한 더덕으로 몰려서 온갖 시달림을 당하다 겨우 풀려나기도 했다. 그러나 사람으로 변장했다는 장생 더덕은 끝내 볼 수도 찾을 수도 없었다. 아마 사람들의 탐욕이 두려워 영영 숨어 버렸는지도 모른다.

이 민담이 갖는 의미는 장생 더덕 같은 귀한 약초가 사람들의 욕심 때문에 사라져 가고 있음을 일찍이 간파해서 미리 경종을 울려 주었다는 점입니다. 옛사람의 눈에도 마구잡이로 파헤쳐지는 산야의 황폐한 모습이 안타까웠던 모양입니다. 오늘날 거제도 장승포시의 이름 유래를 보면, 조선 영조 임금 시절에 도모고개에 장승이 있어서 장승거리라 불렀다고 합니다. 장생 더덕이 이 장승으로 변해서 숨었는지도 모르지요. 장승은 '장생長生'이라고 불리기도 했는데, 말 그대로 오래 묵은 더덕이 산삼과도 같은 신비한 효능을 가졌다는 속설을 이야기로 풀어내려 했던 것 같기도 합니다. 하지만 이야기의 결론은 "끝내 볼 수도 찾을 수도 없었다"입니다. 오늘날 서울 상도동과 대방동 경계의 유명한 '장승배기'도 이름만 남았지 정작 장승이 사라진 지는 오래 되었습니다. 1990년에는 종교적 이유로 어느 대학교에 세운 장승부부가 테러를 당한 적도 있어서 마치 유태인의 '디아스포라'를 연상시키기도 합니다. 이래저래 장승은 우리 삶에서 추방당한 희미해진 추억처럼 남아 있습니다. 그래서 드는 생각. 더덕만은 지켜 냅시다!

10여 년 전에 거제에서 봉직의로 일했던 적이 있습니다. 그때 느낀 점은 우선 거제라는 곳은 정말 멀구나! 다음으로는, 참으로 신선이 살만한 멋진 풍광이구나! 하는 정도였습니다. 그런데 이 민담을 알게 되면서 거제도 사람들의 환경친화적인 약초 사랑이 가슴에 남았습니다.

약이 되는 더덕

더덕은 달면서도 매운맛이 납니다. 기운은 '평平'하다고 해서 차거나 뜨겁지 않습니다. 작용하는 부위는 '귀경歸經'이라 하는데, 주로 간과 대장, 폐로 갑니다. 열독을 없애고, 담을 제거하며, 고름을 빼 주는 효능이 있습니다. 음액을 기르게 하고 폐를 촉촉하게 하여 기침과 가래를 멈추게 해 주지요. 산모의 젖을 잘 나오게 하는 최유催乳기능도 있습니다. 몸에 생기는 덩어리를 없애 주는 능력도 있어서, 일종의 임파선 결핵인 나력과 종기, 쥐젖 등을 치료합니다. 특이하게는 독사에게 물렸을 때 열을 내리고 해독하는 효과가 있다고 해서 민간 처방으로 쓰였다고 합니다.

더덕은 우리나라 산과 들에서 잘 자랍니다. 뿌리는 섬유질이 풍부하고 씹는 맛이 좋아 '산에서 나는 쇠고기'라고도 하지요. 인삼과 얼핏 생김새가 비슷하여 '밭에서 나는 인삼'이라고도 부릅니다. 예로부터 더덕은 약으로도 쓰고 밥상에도 자주 오르내리는 반찬으로도 썼습니다. 요즘도 건강식품에 관심이 높아지면서 인기가 날로 치솟고 있습니다.

더덕의 맛은 달고 성질은 차서 진액을 기르고 열을 식혀 주는 작용을 합니다. 특히 폐의 진액을 보충해 주고 폐의 열을 없애 주는 데 효과가 좋습니다. 따라서 허파의 진액이 말라서 나오는 마른기침이나 끈끈한 가래에도 쓰입니다. 이런 점은 위장에도 똑같이 해당됩니다. 위장의 진액이 부족해지면 쉽게 목이 마르고 입맛 또한 잃게 됩니다. 이때 더덕을 먹으면 좋은 효과를 볼 수 있습니다.

더덕은 주로 반찬으로 먹기 때문인지 약재로 사용되는 더덕 연구는 그리 많지 않습니다. 한 동물실험에서는 더덕이 적혈구와 헤모글로빈을 증가시키는 작용을 보였다고 합니다. 또 당삼만삼보다 강한 피로회복작용을 보였고, 인삼보다 항산화 효과가 좋았다고 합니다. 항염증 효과와 면역 관련 논문을 비롯해✦ 더 자세한 정보가 궁금한 독자들은 '한국전통지식포탈'✦✦ 등의 사이트를 방문하면 도움을 받을 수 있습니다. 개인적으로는 더덕이 인지능력 개선에 쓰일 수 있는 가능성을 타진한 "양유洋乳의 증숙 및 발효 추출물의 인지능 개선 활성"✦✦✦ 이라는 논문이 흥미롭습니다. 치매 치료의 후보물질로 고려될 수 있기 때문입니다.

✦ 김범희 외 2명, "PS로 유도된 RAW264.7 염증모델에서 MAPK 조절에 의한 양유羊乳의 항염증 효과", 〈동의생리병리학회지〉, 2010
서정숙, 은재순, "더덕으로부터 면역세포 활성 성분의 분리", 〈한국영양학회지〉, 제31권 제6호, 1998

✦✦ www.koreantk.com

✦✦✦ 원진배 외 8명, "양유羊乳의 증숙 및 발효 추출물의 인지능 개선 활성", 〈대한약학회지〉, 2013

더덕, 이렇게 이용해 보세요

아무래도 더덕은 약보다는 반찬으로 많이 쓰입니다. 감칠맛이 있고, 고기 씹는 느낌도 있어서 식감이 괜찮지요. 그래서 나물, 구이, 산적, 튀김 등 다양한 방법으로 조리해서 먹습니다. 19세기에 나온 《오주연문장전산고五洲衍文長箋散稿》라는 백과사전에는 더덕과 도라지로 된장을 만드는 법도 소개하고 있습니다.

이 책에서는 제 경험담이기도 한 더덕술 이야기를 해 볼까 합니다. 더덕은 알코올을 분해하는 효능이 있어서 지나친 음주 후에 생기는 숙취의 해소에 도움이 됩니다. 저는 술은 좋아하나 집안 내력 탓인지, 알코올 분해 능력이 시원치 않아서인지 주량이 적습니다. 소주 석 잔이 넘어가면 다음 날 두통 등 숙취 때문에 힘들었던 적이 종종 있지요. 어느 날 일산에 사는 친구 집에서 더덕술을 대접받을 기회가 있었는데, 열 잔 이상을 마신 다음 날에도 전혀 숙취가 느껴지지 않아 그 효능을 톡톡히 체험했던 기억이 있습니다. 야생의 자연산 더덕 중에서도 양질의 것을 골라 정성껏 담가서 그럴 것입니다. 술 좋아하는 남편이나 아버지에게 가끔 손수 담근 더덕주를 대접해 보면 좋지 않을까요? 《식물명실도고植物名實圖考》에 이르기를 "유즙이 나오게 하고 성기능을 강하게 한다"고 하니 부부 금실에도 좋을 것 같습니다. 어떻게 담그냐고요? 좋은 더덕을 구하는 게 어렵지, 만드는 법은 아주 쉽습니다. 깨끗이 씻어서 말린 더덕을 35도 정도의 담금주와 함께 유리병에 넣어 밀봉해 두면 됩니다. 서늘한 곳에 오래 묵혀 두었다가 특별한 날을 잡아 개봉하기 때문에 알코올중독과는 거리가 멀겠지요?

둥굴레

옥죽玉竹·황정黃精 차로 마시는 보약

약식동원藥食同源과 구황작물救荒作物

둥굴레는 잎도 둥글고, 열매 모양도 둥글고, 꽃도 방울꽃처럼 생겨서 그런 이름이 붙었다고 합니다. 그런데 겉으로 보이는 모양보다 약재로 쓰이는 줄기뿌리를 보면 더욱 그 이름이 납득이 갑니다. 줄기뿌리는 1년이 지나면 새로 마디가 하나씩 생겨납니다. 마치 고구마에 둥근 테두리를 두른 것처럼 말입니다.

먹을 것이 귀해서 예사로 굶었던 옛날에는 둥굴레가 밥 대신 쓰이기도 했습니다. 가난한 사람들에게는 생명의 은인이라고 불릴 정도였죠. 이렇게 식량으로도 쓰이는 약재는 대개 성질이 순해서 많이 먹어도 오랫동안 섭취해도 크게 탈이 나는 법이 없습니다. 이제는 한국에서 굶주리는 사람들을 찾기 어렵습니다. 그래서인지 과거와 달리 둥굴레는 차로 마시지 음식 대용으로 쓰이지는 않습니다. 문득 먹을 것이 부족한 아프리카나 전쟁으로 시달리는 중동의 어린이들에게 둥굴레 키우는 법을 가르쳐 주면 좋겠다는 생각이 듭니다. 7년에 걸친 일본의 침략으로 상당 부분의 경작지가 황폐해진 조선 후기에는 감자와 고구마, 칡과 둥굴레가 기근을 막아 주는 구황작물 역할을 했습니다. 좋은 약초나 먹을거리가 세

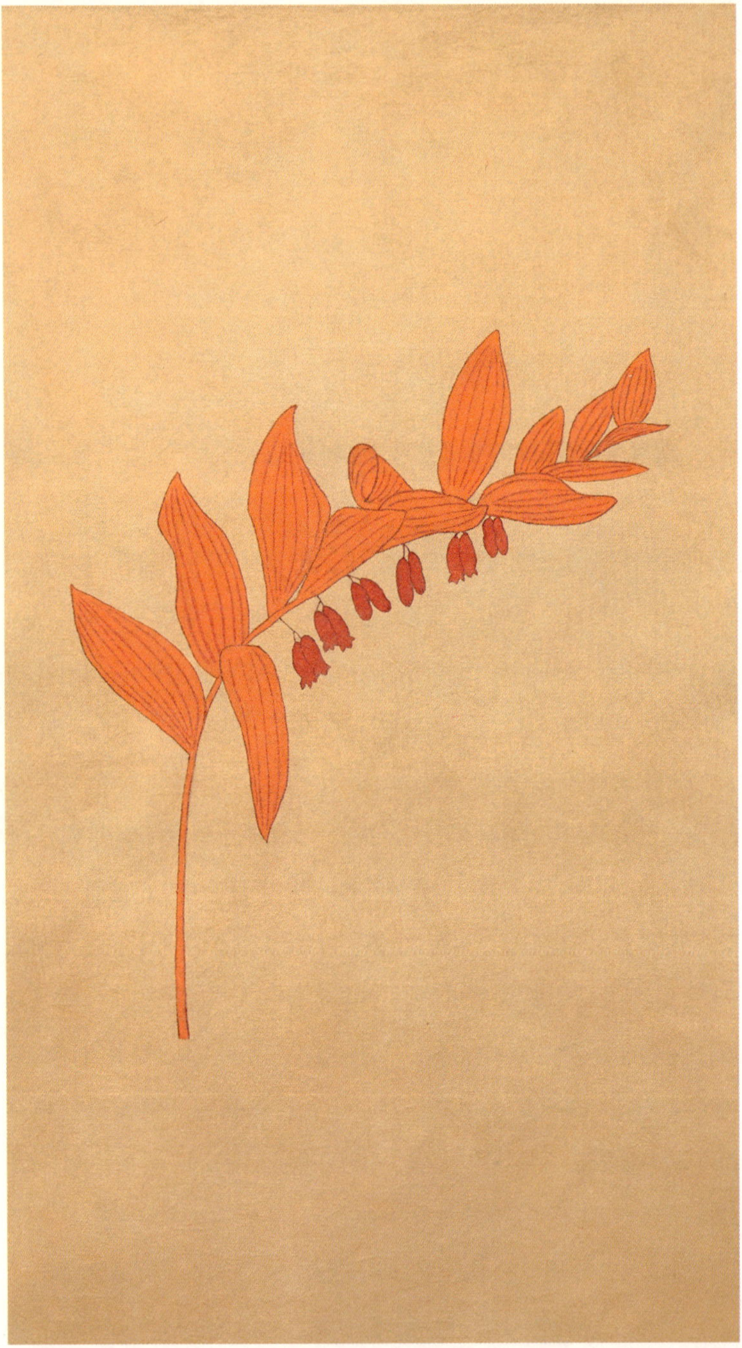

계 구석구석으로 전파될 수 있다면 바이러스가 전 지구적으로 퍼져 모든 이들이 고통받고 있는 현실에서 약간의 위안이 될 수 있지 않을까요?

한무제와 둥굴레, 다 가진 자의 욕망

손진인✦의 《양생훈》에 소욕종무루少慾終無累라는 말이 있습니다. 욕심부리지 않고 절제하면 끝내 무탈하게 살아갈 수 있다는 뜻입니다. 사람의 욕심은 한계효용체감의 법칙을 따르는지 가지면 가질수록 더 많은 것을 얻으려고 합니다. "99억 가진 사람이 1억밖에 없는 사람 것을 빼앗아 100억을 채운다"는 세인들의 힐난이 괜히 나온 것은 아니지요. 중국의 한무제 또한 천하 사람들이 머리를 조아리는 최고의 권력자가 되었지만, 영생불사의 경지까지는 도달하지 못했습니다. 권력도 가졌고 재력도 있겠다, 이왕이면 삼천갑자 동박삭처럼 오래 살고 싶은 마음이 왜 없었겠습니까? 그러나 인명은 재천이라고, 진시황처럼 영원히 살고 싶은 욕심을 숨기지 않은 한무제 역시 고희를 겨우 넘겼을 뿐입니다.

그래도 그는 평균 수명 서른이 채 안 되는 시대 기준으로는 참 오래 살았고, 게다가 권좌에 54년이라는 오랜 세월을 머물렀으니, 웬만한 다른 황제들은 언감생심입니다. 묘호✦✦가 우연히 같은 세종이어서 조선왕조의 세종대왕과도 비교해 보았습니다. 우리의 세종은 52년을 살면서 32년

✦ 이름은 사막思邈, 수당시대의 의사이자 도사

✦✦ 廟號, 임금의 시호

동안 재위했지요. 세종보다 1500년 먼저 살았던 한무제가 수명의 영역에서도 얼마나 운이 좋은지 알 수 있습니다. 이런 배경이 있어서인지 중국의 약초 이야기에서도 한무제는 한자리를 제대로 차지하고 있습니다.

> 어느 날 한무제는 백성들이 어떻게 살고 있나 살피려고 변복을 하고 대궐 밖으로 몰래 나갔다. 길을 가다가 밭에서 일하고 있던 한 노인을 만나게 되었다. 길을 물어보는 척하면서 노인에게 말을 걸었던 황제는 어쩐지 지혜로워 보이는 그에게서 백성들의 생각과 형편을 알아보려 했다. 그 노인은 기운도 좋고, 눈에는 광채가 서려 있었으며, 나이에 맞지 않게 흰머리도 없었고, 이도 튼튼해서 무를 뽑아 우걱우걱 씹어 먹어도 아프거나 힘들어하는 기색이 없었다. 세상 이야기를 듣다가 이 노인의 남다른 건강에 더 관심이 간 황제는 궁금함을 이기지 못해 그 비결을 물었다.
> 노인은 대수롭지 않다는 듯 순순히 건강의 비법을 일러 주었다.
> "뭐 특별한 보약을 먹지는 않아요. 다만 뒷산에 가면 지천으로 널린 둥굴레를 이용할 뿐이지요. 이것을 캐다가 쪄서 껍질을 벗기고 나서 콩과 함께 가루를 내어 황정떡을 만들어 먹으면 됩니다."
> 한무제는 낯선 남자에게 좋은 비결을 선선히 가르쳐 준 노인에게 사례하고 대궐로 들어오는 대로 황정떡을 만들어 바치도록 일렀다.

밤낮으로 업무에 시달리는 황제의 건강을 이 황정떡 하나로 다 해결하지는 못했겠지만, 다른 좋은 약이나 음식을 제치고 지금까지 전해 내려오는 것을 보면, 둥굴레의 효력이 꽤 좋았다는 사실을 알 수 있습니다. 술사의 꾀임에 넘어가 불로초라는 황당한 영약을 구하려 했지만, 50세조차 못 넘긴 진시황에 비해 노인의 지혜를 수용한 한무제가 천수를 누릴 수 있었던 데에는 약초를 바라보는 실용주의적 태도가 도움이 되지 않았나 싶습니다.

옛날 아시아 어린이들의 젤리?

맥문동, 옥죽, 황정, 사삼 등의 공통점은 오랫동안 햇볕에 말려도 바싹 마르지 않고 우리가 많이 먹는 젤리처럼 말랑말랑하다는 점입니다. 점액질 전분과 당분 등이 들어 있어서 그렇습니다. 끝맛이 달고 우리 몸에 필요한 진액을 내어 주니 일석이조입니다. 옛날에는 밥때가 될 무렵까지 또는 밥을 먹고 나서도 허기를 채우는 일은 늘 간단한 일이 아니었을 것입니다. 늘 먹을 것이 풍족한 편이었던 고관대작의 자제들과는 달리 주식인 밥도 부족한 일반 백성의 가난한 아이들에게 변변한 간식이 있었을 리가 없지요. 들이나 산으로 놀러 다니면서 열매를 따 먹거나, 잔칫집이 있으면 기웃거리다가 떡 몇 조각 얻어먹는 것이 고작이었을 것입니다. 이럴 때 허기진 배를 채울 수 있는 방법이 나무 열매나 꽃잎, 칡뿌리 등을 빼면 변변하지 않았을 테니, 둥굴레나 황정이 한몫을 하지 않았을까요? 조선 초기 세종 때 완성한 《향약집성방》의 황정 항목에서도 "산골 사람들이 아홉 차례나 찌고 말려서 과자를 만들어 판다. 맛이 아주 달고 색깔은 황흑색이다"라고 소개한 것을 보니 드는 생각입니다.

황정이 구황약초의 하나라는 사실은 《조선왕조실록》에서도 여실히 드러납니다. 비교적 가까운 1901년은 전국에 극심한 가뭄이 들어 모두가 힘들었던 시기입니다. 고종황제는 "황정도 싹트지 않고 오매조차 나지 않는" 농가의 스산한 상황을 우려하면서 "아비와 아들이 서로 버리고, 노약자들은 버림받고, 장정들은 도적이 될 것"이라며 혜민원을 설치해 대책을 세우라는 명을 내립니다.

옥죽과 황정

황정은 맛이 달고 능히 장부를 편안하게 하니
신체가 허약하고 병이 많을 때
두루 보약으로 쓴다네
옥죽은 미한하여 진액을 만들어 내니
조열과 기침, 가슴이 답답하고 목이 마르는 증상이
모두 편안해지네✦

엄밀히 말하면 황정이라는 약재는 주로 층층둥굴레죽대둥굴레, 낚시둥굴레의 뿌리줄기에서 얻습니다. 흔히 말하는 보통 둥굴레, 왕둥굴레를 건조한 약재는 옥죽 또는 위유萎蕤라고 합니다. 정확한 이유는 잘 모르겠지만 《동의보감》의 탕액편에는 황정만 있고 옥죽은 나오지 않습니다. 그보다 앞서 세종 때에 간행된 《향약집성방》에는 두 가지가 모두 실려 있습니다. 이 책에 기록된 향명, 즉 우리말 명칭은 황정이 '죽대뿌리', 옥죽은 '두응구라', 즉 '둥굴레'입니다. 《동의보감》보다 200년 뒤에 나온 《임원경제지》의 '보양지'에는 황정과 위유, 즉 옥죽이 1번 2번 항목으로 앞서거니 뒤서거니 나옵니다. 《동의보감》 집필 당시 옥죽의 약효 평가가 별로였는지, 아니면 단순한 누락이었는지 지금으로서는 알 길이 없습니다. 다만 지금도 옥죽은 한방 처방에서 많이 쓰이지 않고 다류 등으로 쓰이고 있어서 상용되는 약재는 아니었던 것으로 보입니다.

✦ 黃精味甘安臟腑 / 五勞七傷皆可補 / 玉竹微寒養生津 / 燥熱咳嗽煩渴平

둥굴레, 이렇게 이용해 보세요

당뇨·고혈압·이상지질혈증에 도움이 되는 둥굴레 이용법을 소개해 보겠습니다.

둥굴레차

말린 둥굴레 약재 40그램을 프라이팬에 넣고 볶은 다음 찻주전자 등에 넣고 2리터 정도의 물을 부어 끓입니다. 둥굴레차를 오랫동안 복용하면 성인병 트로이카라 불리는 당뇨·고혈압·이상지질혈증이 부드럽게 개선되며 심장·폐기능 개선에도 도움이 됩니다.

황정닭

황정 100그램과 닭 한 마리를 준비합니다. 닭고기는 씻은 후 여러 토막으로 자릅니다. 황정을 넣어 적당한 양의 물을 넣고 솥에서 찝니다. 황정닭은 간과 콩팥을 보하고 소화기관을 튼튼하게 합니다.

황정죽

황정과 멥쌀로 죽을 끓여 아침저녁으로 먹습니다. 앞서 말한 《임원경제지》에 "구증구포아홉 번 찌고 아홉 번 말림한 황정을 빻아서 가루를 내어 고운 체로 거른 다음 3홉 정도 분량으로 꿀물에 타서 끓이면 죽이 된다. 이것을 먹으면 수명이 늘어난다"고 하니 요즘 시대에도 괜찮은 보양식이 될 것 같습니다.

이런 점은 주의하세요

보약이라고 다 좋은 것은 아닙니다. 둥굴레는 인체의 음액을 보태어 주는 대신, 장 속에서 수습水濕을 조장할 수 있어서 장염 등으로 설사가 잦거나 변이 묽은 사람은 맞지 않습니다.

산수유

산수유山茱萸 새는 것을 막는 보약

건강기능식품과 약초

몇 년 전에 산수유가 큰 인기를 끌던 시절이 있었습니다. 건강기능식품 회사를 운영하던 어떤 회사 대표가 제품을 홍보하면서 했던 유명한 말, "남자에게 좋은데"는 지금도 가끔 회자됩니다. 이 광고를 보며 어릴 때 동네 한복판에서 차력술을 선보이면서 사람들의 관심을 끌고 결국은 제조업체가 불분명한 약을 팔았던 약장수를 떠올리는 사람은 거의 없을 것입니다. "이 약을 잡수시면" 변강쇠처럼 절륜한 정력을 가질 수 있다고 외쳐 대던 노골적인 상술에 넘어갈 사람은 이제는 거의 없습니다. 오히려 뭔가 대단한 효능을 감춘 듯한 느낌을 주어서 사람들의 호기심을 유도하는 방식이 훨씬 소구력이 뛰어났음을 증명하는, 광고 역사에 길이 남을 카피입니다.

그러나 저 광고 멘트는 사실 건강기능식품으로 판매되는 모든 약재의 처지를 반영하는 고육책이기도 했습니다. 약이 아닌 이상 구체적인 치료 효과를 명시하지 못하기 때문이지요. 약식동원이라 해서 약과 음식은 원래 출발이 같았습니다. 약성이 부드러워 늘 상식해도 되는 것은 음식으로 인정되었고, 약성이 한쪽으로 치우치거나偏性, 편성 장기 복용하기 어려운 것들은 독약 혹은 약으로 분화되어 갔습니다. 그 경계선에 있는 약재들은, 화학적으로 제조되는 치료약품처럼 의사 처방전이 있어야 복용할 수 있거나 첩약의 재료처럼 한방의료기관이나 원외탕전에서 쓰이는 경우를 제외하고는, 건강을 보조하는 기능이 인정되면 제조·판매가 가능합니다. 세상일이 다 그러하듯, 이런 회색지대가 때로는 블루 오션이 되기도 합니다.

임금님 귀는 당나귀 귀

누구나 다 아는 옛날이야기 하나 해 보지요. 이솝우화에도 나온다는 '임금님 귀는 당나귀 귀'입니다. 뜬금없이 들릴 수도 있지만 《삼국유사》에 엄연히 나오는 이야기입니다. 산수유라는 약재와 인연이 있습니다.

> 신라 경문왕 때 이야기다. 왕에게는 남들에게 들키고 싶지 않은 비밀이 한 가지 있었다. 한 나라의 제일 높은 자리라 할 수 있는 왕위에 오르고 나서부터 귀가 쑥쑥 자라나 마치 당나귀의 귀처럼 길어졌기 때문이다. 깜짝 놀란 왕은 모자를 만드는 장인에게 꼭 비밀을 지키라고 말하고, 긴 귀를 가리는 모자를 만들도록 했다. 그러니 가장 가까운 신하들은 물론이고, 부부 사이인 왕비도 알 수가 없었다. 지켜야 할 비밀이 진기할수록 말하고 싶은 사람의 욕망도 커지는 법. 모자 만드는 장인은 입이 근질거려도 꾹꾹 참고 지내다가 늙어 죽을 때가 가까워지자 용기를 내어 도림사라는 절 근처의 대나무 숲으로 갔다. 주위에 아무도 없는

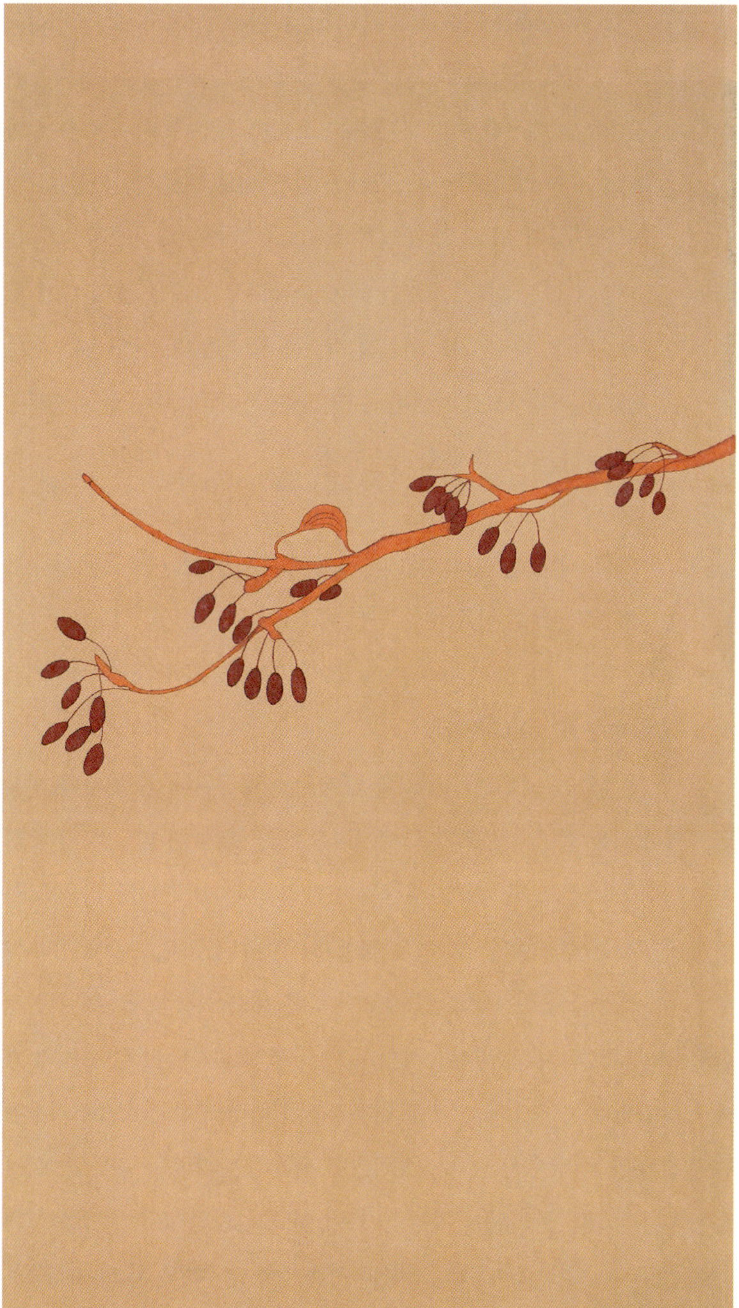

> 것을 확인하고, 그동안 쌓였던 답답함을 한꺼번에 풀어 버리고자 그는 큰소리로 외쳤다. "임금님 귀는 당나귀 귀라네!" 그 후 숲에서는 이상한 소리가 난다는 소문이 돌았다. 대나무 숲에 바람이 불 때마다, 대나무 줄기와 잎이 서로 마주치면서 "임금님 귀는 당나귀 귀"라는 소리가 들린다는 것이었다. 그 소문을 듣고 깜짝 놀란 왕은 그 절간 근처의 대나무를 모두 잘라 내게 했다. 그리고 대나무를 대신해 산수유를 심었다. 산수유를 심은 뒤로는 "임금님 귀는 당나귀 귀"라는 소리 대신에 "임금님 귀는 길다"라는 소리가 들렸다고 한다.

여기서 의문이 하나 생깁니다. 왜 경문왕은 대나무 대신 산수유를 심었을까요? 그리고 산수유를 심은 다음부터는 왜 당나귀 귀라는 직설적 표현 대신 '길다'라는 완곡한 표현으로 달라졌을까요? 이 이야기로 하고 싶은 말은 무엇이었을까요?

대나무는 예로부터 지조와 절개의 상징입니다. 곧게 자라는 모습에서 강직한 선비의 풍모가 느껴지지요. 문득 임금의 비위를 가차 없이 질타하는 조선조 사헌부나 사간원의 관리들이 떠오릅니다. 사실을 사실대로 고하는 신하들의 직언이 군왕에게는 매우 불편했을 것입니다. 그 영명하신 세종조차 신하의 간언 때문에 화를 내거나 감정적인 언사를 서슴지 않았다고 하니 말입니다. 특히 재위 중에 귀족들의 반란에 여러 차례 시달렸던 그는 자신의 치부를 밝히려는 신하라면 본능적으로 거부했을 것입니다. 《삼국유사》에 나오는 "밤에 뱀들과 함께 잠을 잔다"는 이야기는 친위세력에 둘러싸여 쪽잠을 자야 하고 반란의 조짐이 있을까 봐 귀를 쫑긋 세우던 경문왕의 긴장된 처지를 상징합니다. 눈치 없이 직언을 서슴지 않는 부하 대신, 기밀을 통제하고 물 샐 틈 없이 막는 호위무사들이 필요해진 것입니다. 이것이 대나무를 자르고 산수유를 심는 이야기가 상징하는 바입니다. 만일 이러한 지시가 사실이었다면 경문왕은 본초에 관한 식견이 꽤 탁월한 군주였던 것 같습니다. 게다가 공식적인 왕비는 물론이고 숱한 궁녀를 거느려야 하는 그에게 정력에 보탬이 되는 산수유는 괜찮은 선택지였을 것입니다.

산수유의 진정한 효능

산수유는 따뜻한 성질로 신허를 다스리네
정수를 지키고 요슬통을 멎게 하고
귀울음을 멈추게 한다네✦

산수유의 성질은 약간 따뜻하고 맛은 시고 떫습니다. 간과 신장의 기운을 돕고, 몸 안의 정혈이 쉬이 빠져나가지 않도록 잡아 주는 효능이 있지요. 그러므로 몽정이 잦아 정혈이 새어 나가는 젊은 남성의 유정遺精이나 여성의 대하증과 요실금 등에 쓰입니다. 어지럼이나 귀울음, 허리가 시리고 아플 때, 오줌을 흘리거나 자주 마려울 때도 간과 신장의 허약이 원인이라고 진단되면 쓸 수 있습니다. 크게 땀을 흘려 기운이 너무 빠져 버린 경우나 내열로 입이 마를 때도 좋은 효과가 있습니다. 우리 몸의 엑기스가 빠져나가지 않도록 꽉 잠가 주는 자물통 역할을 한다고 할까요?

✦ 山茱性溫治腎虛 / 精髓腰膝耳鳴如

산수유에는 비타민A를 포함해 여러 생리활성물질이 들어 있습니다. 주요 성분은 코민이고 베르베날린, 타닌, 우르솔릭산, 말릭산, 갈릭산 등이 있지요. 이러한 성분들이 때로는 단독으로 때로는 협력해서 면역기능을 조절하는 역할을 합니다. 몸 안으로 들어온 세균이나 바이러스는 백혈구의 일종인 대식세포macrophage가 찾아내서 먹어 치웁니다. 우리 몸을 지키는 1차 순찰 병력이라 할 수 있는 이 대식세포 등이 병원균을 탐식하고 난 후 그 표시판을 머리에 붙이는데, 이것을 인식한 림프구들은 T세포가 직접 병원체를 공격하는 세포 살해 역할세포성 면역을 하며, B세포는 항원과 결합하여 새로이 플라스마 세포로 분화됩니다. 이 과정에서 항체인 면역글로불린Immunoglobulin, Ig을 대량 생산해 내는 것이지요. 산수유는 동물실험에서 대식세포의 탐식능을 촉진하고 혈청 면역글로불린GIgG 함량을 높여 주어 생체의 면역기능을 높인다는 결과가 나왔습니다. 시클로포스파마이드로 유발한 마우스실험용 쥐의 백혈구 감소를 억제한다는 연구도 있고요. 이러한 근거들을 토대로 백혈구 감소증 등에 임상적으로 응용되고 있습니다. 혈청약리학 실험에서는 자연살해세포NK cell의 활성도를 높여 림프종양 등을 억제한다는 보고도 있어서 종양 치료에도 응용의 폭을 넓혀 가고 있습니다. 산수유의 효능이 기존에 우리가 알던 정력제에만 그치지 않고 참 다채롭지요?

산수유, 이렇게 이용해 보세요

늘 피로에 쩔어 있고 몽정이 잦거나 소변을 자주 보는 분이라면 산수유가 제격입니다. 하루 종일 모니터에 매달려 있는 분들도 눈을 보호하는 의미로 비타민A가 들어 있는 산수유를 권합니다. 허브인라이프www. herbinlife.com같은 인터넷 사이트에서 국산 산수유를 구매하여 다기에 넣고 끓이면 됩니다. 씨를 뺀 말린 산수유 10~15그램 정도로 1~2리터의 물에 끓이면 하루 마실 분량이 충분히 나옵니다. 취향이나 체중, 증상에 따라 차의 농도를 조절하면 됩니다. 산수유나 칡뿌리, 대추 등 섬유질이 많은 약재는 보통 두세 시간 이상 끓여야 유효성분이 우러나므로 오랫동안 끓이는 것이 좋습니다.

이런 점은 주의하세요

수렴하는 약성이 강하므로 소변이 잘 나오지 않는 사람은 쓰지 않는 것이 좋습니다.

마

산약山藥·서예薯蕷 산에서 나는 약밥

약초가 무슨 죄가 있으랴!

우리말에 '마'가 붙은 식물 하면 '고구마'가 먼저 떠오를 겁니다. 완전식품이라 하여 다이어트 음식으로 많이 추천되기도 하지요. 약재 이름이 산약인 마도 고구마만큼은 아니지만 많은 사람이 애용하고 있습니다. 산약이라는 이름의 유래를 보면 재미있지만 가볍게 지나칠 수 없는 역사가 숨어 있습니다. 뒤에 나오는 전설에서도 이야기되듯이 산약은 원래는 산우山遇 또는 서여薯蕷로 불렸습니다. 그런데 당나라 대종이라는 황제의 이름이 예預라서 서약薯藥이라고 이름이 바뀌었습니다. 마의 불운(?)은 여기서 끝나지 않고 송나라 때는 영종이라는 황제의 이름이 서署라서 이번에는 아예 산약이라 바뀌게 됩니다. 그래도 '산'이라도 남아서 원래 이름의 흔적은 유지하고 있네요. 조선 인조 때 '묵'이 '은어'로 신분이 상승했다가 '도루묵'이 된 사연은 여기에 비하면 오히려 해학적이기조차 합니다.

역사를 보면 권력자의 이름을 잘못 썼다가 불운을 맛본 사람들이 심심치 않게 등장합니다. 한때 어려운 처지에서 승려 생활을 했던 명나라 시조 주원장은 '승僧'은 물론이고 대머리 독禿, 빛날 광光이라는 글자가 옛날 자기 모습을 풍자한다고 해서 절대 쓰지 못하게 했습니다. 심지

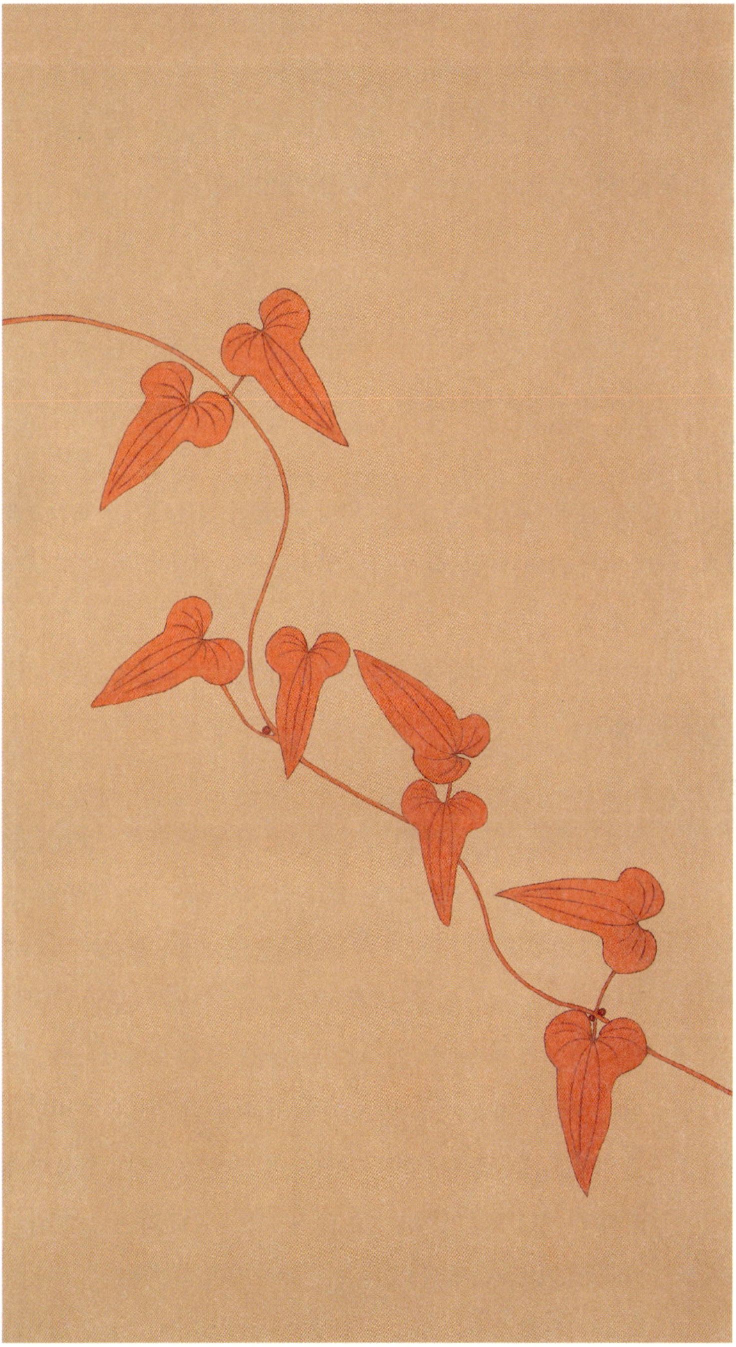

어는 괘씸죄로 무고한 사람들을 죽이는 짓도 서슴지 않았다네요. 절대권력이 얼마나 언어생활을 피폐하게 만들었는지 새삼 실감할 수 있습니다. 산약이라는 약초가 겪었던 사연은 그 옛날 기본 인권을 박탈당한 생령들의 아픔에 비하면 한갓 에피소드에 불과해 보입니다.

전세를 뒤집은 산약의 힘

사람들이 '마'를 발견하게 된 계기를 말할 때 흔히 언급되는 전설이 있습니다. 굳이 역사 속에서 찾는다면 아마 약육강식이 일상이었던 춘추전국시대쯤 될 것 같습니다. 크고 작은 나라들이 때로는 손잡고 때로는 배신하면서 생존경쟁을 치열하게 벌이는 과정에서 약초의 효능을 알게 된다는 이야기입니다.

> 강대국에 늘 시달리던 약소국이 있었다. 어느 해인가 강대국 군사들이 매섭게 공격해 오자, 약소국 병사들은 넓은 들판을 다 빼앗기고 험준한 산속으로 후퇴했다. 겨울인데다 산속이었기 때문에 쌀이나 보리 같은 식량이 있을 턱이 없었다. 그래도 산 입에 거미줄 칠 수는 없어서 병사들은 열심히 먹을거리가 될 만한 것을 찾아다녔다. 그러다가 어떤 병사가 유심히 보니, 자기네 말들이 마른 덩굴을 열심히 뜯어 먹고 있었다. 호기심이 생겨 땅속까지 캐 보니 고구마처럼 생긴 뿌리가 딸려 나왔다. 끈끈한 즙이 나와서 갈증도 풀어 주어 배고픈 김에 많이 먹었으나 속도 편했다. 뿌리는 병사들이 나누어 먹고, 말에게는 잎과 줄기를 먹였다.

얼마 지나지 않아 병든 병사들도 눈에 띄게 건강해졌고, 비실비실 말라 가던 말들도 기력을 되찾았다. 이 약초로 힘을 얻게 된 약소국 병사들은 드디어 반격의 날을 잡아 역습을 시작했다. 다 굶어 죽은 줄 알았던 적군이 우렁찬 함성을 지르며 갑자기 나타나자, 혼비백산한 대군은 별다른 대항도 하지 못하고 도망치기에 바빴다. 이렇게 해서 약소국은 자기 땅을 되찾았고, 강대국도 그 후로는 이들을 함부로 하지 못했다. 자연스럽게 양쪽 백성들 모두 오랜 세월을 평화롭게 지낼 수 있게 되었다.

늘 얻어터지던 약소국에게 승리와 평화라는 선물을 안겨 준 고마운 약초가 바로 '마'입니다. 산에서 우연히 만나 '득템'했다는 의미에서 산우山遇, 산에서 나는 보약이라 하여 '산약'이라고도 부릅니다. 서여薯蕷라고도 하는데, 우리나라에서는 잘 쓰이지 않는 명칭입니다.

맛둥이와 선화공주

선화공주는
남몰래 연애한대요
맛둥이 방에
밤에 몰래 찾아간대요

'서동요'라는 노래를 요즘 말투로 옮겨 보았습니다. 그냥 들으면 서동과 선화공주의 사랑 이야기인데, 숨은 이야기가 넘쳐납니다. 서동은 맛둥이를 한자어로 옮긴 것입니다. 마를 팔러 다니는 소년이라는 뜻이지요. 맛둥이는 집안이 가난하여 고구마 장사 비슷한 일을 하고 다녔지만 꿈은 아주 컸나 봅니다. 신라왕의 셋째 공주가 매우 아름답다는 이야기를 듣고 공주를 아내로 삼고자 꾀를 냅니다. 신라의 서울인 서라벌에 들어가 아이들에게 마를 공짜로 나누어 주면서 이 노래를 가르치지요. 내용이 워낙 충격적인데 동네 아이들이 그 의미를 제대로 알기나 했겠습니까? 아이들은 맛둥이가 주는 마에 홀려 동네방네 이 노래를 부르고 다녔습니다. 아이들이야 죄가 없지만 맛둥이는 요즘 같으면 허위사실을 꾸며 널리 퍼뜨린 죄로 엄벌을 받겠지요. 그러고 보면 맛둥이는 배짱이 참 두둑한 젊은이 같습니다. 마치 《초한지》에서 장량이 아이들에게 노래를 부르게 하여 항우를 관중에서 떠나게 한 계략을 연상시킵니다.

잘 알려져 있듯이 맛둥이의 이 계략은 성공을 거둡니다. 맛둥의 계략에 빠진 진평왕은 급기야 사랑스러운 딸을 궁궐에서 쫓아냅니다. 이 모습을 몰래 지켜보던 맛둥이는 그녀에게 달려가 자신이 꾸민 짓을 솔직하게 말하고, 이 모든 게 다 공주를 너무나도 사랑하기에 저지른 일이니만큼 자기를 미워하지는 말아 달라고 당부했습니다. 공주는 듣다 보니 괘씸한 마음이 들어 화가 났지만, 허름한 옷차림이 가릴 수 없는 맛둥이의 당당한 모습과 두둑한 배짱, 치밀한 두뇌 등에 한풀 누그러지지 않을 수 없었습니다. 공주와 결혼하려는 귀족 집안의 아들이 수없이 많았으나, 정작 자기를 위해 목숨을 걸고 왕에게 호소하는 남자는 없었으므로, 더욱 비교가 되었는지도 모릅니다.

과연 공주가 믿는 대로 맛둥이는 훌륭한 남자였습니다. 지혜를 발휘하여 장인어른인 진평왕의 화를 풀었고, 나중에는 백제에서 제일 높은 자리인 왕위에도 올라 30대 무왕이 되었다고 하지요. '의자왕과 삼천 궁녀 이야기'에 나오는 의자왕이 바로 무왕의 아들입니다. 아버지가 열심히 일해 기업을 일구어 놓으면, 아들 손자 대에 가서 하릴없이 무너지는 경우가 종종 있습니다. 백제도 그런 경우가 아니었을까요? 마를 팔고 다니던 어려운 시절의 고통을 상기하며 나라를 부강하게 만들려 애쓴 무왕도 자식 교육은 어려운 일이었나 봅니다.

우사인 볼트의 스테로이드는 마?

세계에서 제일 빠른 사나이는 누구일까요? 아직도 10년 넘게 100미터 200미터 단거리 세계기록을 보유하고 있는 자메이카의 스프린터 우사인 볼트를 꼽는 사람이 많을 것입니다. 볼트가 어떻게 해서 그리 빨리 달릴 수 있는지 많은 스포츠 과학자가 관심을 가지고 연구할 정도니까요. 흥미롭게도 볼트의 탁월한 주력은 마를 많이 먹은 덕이라는 이야기가 있습니다. 볼트 선수의 아버지가 어느 기자회견에서 그렇게 말했다고 합니다. 정확히 말하면, 볼트가 먹고 자란 것은 마가 아니라 얌yam입니다. 얌은 아시아의 마와 같이 마속屬에 들어가고, 모양도 매우 닮았지만, 성분은 약간 차이가 있습니다. 특히 단백질 성분의 함량이 차이가 있다고 하니, 마를 많이 먹으면 볼트처럼 빨리 뛸 수 있다고 하는 것은 무리한 해석입니다. 그럼에도 불구하고 한의학의 견지에서 마를 바라보면, 그냥 터무니없는 주장이라고 속단하기는 어려울 것 같습니다.

참마는 단맛에 따뜻한 성질이라
중초를 잘 보하고
비장을 다스리고 설사를 멈추며

신장의 공력을 더하게 하네✦

동양 본초학의 출발이라 볼 수 있는 《신농본초경》이라는 책에 "산약은 소화기관을 튼튼히 하여 기운을 올리며, 근육을 키우고, 눈과 귀를 밝게 하며, 몸을 가볍게 하고 수명을 늘려 준다"라고 나와 있습니다. 근육을 튼튼하게 키우고 몸을 가볍게 한다는 것은 빨리 뛸 수 있는 기본기를 갖추어 준다는 뜻이겠지요. 그렇다고 누구나 마를 열심히 먹으면 육상 선수들처럼 빨리 달릴 수 있다고 생각하지는 않을 것입니다. 심폐 등 장부, 신경과 혈관, 근육, 골격 등 몸의 여러 기관이 튼튼해야 할 뿐 아니라, 서로 조화를 잘 이루고 있어야 힘이 생기고 달리기도 잘할 수 있을 테니까요.

볼트 이야기에서 살펴보았듯이 마는 기력을 올리는 데 특별히 뛰어난 효과가 있습니다. 마에서 나오는 뮤신이라는 성분은 사람의 위점막에서도 나오는데 이것이 부족하면 위점막이 손상되어 위궤양 등에 걸릴 수 있습니다. 따라서 마는 소화불량이나 위장장애에 좋은 효과를 보입니다. 인슐린 분비를 촉진하여 당뇨병 치료에도 도움이 됩니다. 특히 콩팥의 기능을 튼튼하게 하는 작용이 강해서 신장 기운이 약한 사람은 오래 복용하면 좋은 효과를 볼 수 있습니다. 동물실험에서 면역증강작용과 항산화작용도 입증되었습니다.

✦ 薯蕷甘溫善補中 / 理脾止瀉益腎功

마, 이렇게 이용해 보세요

산약은 성질이 순해서 하루 10~30그램, 많을 때는 60~120그램까지, 많이 먹어도 괜찮습니다. 하지만 도시에서는 구하기도 어렵고 보관도 쉽지 않기 때문에 말린 가루를 이용하는 것이 좋습니다. 가루로 복용할 때는 1회당 6~10그램 정도가 적당합니다. 마는 고구마처럼 굽거나 쪄서 먹기도 하고 날로도 먹는데, 보통은 가늘게 썰거나 믹서에 갈아서 먹습니다. 마에는 열을 가하면 파괴되는 효소가 많이 들어 있기 때문에 생즙으로 먹는 것이 가장 좋습니다. 간 마는 텁텁한 맛이 나는데, 이런 경우 우유나 요구르트를 넣어 먹어도 좋습니다. 마에는 탄수화물과 단백질이 풍부하고 생김새와는 달리 비타민C도 많이 들어 있습니다. 참고로 《동의보감》에도 폐를 자윤하고 기운을 더할 목적으로 마죽을 만드는 방법이 소개되어 있습니다.

> 생마 껍질을 벗겨 돌이나 새 기와에 올려놓고 갈아서 두 홉 정도 만들어 꿀 두 술과 우유 반 되 정도 넣어 약불에 잘 익혀 흰죽 한 사발에 넣어 잘 저어서 복용한다. 푹 익히지 않으면 목구멍에 매운 자극을 줄 수 있다.
>
> -《동의보감》 잡병편, 잡방, 산우죽

서유구가 쓴 《임원경제지》의 〈정조지〉에서도 같은 방법이 소개되어 있는데, 마 가루를 먼저 내고 꿀물에 넣고 죽을 끓이는 방식입니다. 우리가 마를 이용해서 죽을 만드는 방법과 크게 다르지 않지요. 어느 쪽이든 자기 취향대로 선택하면 되겠지만, 특히 기관지가 약하거나 오랜 폐질환으로 마른기침이 나는 사람들, 혹은 오랜 당뇨로 허약해진 사람들의 보양식으로 권장할 만합니다.

이런 점은 주의하세요

마가 위장에 좋다고 해서 아무 때나 써서는 안 됩니다. 늘 배가 더부룩하거나 식체한 경우에는 삼가는 것이 좋습니다.

지황地黃 땅 기운의 정수

땅의 기운이 소중해지는 시대

> 갓 캐낸 지황을 물에 담갔을 때 뜨는 것을 천황天黃, 반쯤 가라앉고 반쯤 뜬 것을 인황人黃, 가라앉는 것을 지황地黃이라고 한다. 가라앉는 것이 효력이 좋기 때문에 약에 넣고, 반쯤 가라앉는 것이 그 다음이다. 뜨는 것, 즉 천황은 약으로 쓰지 않는다.

《동의보감》에서 왜 물에 뜨는 것을 버리고 가라앉는 것을 쓴다고 했을까요? 하늘 '천天' 자가 들어가면 최상급이라는 의미가 아니겠습니까? 그런데 이 경우는 반대입니다. 땅의 정기를 이용해야 하는 약이기 때문이지요. 과학기술의 발전으로 인간이 우주정거장에 몇 년씩 머무는 일도 종종 보게 됩니다. 그곳에서 바라본 지구의 모습은 아름답기 그지없다고 합니다. 그 우주인도 결국 언젠가는 땅으로 내려옵니다. 인간이 거주해야 하는 땅으로 내려와야 그의 삶은 온전해집니다. 우리는 흙에서 나서 흙으로 돌아가는 존재입니다. 우주인의 예에서 보듯, 하루도 땅에 의지하지 않고 땅 기운 없이 사는 일은 결코 쉽지 않습니다.

현대 문명은 위로 솟구치려고 합니다. 양陽의 기운이지요. 높이

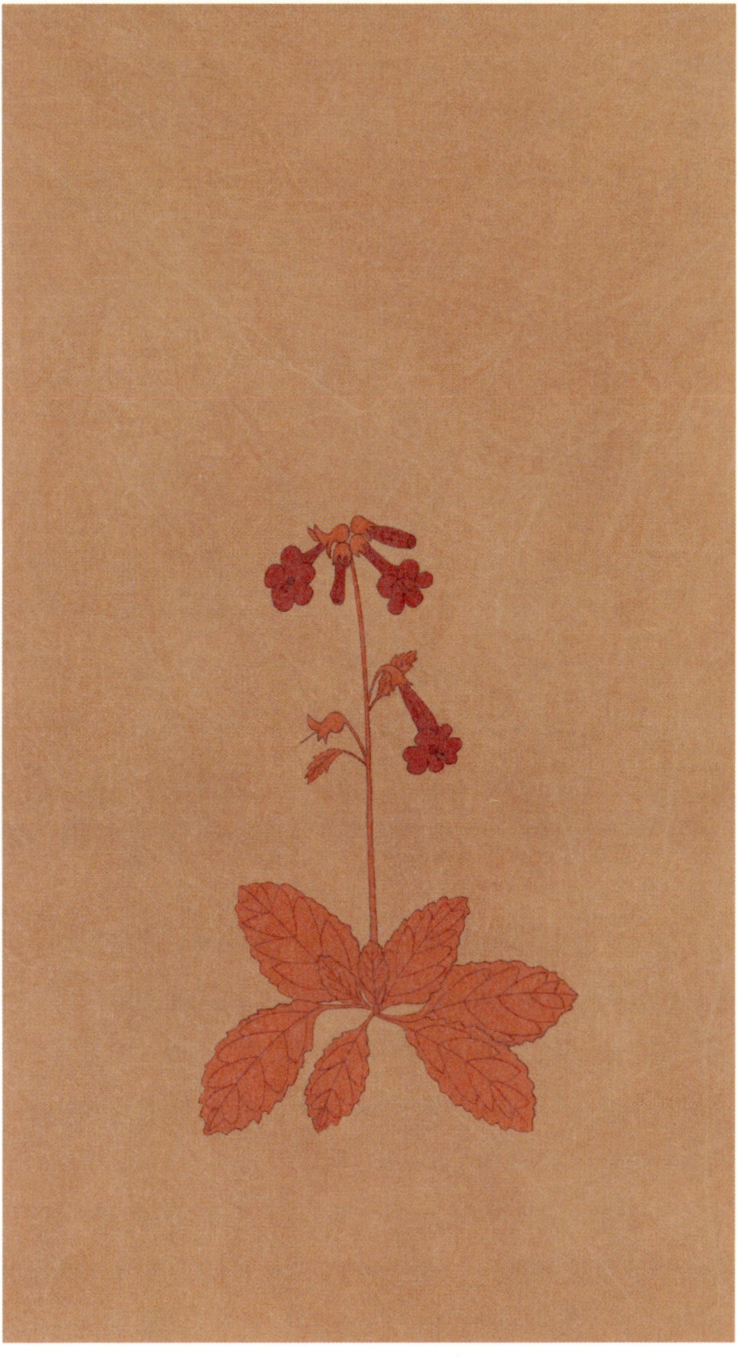

고 넓히고 올리고 뻗칩니다. 과거에는 낮은 아파트를 선호했지만 요즘은 전망이 좋다고 굳이 고층을 선호합니다. 땅으로부터 멀어지려는 문명의 속성은 늘 위태위태합니다. 흙, 즉 토대로부터 멀어지면 안정성이 떨어지기 때문입니다. 경쟁하는 양의 기운으로 가득한 현대 사회일수록 땅의 음기가 소중해집니다.

장숙지라는 명의

지금부터 430년 전 일본을 통일한 도요토미 히데요시는 세계를 정복하겠다는 터무니없는 야망을 품고 이 땅을 침략했습니다. 이때 조선왕조는 이순신의 수군을 빼놓고는 제대로 맞서 싸우지 못했고, 결국은 이웃인 중국 명나라의 도움을 받아야 했습니다. 조선을 도와야 하나 말아야 하나 논란을 벌이다가 일본이 중국까지 욕심을 내고 있다는 것을 알고 명나라는 대군을 보내게 됩니다. 이때 싸우러 왔던 명나라 군대에는 나중에 유명한 의사가 되는 장개빈張介賓이라는 군인이 있었습니다.

그의 집안은 대대로 무인을 배출했기 때문에 그가 군인이 된 것은 어쩌면 자연스러운 일이었지요. 전쟁을 마치고 집으로 돌아간 그는 직업을 확 바꿉니다. 생명을 빼앗는 긴 칼 대신 생명을 살리는 작은 침을 잡았고, 진법 대신 처방법을 공부했고, 적군을 향해 호령하는 대신 병들어 아픈 환자들을 치료하며 위로했습니다.

경악景岳 선생 장개빈은 의학 이론에도 밝고 치료도 훌륭했지만, 진법을 구사하듯 수많은 독창적인 처방을 만들어 냈습니다. 그중에서 허약해진 몸을 보충하는 처방을 즐겨 써서 오늘날 우리가 말하는 '보약'의 모범을 보여 줍니다. 몸 안에 쳐들어온 적군, 즉 질병을 물리치려면 그들을 공격할 좋은 무기도 많아야 하지만, 무엇보다도 우리 몸 안에 튼튼한 방어벽을 세워야 한다는 것이지요. 오늘날 면역력의 중요성이 강조되면서 이러한 장경악의 보약 이론도 새롭게 조명되고 있습니다.

그가 즐겨 구사한 약재에 숙지황이 있었습니다. 이 숙지황의 원료가 되는 것이 바로 (생)지황입니다. 지황은 인체의 진액을 보태 주는 효과가 뛰어난데, 다만 성질이 찬 편이라 몸에 열에너지가 부족한 사람에게는 잘 맞지 않았습니다. 그래서 그는 지황의 좋은 성질을 살려 내고 찬 성질을 누르기 위해 아홉 번 찌고 아홉 번 말리는 방법구증구포법을 이용한 숙지황이라는 약재를 즐겨 사용했습니다. 오죽하면 당시 사람들은 그를 장숙지라고 불렀겠습니까? 장숙지가 즐겨 사용한 처방들은 조금 늦게 우리나라에 소개되어 《동의보감》에는 실리지 못하고 《방약합편》이라는 조선 후기 대표적 처방집에는 들어가 있습니다.

지황의 쓰임새

생지황은 약간 차가워 습열과
골증과 번노를 가시게 하고 어혈을 없애 주네
숙지황은 약간 따뜻하여 신수를 자양하며
보혈하고 수염이 검어지며 정수를 보태 준다네✦

✦ 生地微寒淸濕熱 / 骨蒸煩勞消瘀血 / 熟地微溫資腎水 / 補血烏髭益精髓

《동의보감》에 이르기를 생지황은 모든 열을 내리며, 뭉친 피를 헤치고, 어혈을 삭게 한다고 했습니다. 또한 월경을 잘 통하게 하고 붕루증으로 피가 멎지 않는 부인, 태동으로 하혈하는 여성, 코피나 피를 토하는 사람에게 쓴다고 했지요. 앞서 이야기한 장숙지, 즉 장개빈은 숙지황을 다양한 처방에 적용하여 이전과는 차별화된 임상 실천을 보여 줍니다. 보혈약의 터줏대감으로 군림하던 당귀와 작약, 천궁과 어깨를 나란히 할 정도로 숙지황의 가치를 드높인 것도 그의 공적에 힘입은 바 큽니다.

《동의보감》 1번 보약 경옥고의 주원료 지황

허준이 지은 《동의보감》은 유네스코에서 선정한 인류문화유산입니다. 아마 의학서적으로서는 최초가 아닐까 합니다. 《동의보감》은 오늘날의 관점에서 보더라도 매우 합리적인 접근법으로 각종 치료법을 다루는데, 당시 과학 수준을 반영하는 일부 예외적인 사례를 들어 폄하해서는 안 됩니다. 예컨대 유달리 그 효과가 강조된 보약인 경옥고의 경우, 매일같이 평생을 복용한다면 수백 년을 살 수 있다고 표현되어 있습니다. 중국인 특유의 과장법을 알면서도 이를 짐짓 인용한 허준의 의도는 그만큼 건강 장수에 좋은 영향을 줄 수 있는 훌륭한 강장제임을 강조하는 의미로 이해하면 됩니다.

경옥고는 땅의 정기를 가득 품은 지황과, 기운을 올려 주는 약재의 1번 타자 격인 인삼, 몸 안에서 기운을 돌리고 노폐물을 빼서 인체를 청정하게 만들어 주는 복령, 그리고 여러 약재를 조화시키고 속을 따뜻하게 해 주는 꿀, 이렇게 네 가지 약재만으로 만듭니다. 이 중 무게로 볼 때 가장 큰 비중을 차지하는 약재가 바로 지황입니다. 예컨대 인삼이 24냥, 복령이 48냥, 꿀이 10근인데, 지황은 무려 16근입니다. 인삼에 비해 10배 이상이 들어가는 셈이지요. 이걸로 봐서 경옥고는 일시적으로 기운을 확 끌어올리는 약이 아니라, 천천히 바닥부터 기운의 원천이 되는 혈액과 정기, 진액을 서서히 만들어 가는 데 중점을 두고 있음을 알 수 있습니다.

음허陰虛라는 한의학 용어가 있습니다. 양기 부족을 뜻하는 양허陽虛의 상대적인 말로, 진액·정액 등 음액이 부족한 상태를 통칭하여 이르는 말입니다. 요즘 말로 하면 체액이 부족해지는 것인데, 이럴 때 우리 몸은 입이 마르거나 맥박이 빨라지거나 허열이 뜨는 등의 신호를 보내 적정한 수분이나 영양 보충을 요구하게 됩니다. 폐결핵이나 열성질환 등을 앓고 난 후 몸이 마르고, 식은땀을 쉬이 흘리고, 얼굴에 홍조를 띠면서 변비나 미열이 나는 경우가 있는데, 이때 쓰이는 대표적인 약재가 바로 지황입니다. 지황은 동물실험에서 지혈작용과 중추신경계통 진정작용과 소염작용 등이 입증되었습니다.

숙지황은 생지황에서 온 것이므로 기본적인 구성 물질은 별 차이가 없습니다. 다만 함량과 성분의 구조에서 차이가 나며, 이 차이는 그대로 약성과 활용의 차별성으로 나타납니다. 동물실험에서는 T세포와 대식세포 등의 면역계 세포를 활성화해서 면역증강작용을 한다는 사실이 확인되었습니다.

지황과 경옥고, 이렇게 이용해 보세요

쉽게 피로한 데다가 짜증이 잘 나는 사람은 입이 마르거나 입안이 잘 헐고 가슴이 답답하거나 미열이 있을 때 신선한 지황의 뿌리를 구해 즙을 내서 마시면 좋은 효과를 볼 수 있습니다. 건강하게 오래 살고 싶은 사람은《동의보감》에서 가장 첫 번째로 등장하는 보약인 경옥고를 오랫동안 복용하는 것도 좋은 방법 중 하나입니다. 남보다 일찍 흰머리가 생기거나 쉬이 피곤해지고, 심하면 뼈마디가 쑤시고 손발이 차서 동상에 잘 걸리거나 하는 증상은 노화가 빨리 오고 있다는 신호이기도 하므로 좋은 약재로 만든 경옥고를 꾸준히 복용한다면 젊음을 오래 유지할 수 있습니다. 명불허전名不虛傳!

2.

호흡기에 좋은 약초

도라지

길경桔梗

약을 실어 나르는
나룻배

상형약리象形藥理 **동기상구**同氣相求

도라지꽃을 보세요. 마치 방울꽃처럼 생겼습니다. 그러고 보니 왠지 나팔꽃하고도 닮았습니다. 열릴 듯 말 듯한 꽃잎 사이로 수줍은 듯 꽃술을 내밀고 있습니다. 뭔가 소리 내어 세상을 향해 외치고 싶은 듯합니다. 그러고 보니 이 꽃을 보고 사람의 목구멍을 떠올리는 것은 그럴듯한 상상력이지요? 옛사람들도 목이 쉬거나 가래가 심해지면, 이 꽃의 모양을 보고 힌트를 얻어 약재로 써 보아겠다고 생각했을지도 모릅니다.

서기 1500년경 스위스인 파라켈수스Paracelsus가 상형약리설을 주장했습니다. 생김새가 인체의 장기와 닮은 식물을 복용하면 해당 장기에 약효를 볼 수 있다는, 동양의 본초학적 사유 방식과 매우 유사한 학설입니다. 예컨대 심장과 비슷하게 생긴 열매를 먹었을 때 약효가 심장에 작용할 것이라는 이야기지요. 파라켈수스 스스로가 화학적인 방식으로 약물을 발전시킨 선구자 역할을 했기 때문에, 지금에 와서 상형약리설이 비과학적인 전통으로 치부되는 것은 매우 아이러니합니다. 하지만 현대에 와서도 그 기본 발상은 널리 통용됩니다. 견과류의 가치가 새롭게 조명되는 이때, 뇌의 모양을 닮은 호두를 많이 먹으면 머리가 좋아진다는

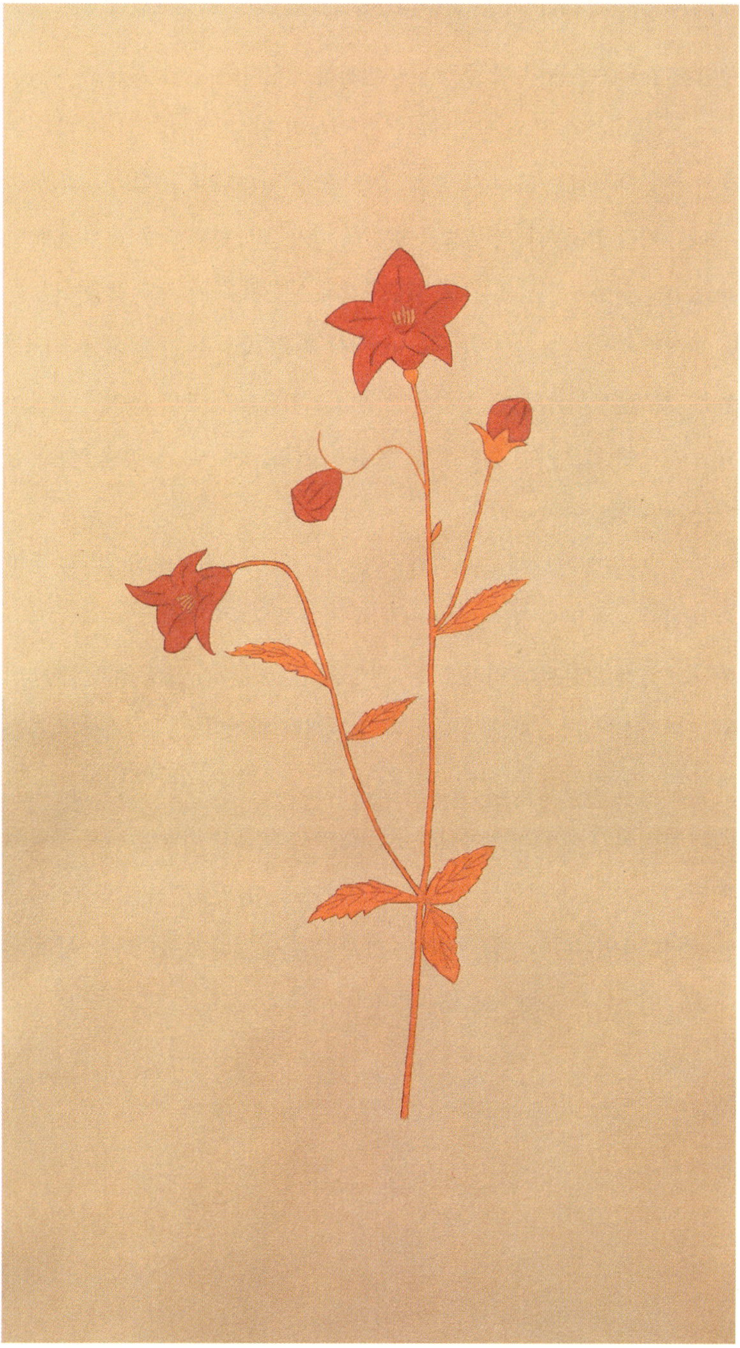

주장이 별다른 의문 없이 받아들여지고 있습니다. 물론 이 경우는 많은 실험과 학술논문들이 이 주장을 뒷받침하고 있다는 차이가 있습니다만.

냉정하게 말해 상형약리설은 일종의 원시과학이지만, 일찍이 동양의 본초학에서도 그런 발상을 많이 볼 수 있습니다. 문학의 유비추론 analogy✦처럼 약용식물의 효능을 발견해 나가는 노력을 더욱 풍부하게 만들었으며, 질병과 치료에 관한 격물치지의 상상력을 자극해 왔습니다. 특히 한의학에서는 동기상구同氣相求라 해서 같은 기운을 가진 대상에 친연성을 갖고 상호 접근하는 경향을 표현하고 있습니다. 요즘 용어로 생물이 외부 자극에 일으키는 방향성을 주성走性이라고 하는데, 동기상구와도 통하는 바가 있습니다.

팬데믹 시대에도 예외가 아닙니다. COVID19 바이러스는 수많은 가시spike가 돋은 공 모양입니다. 이 스파이크는 인체에 들어와 교두보를 확보하기 위한 갈고리라고 할 수 있습니다. 크기가 불과 100나노미터에 불과한 바이러스지만, 현대의 특수부대나 과거의 공성전에서 적진을 향해 던지는 갈고리 같은 형상입니다. 물론 COVID19의 스파이크는 단순히 물리적인 용도만이 아니라, ACE2라는 호흡기 점막의 세포 수용체에 달라붙기 위한 화학적 전기적 주성의 도움이 필요하기에 좀 더 복잡한 메커니즘입니다만, 기본 원리는 크게 다르지 않다고 봅니다. 과학적 연구에도 인문학적 상상력이 요구됩니다.

기침과 가래에 좋은 도라지

도라지에는 사포닌 성분이 풍부하게 들어 있어 기침을 그치게 하고 가래를 삭이는 데 뛰어난 효과를 거둘 수 있습니다. 피로에 지친 성대와 목을 잘 달래 주기 때문에 목을 많이 써야 하는 교사, 방송국 아나운서, 연예인 같은 사람들이 이 도라지를 잘 활용해야 합니다. 요즘 빠른 속도로 말을 많이 하는 유튜버들을 종종 볼 수 있습니다. 말하고 외치고 설득하는 것이 주요 업무이기 때문에 인후와 성대에 늘 무리가 가지요. 인삼과 달리 도라지는 음식으로도 많이 먹고 있기 때문에 이렇게 목을 많이 쓰는 분들은 자기만의 레시피를 만들어서 도라지를 상식常食할 수 있도록 노력해 보면 좋겠습니다.

도라지는 현대에 와서도 기침·가래와 인후부질환에 많이 쓰입니다. 인후부가 붓고 아픈 증상에 효과가 있어 급성 인후질환을 치료하는 대표적인 약입니다. 이런 특성을 잘 이용해 대중화에 성공한 제품이 바로 "이 소리가 아닙니다"라는 카피로 유명해진 용각산입니다. 한 일본 회사가 감초와 길경을 조합한 전통의 인후통 처방인 감길탕에 기침에 좋은 행인과 북미인디언들이 인후염에 썼던 생약제 세네가를 추가하여 만들었습니다. 발매 50주년인 올해 국내에서만 지금까지 7800만 갑 이상이 판매되었다고 하니 전통 처방을 활용해 상업적으로 큰 성공을 거둔 대표적 사례로 볼 수 있습니다.

✦ 類比推論, 두 개의 사물이 몇몇 성질이나 관계를 공통으로 가지며, 또 한쪽의 사물이 어떤 성질, 또는 관계를 가질 경우, 다른 사물도 그와 같은 성질 또는 관계를 가질 것이라고 추리하는 일

도라지, 이렇게 이용해 보세요

도라지차

도라지 뿌리 10그램과 꿀 적당량을 준비합니다. 잔뿌리와 껍질을 벗긴 도라지 뿌리를 깨끗하게 씻어 잘게 자른 후 반나절 정도 말립니다. 프라이팬에 살짝 볶은 후 찻잔에 넣고 꿀을 넣은 다음, 끓는 물을 부어서 5~10분 후에 마십니다. 하루 한두 잔 정도면 됩니다. 만성 인후염이나 목구멍이 가렵고 불편한 경우 또는 마른기침이 나는 경우에 좋습니다. 취향에 따라 감초 혹은 배를 같이 넣어도 좋은데, 배와 같이 끓일 때는 도라지 뿌리를 씻어서 볶지 않고 그대로 넣으면 됩니다.

도라지청

도라지 뿌리를 깨끗이 씻어 반나절 정도 햇볕에 말립니다. 적당한 크기로 자르거나 믹서를 이용해 가루를 내어도 좋습니다. 쟁반 등에 담아 놓고 꿀또는 조청을 1:1의 비율로 섞습니다. 약탕기 등에 넣고 약한 불로 1시간 정도 끓여 줍니다. 그리고 깨끗이 씻어 말려 둔 유리병에 담아 냉장 보관합니다. 필요할 때마다 나무 숟가락으로 퍼서 먹으면 됩니다.

이런 점은 주의하세요

목이 아프다고 무턱대고 도라지를 생각하면 안 됩니다. 심한 통증이 있거나, 가래에 피가 섞여 나오는 등 질병이 의심될 경우 반드시 한의사나 의사의 진단과 처방에 따라야 합니다. 차를 내어 마시더라도 너무 많은 양을 섭취하면 쉽게 구역질이 나거나 토할 수 있기 때문에 자신의 체질이나 몸무게, 건강 상태나 취향들을 고려해 자신에게 맞는 적정량을 찾아내는 것이 좋습니다.

칡

갈근葛根

땅에서 길어 올린
수액

갈등을 생각한다

갈등이라는 말이 있습니다. 칡 '갈葛' 등나무 '등藤'을 합쳐서 만든 말입니다. 개인이나 집안끼리 서로 생각이나 처지가 달라서 맞부딪친다는 의미로 쓰입니다. 칡과 등은 다른 나무를 휘감고 올라갑니다. 칡은 오른쪽 방향으로 등나무는 왼쪽 방향으로 감습니다. 같은 방향으로 덩굴이 감기면 훨씬 풀기가 쉬울 텐데, 이 두 나무가 하나의 나무를 함께 감아 버리면 덩굴이 휘는 방향이 달라 서로를 옥죄는 상황이 오겠지요.

사회가 복잡해질수록 갈등도 심해진다고 합니다. 사람이 다 같을 수는 없어서 살다 보면 충돌이 생깁니다. 부모 자식 사이에도 생각이 다르고, 취향이 다르고, 서로에 대한 기대가 달라 삐걱거리기도 합니다. 하지만 갈등은 사람 사이 관계나 사회가 발전하는 데 없어서는 안될 요소이기도 합니다. 서로의 차이를 알고 부족함을 깨닫는 것은 더 나은 관계를 위한 첫걸음이자 원동력입니다. '갈등이 없었으면' 하고 바라지 말고, 이 갈등을 잘 살펴서 보다 나은 내일을 위한 마중물로 삼는 지혜가 필요합니다.

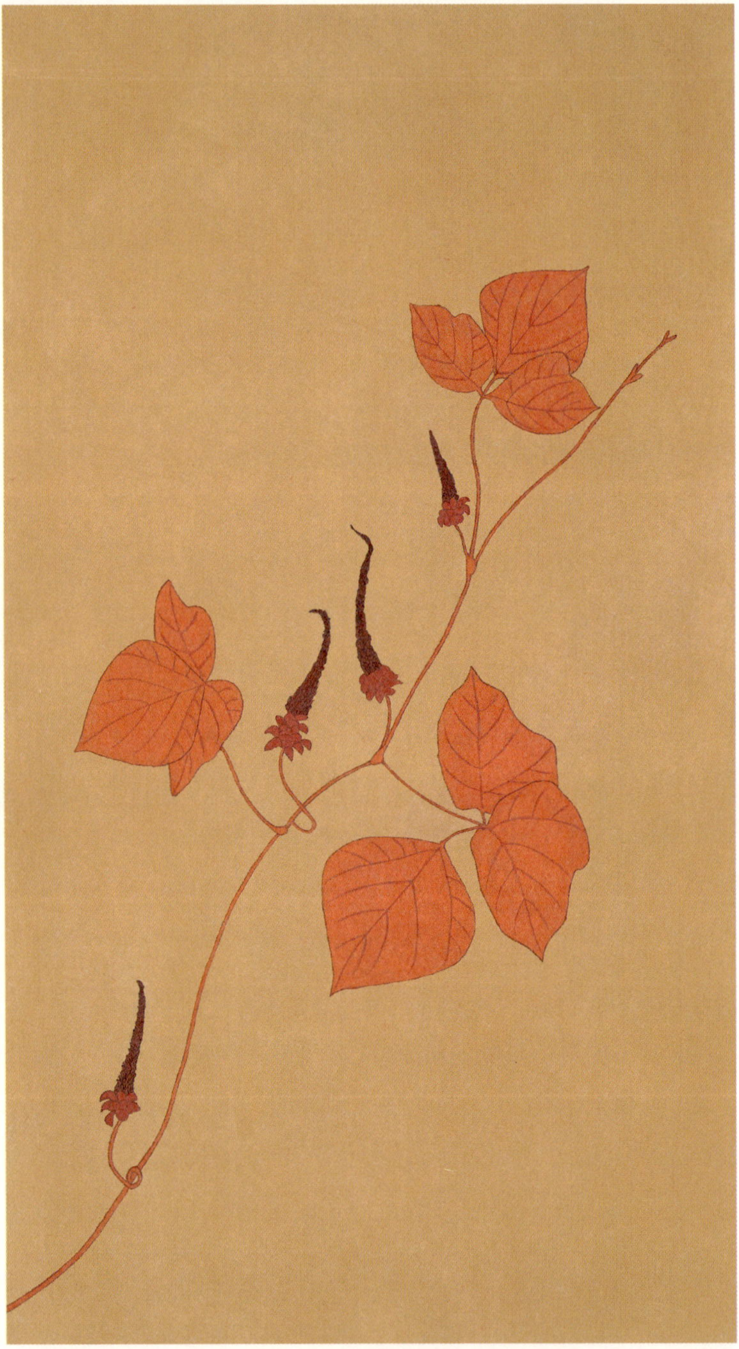

칡처럼 끈질지게 살아남아야 한다

칡을 이야기할 때 흔히 등장하는 고사가 있습니다. 핍박 받던 갈씨 가문의 마지막 생존자가 관군에게 쫓겨 도망 다니다가 마음씨 좋은 약초꾼 할아버지를 만나 구사일생으로 살아남을 수 있었다는 고전판 서바이벌 스토리입니다. 결말은 이렇습니다.

> … 세월이 흘러 자신을 구명해 준 할아버지도 세상을 떠나고, 훌륭한 약초꾼이 된 그는 여러 질병에 걸린 사람들을 치료해 주었다. 어느 날 열병에 시달리다 회복된 사람이 그에게 물었다. "그 약 뿌리 참 좋던데, 이름이 뭔가요?" 질문을 받고 보니 할아버지가 다른 약초와는 달리 정작 그 약초 이름은 알려 주지 않았었다. 순간 그의 입에서 자기도 모르게 이런 말이 튀어나왔다. "예, 이 약초는 갈근이라고 합니다. 갈씨 집안의 뿌리라는 뜻이지요."

갈씨 집안 사람들은 거의 다 죽었지만 끈질긴 생명력으로 살아남은 자신의 신세가 머릿속에 떠올라 갈씨가 즉석에서 이름을 지은 것입니다. 끈질긴 생명력, 이것이 바로 칡뿌리의 미덕 아닐까요? 주인공의 처지에 공감하면서 역사적 상상력을 발휘해 보니 어느덧 약초꾼 갈씨가 삼국지의 영원한 주인공인 제갈공명의 후손이 아닐까 생각됩니다. 강유의 분전에도 불구하고 결국 등애가 이끄는 위나라군에 망하고 마는 촉한의 비극은 제갈량 후손들의 몰락 과정이기도 했지요. 야사에는 끈질기게 살아남은 일가붙이들이 증손자인 제갈충에 이르러 신라로 망명했다고 합니다. 한국 제갈씨의 출발점인 셈입니다. 제갈씨도 기원을 추적해 보면 결국 갈씨에서 비롯된 것이라, 이 설화에 관한 저의 상상이 그리 터무니없지는 않을 것입니다.

이렇듯 칡이 상징하는 '끈질긴 생명'의 이야기는 가야의 갈꽃아씨 전설에서도 확인됩니다. 향토 시인 박경용이 아름다운 필치로 되살려 낸 갈꽃아씨는 강대국 틈바구니에서 고통받던 가야인들의 강인한 생명력을 잘 나타내고 있습니다.✦

강감찬 장군과 칡

우리나라 역사에서 나라를 구한 위대한 장군을 꼽자면, 대개 세 사람을 떠 올릴 것입니다. 고구려의 을지문덕, 고려의 강감찬, 그리고 조선의 이순신 장군이지요. 문학과 관련하여 보면, 을지문덕 장군은 수나라 장수 우중문에게 주는 5언율시, 충무공 이순신 장군은 《난중일기》와 여러 진중시가 전해지지만, 강감찬 장군과 관련된 것은 민간 설화가 주종을 이룹니다. 특히 그의 출생지인 서울 관악산 일대와 대관령 등 여러 지역에 걸쳐 칡에 얽힌 이야기가 많은 것이 특징이지요. 그의 어릴 때 이름에서 따온 은천초등학교를 비롯하여 시호인 인헌공에서 따온 인헌고등학교, 별이 떨어진 곳에서 탄생했다 하여 이름 붙은 낙성대와 낙성대역, 문곡성 이야기에서 나온 문성골길, 건물과 도로 등 랜드마크가 될 만한 곳에 어김없이 그의 자취가 서려 있습니다. 등산로를 따라 조성된 안내 표시판에는 그가 하늘의 벼락방망이를 없애려고 산을 오르다 칡넝쿨에 걸려 넘어지자 벼락방망이 대신 이 산의 칡을 모두 뿌리째 뽑아 없앴다는 전설을 소개하고 있습니다. 그런가 하면 대관령을 넘나들던 보따리 상인들이 무성한 칡덩굴 때문에 길을 잃어버리는 일이 빈번히 일어나자, 강감찬 장군에게 호소하여 칡덩굴이 없어지게 했다는 전설도 있습니다. 이외에도 각 지방 전래 민담에도 강감찬 장군과 골칫거리인 칡이 종종 등장하지요.

대부분의 경우 문무에 걸친 장군의 탁월한 능력으로 민원이 해결되는데, 관악산의 드렁칡은 쾌도난마로, 대관령의 칡덩굴은 '문자'의 힘으로 풀어낸다는 점이 흥미롭습니다. 민중이 강감찬 장군의 능력을 매우 신뢰하고 사랑했다는 뜻이기도 하지만, 칡이라는 존재가 때로는 민중의 안온한 삶을 방해하는 성가신 존재였다는 뜻으로도 읽힐 수 있는 대목입니다.

그러나 칡은 초근목피로 상징되는 대표적인 구황식물이기도 합니다. 조선 후기에 감자와 고구마가 들어오기 전까지는 전분이 풍부한 칡과 소나무 속껍질 등의 수피로 흉년 때문에 발생한 기아 사태를 막아 왔다고 해도 지나치지 않을 정도였습니다.

무엇 하나 버릴 것 없는 칡

갈근은 단맛이고 상한병을 풀어 주네
주독과 온학을 다스리니 소갈 또한 편안해지네✦✦

갈근의 성질은 평하고차고 맛은 달며 독이 없다. 바람과 찬 기운

✦ 박경용, 《아, 가야》, 경남, 2011

✦✦ 葛根味甘解傷寒 / 酒毒溫瘧渴並安 온학은 학질의 하나로 오한보다 발열이 주 증상이다.

으로 생긴 두통을 낫게 하며, 땀을 나게 하여 우리 몸의 찬 기운을 풀어 준다. 땀구멍을 열어 주고 술독을 풀어 준다. 갈증을 멈추게 하고 음식 맛을 알게 하며, 소화도 잘되게 해 준다. 가슴의 열을 다스리고, 소장을 잘 통하게 하며, 쇠붙이에 다친 상처를 낫게 한다. … 위장으로 들어가 진액을 생기게 하고 갈증을 멎게 한다. 몸이 허약해져서 생기는 갈증은 이것이 아니면 없앨 수 없다. 술 때문에 생기는 병이나 갈증을 멎게 하는 데 아주 좋다.

-《동의보감》 탕액편

《동의보감》에도 나와 있듯이 갈근은 뿌리가 주로 약재로 쓰이지만, 칡의 씨는 오랜 설사에, 칡의 잎은 쇠붙이 때문에 생긴 상처에 쓰이고, 칡꽃은 갈화라 하여 숙취 해소에 좋습니다. 대표적인 처방이 갈화해정탕✦이지요. 그러고 보니 칡 또한 무엇 하나 버릴 데가 없는 지모의 선물입니다.

사상의학은 사람의 체질을 네 가지로 나누어 각각에 맞는 약재를 써야 한다고 강조합니다. 자기 체질에 맞지 않는 약을 쓰면 치료 효과도 안 나고 부작용이 커질 수도 있다는 것이지요. 갈근은 태음인에게 적합한 약입니다. 좀 더 세분하면 열이 많은 태음인열태음인에게 맞습니다. 이에 반해 몸이 찬 편인 태음인은 '한태음인'이라 분류하고 마황 같이 열을 내게 해 주는 약을 배속시킵니다.

갈근 연구와 응용, 어디까지 왔나?

갈근에는 전분이 많게는 20퍼센트 정도까지 함유되어 있으며, 많은 종류의 플라보노이드가 들어 있습니다. 일종의 식물색소인 플라보노이드는 다양한 생물학적 활성이 있어 약물뿐만 아니라 식생활에서도 중요한 위치를 차지하고 있지요. 갈근의 플라보노이드로는 다이드진, 다이드제인, 푸에라린 등이 있습니다. 농업과학원의 자료에 따르면, 100그램의 갈근 건조중량에는 무려 3만7561밀리그램의 플라보노이드가 있다고 합니다. 콩의 40배, 풋고추의 20배, 자색양파의 두 배에 이르는 엄청난 양입니다.

현대 연구에서도 밝혀지고 있듯이 칡에 많이 들어 있는 카테킨이라는 성분은 과음 때문에 생기는 숙취를 풀어 줍니다. 또한 칡에 들어 있는 다이드제인은 사람의 몸속으로 들어가면 여성호르몬인 에스트로겐과 유사한 작용을 합니다. 여성호르몬이 급격히 줄어드는 폐경기에는 여성들의 뼈가 쉽게 약해지는 등의 증상이 생기는데, 이를 막는 효과가 있습니다.

최근에 와서 갈근의 쓰임이 더욱 확대되고 있습니다. 관상동맥경화나 협심증 등 심장병에도 쓰이고, 항암 효과가 밝혀져 암 치료에도 응용되고 있습니다.

✦ 葛花解酲湯, 칡꽃을 주원료로 해서 만든 숙취 해소용 탕약

갈근, 이렇게 이용해 보세요

칡가루

늦가을에서 이른 봄에 걸쳐 채취한 칡뿌리를 잘 씻어 적당한 크기로 자릅니다. 그늘에서 건조시킨 후 분쇄기를 이용하여 빻습니다. 이것을 물이 2/3 정도 잠긴 소쿠리에 넣고 손으로 잘 저어 녹말을 씻어 내고 소쿠리에 남은 칡 찌꺼기는 버립니다. 마대에 녹말을 넣고 다시 짜냅니다. 미세한 녹말을 두서너 시간 가라앉게 하여 윗물을 버리고 잘 말립니다. 말린 가루를 용기에 넣고 서늘한 곳에 보관합니다. 업무상 술자리를 피하기 어려운 분들은 이 가루를 갖고 다니면서 술자리 전후에 따뜻한 물에 넣고 꿀을 살짝 타면 덜 취하고 숙취도 빨리 풀립니다. 환자나 어린이의 영양식으로도 응용할 수 있는데, 우유·설탕·녹차·코코아 등을 넣어 갈분차로 마셔도 좋습니다.

이런 점은 주의하세요

생 칡뿌리는 태아에게 해를 줄 수 있으므로 임신부나 임신 가능성이 있는 여성은 복용하지 않습니다.

잔대

사삼沙蔘

호흡기질환의
예방과 치료

음양의 분리, 젠더 갈등, 비적대적 모순의 해결을 위해

잔대의 보랏빛 초롱꽃은 어여쁜 소녀를 연상시킵니다. 하지만 꽃을 무작정 여성에 비유하는 것은 잘못된 생각입니다. 잘 아시다시피 꽃은 식물의 생식기관이고 자웅이 함께 있습니다. 그런 점에서 꽃은 하나하나가 작은 '태극'입니다.✦ 음양이 함께하니 꽃의 여성성만 부각하는 것은 천도를 거역하는 일일지도 모릅니다. 《주역》의 '계사전'에서는 도를 말할 때 "일음일양위지도야一陰一陽謂之道也"라고 했습니다. 모든 삼라만상의 운행 법칙은 한 번 음이었다가 한 번 양이 되는 변화가 끝없이 반복되는 것입니다. 꽃이 피어나는 것은 양기의 작용입니다. 수정이 이루어지고 열매가 맺히는 과정은 음기의 작용이라 할 수 있겠지요. 음이 늘 음이고 양이 늘 양으로 존재하면 더 이상 변화가 생기지 않습니다. 그런 의미에서 음양론은 이분법이나 흑백논리와는 애초에 다른 것이지요. 2014년에 영국 배우 엠

✦ 은행나무처럼 암수가 따로 있는 나무는 물론 예외다.

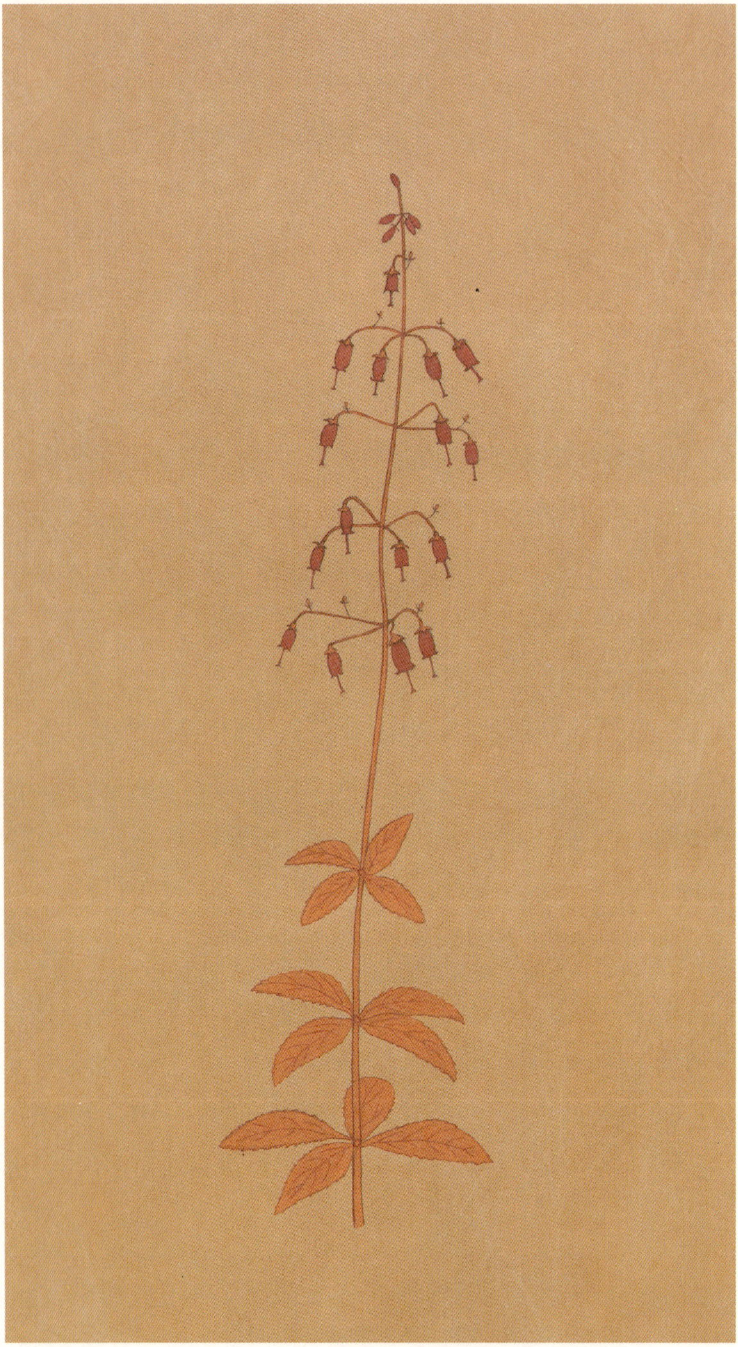

마 왓슨은 유엔의 양성 캠페인인 'he-for-she' 프로그램에 동참하면서 이렇게 제창합니다. "젠더를 상호대립 개념이 아닌 일종의 스펙트럼으로 봐야 할 때가 되었다."✦

12세기 금나라에 장원소라는 의가가 있었습니다. 전통 본초학을 발전시키는 데 큰 역할을 한 사람입니다. 그의 이론에 따르면 "인삼은 장부의 양기를 보하고人參補五臟之陽, 사삼은 그 음기를 보합니다沙參補五臟之陰." 그런데 "인삼은 양을 보하되 음을 만들어 내고補陽而生陰, 사삼은 음을 보하되 양을 다스리므로補陰而制陽" 결국 음양의 조화를 만들어 냅니다. 음양이 조화를 이룬 '음양화평지인陰陽和平之人'은 바로 건강한 사람을 나타내는 한의학적인 표현입니다. 음과 양이 서로의 특성을 살리되 부족한 점을 상대의 이점으로부터 얻어 조화를 꾀한다면, 젊은이들 사이의 젠더 갈등도 합리적으로 해결될 수 있지 않을까 하는 희망을 가져 봅니다.

화타의 제자 오보吳普 이야기

최초의 본초학 전문서인 《신농본초경》을 더욱 풍부히 발전시킨 《오보본초》는 화타의 제자인 오보의 작품입니다. 오보는 스승으로부터 의술과 함께 '오금희'라는 보건체조를 전수했습니다. 오금희는 호랑이·사슴·곰·원숭이·새, 이렇게 다섯 짐승의 동작을 흉내 내어 만들었다고 하지요. 화타도 그 후대 의가인 손사막처럼 운동요법의 중요성을 크게 강조한 사람

✦ it's time we see gender a spectrum, not a set of opposing ideals

이기 때문에 오보에게 전해진 오금희는 후대에 전해져 지금도 서울 한복판에서 오금희를 배우는 사람이 있습니다. 만일 조조에게 죽임을 당하지 않았더라면 화타는 의술의 발전에 더욱 큰 공헌을 했을 것 같습니다.

전설에 따르면 오보는 화타가 보는 앞에서 사삼을 써서 환자들을 연이어 쾌차시켰다고 합니다. 한 번은 어떤 소년의 산증✦을 사삼가루를 술과 함께 복용하게 해서 치료했고, 또 한 번은 어떤 아낙네의 대하증✦✦을 역시 사삼가루로 완치시켰다고 합니다.

제자의 훌륭한 치료 솜씨에 기뻐하면서도 스승으로서 점검을 해야 한다고 생각했는지, 화타는 오보에게 질문을 던집니다. 백대하를 치료하는 데 특별히 사삼을 쓴 이유를 물었던 것이지요. 오보는 과연 어떤 답변을 했을까요? 이러한 질문의 답은 《본초강목》에 등장하는 부방✦✦✦에 보면 대략 알 수 있습니다. 오보의 치료법이 당대인에게 주는 반향이 컸는지, 단지 민담으로 그치지 않고 정식으로 처방 속에 등재되는 과정을 거치게 된 것이지요.

> 여성의 백대하는 대개 칠정의 내상을 입었거나
> 하원이 허냉한 탓이다. 사삼을 가루 내어
> 매번 두 돈을 미음에 타서 복용한다.✦✦✦✦

전통 처방에서 사삼의 쓰임새

> 잔대의 맛은 쓰고 풍열을 물리치네
> 종기를 없애 주고 고름을 밀쳐 내며

간과 폐를 보한다네✦✦✦✦✦

잔대는 단맛으로 음을 보하고 폐를 윤택하게 합니다. 쓴맛으로는 폐를 깨끗이 하고, 가래를 없애 기침을 멈추게 합니다. 폐경락 뿐만 아니라 위경락에도 작용하여 열 때문에 폐와 위가 건조해서 생기는 목구멍 건조, 입마름, 마른기침 등에 쓰입니다. 대표적으로 사삼맥문동탕이라는 방제를 들 수 있습니다. 보통 맥문동탕은 오래된 마른기침에 쓰는데 제약회사마다 맥감·윤폐탕·맥담·리투버 등 다양한 이름이 붙어 나오지만, 다 맥문동탕을 엑스제✦✦✦✦✦✦로 만든 것입니다. 약국에서 쉽게 구할 수 있지요.

이것으로 부족하다 할 때는 사삼을 추가하는데, 이것이 바로 사삼맥문동탕입니다. 열병을 앓거나 오랜 병으로 위의 진액이 마를 때는 '익위탕益胃湯'을 쓰는데, 사삼·둥굴레·맥문동·설탕 등이 들어가는 처방입니다. 보통 감기에 한약을 처방할 때 몸이 차고 소화가 잘 안 되는 사람이나 노인들의 감기, 주로 맑은 가래를 동반하는 기침감기가 2주 이상 낫지 않을 때는 삼소음을 씁니다. 인삼과 소엽 등이 들어가는데요, 《방약합편》의 활투처방운용법에는 "폐열에는 인삼 대신 사삼으로 바꾸고 상백피 맥문동을 가한다"고 나옵니다. 폐의 열증에는 더운 약인 인삼을 쓰지 말고 찬 성질의 사삼을 쓰라는 말이지요.

✦ 아랫배에서 생식기까지 당기고 아픈 증상

✦✦ 질에서 흰색이나 누런색의 점액성 물질이 흘러나오는 병

✦✦✦ 附方, 덧붙인 처방

✦✦✦✦ 금원시대 대사공이 지은 《증치요결證治要訣》 중에서

✦✦✦✦✦ 沙蔘味苦風熱退 / 消腫排膿補肝肺

✦✦✦✦✦✦ 생약의 유효 성분을 침출하고 농축하여 만든 제제. 엑기스라고도 한다.

만성 기침과 호흡기 보호에 쓰는 대표적인 약

사삼은 오늘날에도 만성적인 기침에 쓰이는 대표적인 약물입니다. 2017년 대구한의대 연구진과 옥천당 부설연구소가 사삼이 진해와 거담을 없애고 항염증 효과가 있음을 밝혀 권위 있는 학술지인 〈민족약학지Journal of Ethnopharmacology〉에 실리기도 했습니다. 이미 여러 연구에서 사삼의 소염, 조혈촉진, 면역조절, 항산화 효과가 보고된 적이 있습니다. 두피·모발 개선 효과, 멜라닌 생성 억제 효과 등도 확인되었는데, 특히 약성가의 '소종배농'✦처럼 피부질환에도 응용될 수 있다는 점이 주목할 만합니다. 동신대학교 연구진이 발표한 논문에서는 동물실험 결과 아토피 피부염에도 효과가 있을 것이라고 합니다.✦✦ 항암 효과와 관련해서도 사포닌 등 사삼의 유효성분이 암세포의 세포사멸을 유도하고, 비장세포의 증식을 유도한다든지 혈관신생억제 등을 통해 항암활성을 가진다고 보고되었습니다. 인체 폐암 세포주에 대한 사삼과 황기의 항암 시너지 효과를 밝힌 보고도 주목할 만합니다.✦✦✦

미세먼지는 우리의 건강에 좋지 않은 영향을 미칩니다. 기관지염증뿐만 아니라, 강력한 발암 요인이 되기도 하고 심혈관질환을 일으키기도 합니다. 대기오염이 심각한 편인 우리나라도 안심할 수 없습니다. 어느 외국 연구기관은 2060년이 되면 한국이 중국·인도 등과 나란히 대기오염도가 가장 높은 나라에 포함되리라는 잿빛 전망까지 내놓은 적도 있습니다. 물론 가장 큰 효과는 대기오염을 줄이는 정책을 적극적으로 펼치고, 주변국과 긴밀히 협조해 공해물질 유입을 감소시키는 일입니다. 개인적 차원에서는 평소에 미세먼지로부터 호흡기를 보호할 수 있도록 여러 장치들을 갖추는 것이 필요하겠지요. 이때 사삼이 도움이 될 수 있습니다. 몇 년 전 요양원 왕진을 다니면서 알게 된 일입니다. 어떤 분이 사삼청폐음을 복용하고 기관지에 좋은 효과를 보았다고 말씀해 주셨습니다. 아울러 대기 상태가 나쁜 날은 외출하고 돌아오면 이것을 반드시 먹었더니 예전에는 천식으로 고생했었는데 지금은 별로 겪지 않고 있다고 했지요. 그분의 체험담이 기억에 남았는지 이후로 사삼청폐음을 자주 처방하곤 했는데, 연조제라는 시럽 형태라 먹기 편하고 자극적인 성분도 없어서 그런지 반응이 좋았습니다. 평소 기관지가 약하고 대기오염에 민감한 분은 한의원에서 처방 받아 복용할 수 있습니다.

✦ 消腫排膿, 종기를 없애고 곪은 곳을 째거나 따서 고름을 빼냄

✦✦ 임경빈 외, "사삼이 DNCB로 유발된 생쥐의 아토피 피부염에 미치는 영향", 〈한방안이비인후피부과학회지〉, 2017

✦✦✦ 이지민 외, "H1299 인체폐암세포주에서 황기와 사삼의 항암 시너지 효과", 〈동의생리병리학회지〉, 2017

사삼, 이렇게 이용해 보세요

호흡기 건강 유지에 관심이 많은 사람이라면 사삼청폐음 대용으로 경옥고를 권합니다. 좋은 재료로 만든 경옥고 한 스푼을 잔대·도라지를 넣어 끓인 차에 타서 매일 복용해 보는 것도 좋은 대안입니다. 이전에 경옥고를 복용하여 효과를 경험한 분이라면 더욱 좋을 것입니다.

이런 점은 주의하세요

사삼은 신체가 허약하고 추위를 잘 타는 사람이라면 주의해야 합니다. 잔대는 더덕과 달리 약간 찬 성질을 가지고 있습니다. 냉성 체질인 분은 신중하게 사용해야 합니다. 감기에 걸려 기침이 나더라도 오슬오슬 춥고, 맑은 콧물이 나는 경우는 맞지 않습니다.

겨우살이풀

맥문동麥門冬

메마른 폐를
적셔 주다

척박한 땅의 지킴이

수로왕릉, 성주의 맥문동 공원, 부산 금정 범어사. 이 세 곳의 공통점은 무엇일까요? 정답은 모두 맥문동을 많이 볼 수 있는 장소입니다. 사실 이 세 곳 말고도 맥문동은 우리나라 어딜 가도 쉽게 찾아볼 수 있습니다. 대표적 재배지로는 경남 밀양을 꼽습니다만, 유독 앞의 세 곳은 꼽은 이유는 외적을 물리치고자 하는 우리나라 사람들의 희망이 잘 담겨 있어서입니다. 맥문동은 거친 땅에서도 잘 자라나고, 무더운 여름을 견디면서 가을에 보랏빛 꽃을 피웁니다. 가는 잎들이 비죽비죽 촘촘히 솟아나서 활처럼 휘어진 모습인데, 꽃대가 그 가운데에서 하늘로 솟구쳐 나옵니다. 볼 때마다 임진왜란 때 나라를 지키는 데 공을 세운 신기전과 참 닮았다는 생각이 듭니다.

맥문동은 특히 폐에 좋은 약재입니다. 폐는 우리 몸의 건강을 지키는 최전방이라 할 수 있습니다. 감기도 폐의 입구라고 할 수 있는 코, 인후부, 기관지 윗부분, 즉 상기도에 급성 염증이 생기는 것이지요. 폐에 좋은 약은 우리 몸을 지키는 성벽 역할을 합니다. 나라로 보면 국방을 튼튼하게 하는 일과 같습니다. 신라와 백제, 왜국 등 주변 강국의 틈바귀에

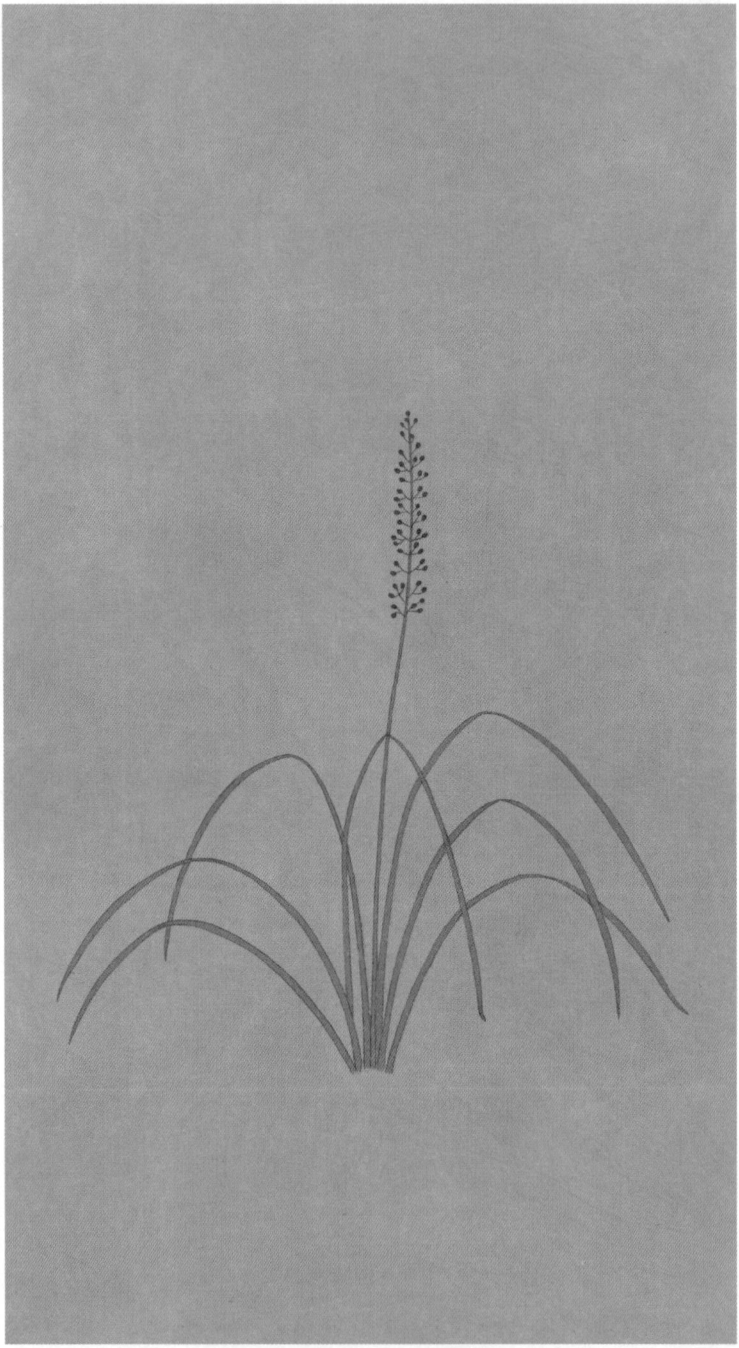

서 분투하던 김수로왕, 자나 깨나 왜구의 침략을 막아 국토를 지키려 했던 문무왕의 설화가 얽혀 있는 범어사의 여기저기서 만개한 맥문동, '한국을 지키려는 것인가, 미국을 지키려는 것인가' 하는 논란이 거센 사드 포대가 있는 경북 성주의 맥문동 공원은 시각의 차이를 떠나 맥문동의 지킴이 구실을 상징하는 듯합니다.

불로초 맥문동?

겨우살이풀인 맥문동은 추운 겨울에도 시들지 않고 푸른 잎 그대로 살아남습니다. 겨울을 나는 맥문동의 굳센 기운을 기려 이름에 겨울 '동冬' 자를 붙여 주었다고 합니다. 그래서 인동忍冬이라는 별명이 있습니다.✦ 보리 '맥麥' 자를 쓴 이유는 맥문동의 뿌리가 보리를 닮아서입니다. 맥문동의 다른 이름은 여량餘糧 혹은 불사초不死草입니다. 이시진은 "약식으로 복용하면 곡기를 끊어도 되므로 여량이나 불사초라는 이름이 붙었다"고 설명합니다. 진시황이 찾던 불로초가 과연 무엇인가에 대해 설이 분분한데, 바로 맥문동이었다는 이야기도 있습니다.✦✦

> 화창한 봄날, 이름 모를 새 한 마리가 입에 풀 한 포기를 물고 진나라 궁궐로 날아들었다. 그 푸른 잎은 마치 부추처럼 생겼는데,

---

✦ 인동등忍冬藤이나 금은화로도 불리는 인동덩굴과는 다르다.

✦✦ 張健, 《講故事学中药》 4, 201쪽

연한 보랏빛 꽃이 푸른 잎과 서로 어울려 보는 사람마다 "참 예쁜 자태로구나!" 하고 탄성을 지를 정도였다. 이 소식은 마침내 황제의 귀에까지 들어갔다. 문득 그 풀의 정체가 궁금해진 황제는 곧바로 신하에게 명을 내렸다. 당시 귀곡자라는 유명한 도인이 있었는데, 어쩐지 그라면 알 것 같아서 사람을 보내 물어보도록 했다. 예상했던 대로 귀곡자는 의술과 약초에도 밝아서 이 풀을 보자마자 이렇게 말했다고 한다. "이것은 동쪽 바다 영주 땅에서 자라는 불사약입니다. 사람이 죽은 지 3일째 되는 날, 이 풀로 그 몸을 덮으면 바로 살아난다는 영험한 풀이지요." 진시황은 이 말을 듣고 도사인 서복을 불러 특명을 내렸다. "소년 소녀 수천 명과 함께 큰 배를 타고 동쪽 바다로 떠나거라. 반드시 불사약을 찾아내서 빠른 시일 내에 꼭 돌아와야 하느니라." 그러나 이러한 진시황의 애타는 열망에도 불구하고, 여러 해가 지났건만 서복 일행은 돌아오지 않았다. 숨지는 날까지 진시황이 오매불망으로 기다리던 불사약, 그것은 바로 맥문동이었다.

서복은 과연 어찌 되었을까요? 돌연 역사 속에서 사라져 버린 그는 호사가들의 상상력을 자극하며 지금까지 소식이 없습니다. 앞에서 언급했던 이야기처럼 그저 바람 따라 전해오는 여러 민간전승이 있을 뿐입니다. 서복이 제주도 남단에 와서 다시 서쪽으로 돌아갔다고 해서 서귀포西歸浦라는 지명이 만들어졌다는 설이 있을 정도로 이와 비슷비슷한 이야기가 남해안과 일본 해안가를 중심으로 많이 전해지고 있습니다. 각 지방마다 불로초라 내세우는 약초도 여러 가지인데, 위의 전설처럼 맥문동을 내세우는 곳은 아직까지 없는 것 같습니다.

심폐기능을 좋게 해 주는 맥문동

《동의보감》에서는 맥문동은 성질이 약간 차고, 맛은 달며, 독이 없다고 했습니다. 맥문동은 몸이 허약해져 열이 나고, 입안이 마르고 갈증이 나는 데 주로 씁니다. 허파에 병이 생겨 고름을 토하거나 열독으로 몸이 검어지면서 눈이 누렇게 되는 것을 치료합니다. 심장을 보하고, 폐를 식혀 주며, 정신을 진정시키고, 맥박을 안정시킨다고 되어 있습니다. 한마디로 심폐기능을 좋게 만들어 주는 보약인 셈이지요.

금원 사대가의 한 사람인 동원東垣 선생과 한자는 다르지만 20세기 한국에도 철학가이자 의가인 동원東原 선생이 계십니다. 이 분이 정리한 《용약의 법칙》에서는 '생진필수 삼미맥生津必須 蔘味麥'이라고 하여 진액을 만들어 내는 데에는 반드시 인삼, 오미자, 맥문동을 써야 한다고 했습니다. 이 세 가지를 하나의 처방에 녹여 낸 것이 여름 보약의 대명사인 생맥산이지요. 이미 조선시대의 《승정원일기》에도 빈번하게 등장하고 있듯이 오늘에 이르기까지 더위에 지친 많은 사람의 갈증을 풀어 주고 기운을 북돋는 전통의 명약이라 하겠습니다.

약리실험에서는 강심·이뇨·진해거담·억균작용 등이 밝혀졌습니다. 전통적으로 인정된 효능과 이러한 학술적 근거를 바탕으로 맥문동은 마른기침과 폐결핵 치료, 당뇨병 완화, 관상동맥질환과 변비 등의 치료에 쓰이고 있습니다. 한의학에서는 폐주피모肺主皮毛라고 하여 피부를 관장하는 장기를 폐로 배속하고 있지요. 피부 건조증의 원인을 폐의 자윤하는 기능이 떨어진 데서 찾는 셈입니다. 따라서 피부에 보습제를 바르는 것도 치료법이 되겠지만, 윤폐하는 약재인 맥문동이나 사삼 등을 섭취하는 것이 원인요법이 될 수 있습니다.

맥문동, 이렇게 이용해 보세요

맥문동차

특별한 질병이 없는데도 마른기침을 오래 한다든지 가래가 잘 뱉어지지 않고 목이 자주 마를 때, 그리고 대장이 건조하여 생긴 변비에 맥문동차를 오래 복용하면 좋은 효과를 볼 수 있습니다. 잘 말린 맥문동 10그램한 큰술 정도을 1리터 물과 함께 약탕기나 차 끓이는 도구에 넣어 중간 불 정도로 여러 시간 끓입니다. 찻물이 반 정도 남았을 때 찌꺼기는 걸러 내고 우린 물을 증상 정도에 따라 하루 세 번에서 다섯 번 정도로 조절하여 마십니다. 여름철에는 냉장고에 넣어 두고 시원하게 마셔도 좋습니다.

생맥산

생맥산은 여름에 숭늉 대신 마실 수 있는 음료입니다. 인삼·맥문동·오미자, 이렇게 세 가지 재료만으로 훌륭한 여름 보양차를 만들 수 있지요. 아침나절에 오미자 10그램을 생수 1리터에 담가 놓고 저녁까지 둡니다. 오미자가 우러난 물에 말린 인삼 10그램과 말린 맥문동 20그램을 넣어 중약불로 물이 반 정도 남을 때까지 졸입니다. 그런 다음 약재 찌꺼기를 걸러 내고 남은 물을 식혀서 냉장 보관하면 끝! 더운 여름날 한두 번씩 컵에 따라서 마시면 됩니다. 식구 숫자와 복용할 기간에 맞추어 투여할 약재의 분량을 조절합니다. 물의 양은 처음에는 위의 기준대로 하되, 맛을 보면서 취향에 맞게 맞추세요. 오미자는 그냥 약탕기에 넣어 끓이면 너무 시큼한 맛이 강해지므로 미리 찬물로 우려내는 것이 좋습니다.

이런 점은 주의하세요

맥문동은 약성이 찬 편이기 때문에 배가 차서 설사하는 증상에는 맞지 않습니다.

차조기

자소엽紫蘇葉

가볍게 땀을 내게 하는
감기 예방약

깻잎의 쓰임, 차조기의 쓰임

얼마 전에 네티즌 사이에 때 아닌 '깻잎 논쟁'이 있었습니다. 연예 프로그램에 나온 모 가수가 남편이 후배 여성에게 자상하게 깻잎을 떼어 주는 것을 보고 분노했다는 이야기에서 시작된 것이지요. 그만큼 '착' 달라붙어 있는 깻잎을 하나하나 떼어 내는 것은 어줍은 손놀림을 하는 사람에게는 그리 쉬운 일은 아닙니다. '깻잎머리'도 떠오릅니다. 한창 발랄한 사춘기 여학생이 엄격한 복장 규율 속에서도 개성을 발휘하려고 머리에 핀을 꽂아 멋을 낸 모습이지요. 그런가 하면 정치군인의 군부 쿠데타를 막아 내려고 애썼던 강직한 장태완 장군이 떠오르기도 합니다. 병사들과 고락을 같이하던 그가 당시 형편없던 병사들의 부식에 깻잎무침과 달걀찜 등을 추가하여 사기를 드높였다는 이야기가 전설처럼 전해지고 있습니다. 이렇게 볼 때 깻잎은 여러모로 한국인의 삶 속에 깊이 뿌리내리고 있다는 생각이 듭니다. 실제로 동양 삼국에서도 한국 사람만 깻잎을 먹는다고 하니 더욱 친근한 느낌이 들기도 하지요.

그런데 깻잎은 식물학적으로는 '들깨'의 푸른 이파리로, 주로 식자재로 쓰입니다. 보랏빛 색조를 띤 자소엽은 주로 약재로 쓰인다는 점에

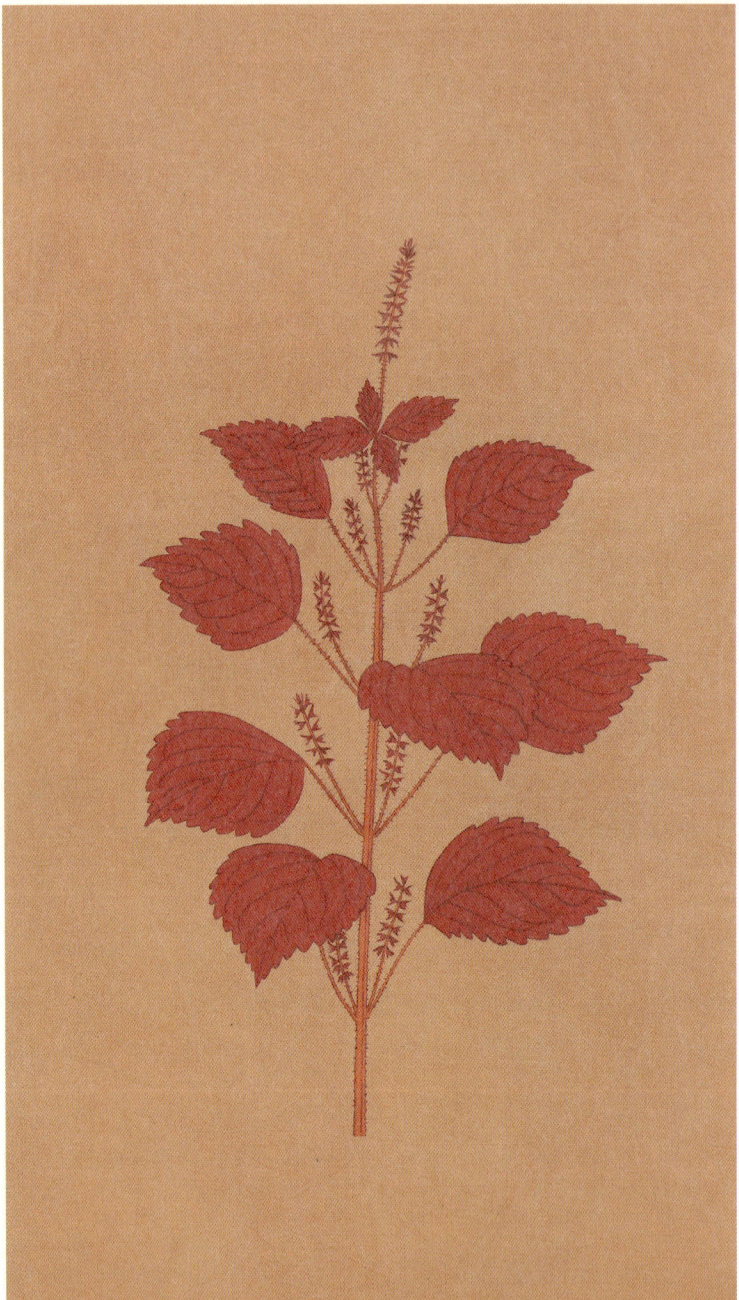

서 조금 다릅니다. 역시 약으로 쓰이는 식물은 음식으로 쓰이는 식물에 비해 좀 튀는 느낌입니다. 이 튄다는 것이 편성偏性, 바로 한쪽으로 치우친 성질을 의미하는데요. 약초가 약초인 이유는 바로 이 편성 때문입니다. 들깨에 비해 '자소'는 편성이 강합니다. 흔히 아이들에게 편식偏食을 하면 안 된다고 가르칩니다. 골고루 먹어야 충분한 양분을 섭취한다는 논리이지요. 자기 입맛에 맞는 것만 먹는 아이들은 뭔가 영양 불균형이 초래되어 성장 지체나 잦은 병치레를 하게 됩니다. 이 경우에 편성을 가진 약초들이 도움이 됩니다. 한쪽으로 휜 잣대를 바로 하려면, 반대쪽으로 크게 휘어야 하는 것처럼.

건달을 살린 화타

이 책에 실린 민담이나 전설에 가장 많이 등장하는 사람은 동양 명의의 대표격인 화타華佗입니다. 화타가 동양의학에 미친 영향을 생각하면 그리 놀랄 일이 아닙니다. 요즘도 소문난 명의에게는 1~2년 예약이 밀려 있다고 하니 예나 지금이나 아픈 사람일수록 명의에게 의존하는 경향이 두드러집니다. 그래서 그런지 여러 약초 전설에 화타가 등장합니다. 이번에는 화타가 그 가치를 새로 발견한 자소엽 이야기를 들어봅시다.

> 화타가 오랜만에 진료가 없던 어느 날 한가로이 강가를 거닐다가 우연히 강물에서 수달이 물고기를 잡는 모습을 목격했다. 수달은 자기 몸만 한 큰 물고기를 노려서 재빨리 낚아챈 후 강기슭으로 끌고 와 익숙한 몸짓으로 바닥에 패대기를 쳤다. 순간 정신

을 잃은 물고기는 그대로 수달의 저녁 식사가 되고 말았다.
그런데 세상일이 어찌 쉽기만 하랴! 물고기를 남김없이 뱃속에 처넣은 수달은 뒹굴뒹굴하며 꺽꺽대기 시작했다. 아마도 지나치게 큰 물고기를 먹어 제대로 소화시키지 못하고 있는 것 같았다.
"허, 저놈, 저러다 저도 죽겠구나!" 화타는 걱정이 되었지만 달리 손쓸 방법도 없어서 바라만 보고 있었다. 그런데 간신히 몸을 일으킨 수달이 풀숲으로 가더니 무언가 보랏빛 잎사귀 같은 것을 우걱우걱 뜯어먹고 다시 드러누워 한참을 쉬는 것이 아닌가. 저 풀은 뭐지? 궁금해진 화타는 이제는 잔뜩 흥미로운 시선으로 수달의 모습을 지켜보았다. 얼마쯤 흘렀을까? 수달이 다시 일어나 물속으로 들어가는데, 배도 꺼져 있고, 물속에서 헤엄치는 모습도 매우 건강해 보였다.
"저 풀이 도움이 되었겠구나!" 약초전문가답게 화타는 그 풀의 효용을 직감했다. 가져다가 몇 차례 써 보니 과연 효과가 좋았다.
그러던 중 어느 마을을 지나게 되었는데 마침 그 동네 젊은이들이 모여 한창 게 먹기 시합을 벌이고 있었다. 한 젊은이가 억척스럽게 게살을 뜯어먹는 모습이 화타의 눈에 들어왔다. 화타가 걱정이 되어 한마디 거들었다. "게는 찬 성질이 있어서 그렇게 많이 먹으면 안 되네. 배탈이라도 나면 아주 고생할 거야." 그러자 그 젊은이는 술도 한잔 걸쳤는지 불쾌해진 얼굴로 화를 내며 대꾸했다. "내가 배 터져 죽든 말든 무슨 상관이슈!" 말해 봐야 싸움만 날 것 같아 화타는 그냥 자리를 잡고 조용히 술을 마셨다.
얼마 후, 날이 어둑해지며, 사람들도 집으로 돌아가려고 할 때, 아까 그 젊은이가 갑자기 배를 움켜쥐며 의원을 불러 달라고 소리를 질렀다.

화타는 이때 수달이 먹었던 보라색 잎사귀를 따 와서 젊은이에게 먹였다. 조금 이따 보니 젊은이의 얼굴이 편안해졌고, 더 이상 배앓이도 하지 않았다. 동행했던 제자가 자못 신기해하며 어떻게 그런 놀라운 효과가 나올 수 있는가 물어보자, 화타는 이렇게 말했다. "생선이나 게 등 물속에서 나는 먹을거리는 본디 찬 성질을 가지고 있어서, 보라색 풀의 따뜻한 기운으로 그 독성을 풀 수 있다." 이 보라색 풀이 사람을 편하게 한다는 의미에서 자서紫舒, 이것이 나중에 "사람을 소생시킨다"는 뜻으로 바뀌어 자소엽紫蘇葉이라 불리게 되었다.

고대 경전인 《대학》에 격물치지格物致知라는 말이 있습니다. "사물의 이치를 궁리하여 완전한 지식에 도달한다"는 뜻입니다. 동양에서는 학문하는 자세를 말할 때 늘 등장하는 성어입니다. 여기서 화타는 수달의 모습을 유심히 살피면서격물 차조기의 약성을 유추해 냅니다치지. 한 걸음 더 나아가서는 질병의 치료라는 실천에 옮겨 그 지식의 진리성을 검증해 냅니다. 후세인들에게 학문을 하는 태도, 의업醫業을 하는 이가 지녀야 할 태도의 모범을 보인 것이지요.

쓰임새 많은 차조기

차조기는 매운맛, 풍한을 풀어 주네
줄기는 하기시켜 창만증이 편해지네✦

성질은 따뜻하고 향기가 있으며 독은 없다. 더부룩한 배를 다스리며 곽란을 그치게 한다. 다리병을 고치고 대장과 소장을 통하게 한다. 일체의 찬 기운을 없애며, 풍한의 사기가 겉으로 들어온 것을 흩어지게 한다. 또한 가슴의 담을 내려 준다. … 여름에는 줄기와 잎을 따고 가을에는 씨를 거둔다. 잎은 생으로 먹어도 좋고, 생선이나 고기와 함께 국을 끓여 먹어도 좋다.

-《동의보감》 탕액편

자소엽은 감기바이러스에 억제작용을 하고, 피부혈관을 확장하여 땀샘의 분비를 촉진하기 때문에 발한과 해열작용이 있습니다. 《동의보감》은 "찬바람 맞아 감기에 걸려 기침이 나고 가래가 많이 끓을 때", 자소엽과 행인살구씨, 상백피뽕나무 뿌리껍질, 진피, 반하, 패모, 백출, 오미자 각 한 돈 분량 4그램과 감초 반 돈에 생강 다섯 쪽을 넣어 달여 마시는 '행소탕杏蘇湯'을 제시하고 있습니다. 행소탕은 현재 사용되는 56개 한방보험처방에도 들어 있습니다. 감기 초기 증상이 없어지고 가래 기침만 남았을 때 쓰면 더 좋습니다. 게다가 자소엽은 소화액 분비와 위장 연동운동을 촉진하기 때문에 건위작용도 하지요. 또한 황색포도당구균, 사상균, 곰팡이 등에 억제작용이 있습니다. 이러한 항균작용은 물고기나 게 등의 독을 풀어 주는 효능과 연관되어 있는 것으로 보입니다. 또 신선한 자소엽을 외용하면 지혈 효과를 볼 수 있습니다. 옻이 올라 살갗이 벌게지고 두드러기가 생길 때도 씁니다.

약과 음식은 뿌리가 같다는 '약식동원藥食同源'이라는 말에 어울리게 음식 재료로도 많이 쓰입니다. 일본에서는 우메보시[††]나 생선회 요리에 자주 쓰인다고 합니다. 차조기의 씨는 소자蘇子, 차조기 줄기는 소경蘇梗이라 하여 역시 약재로 쓰입니다.

자소엽에는 정유 성분이 1퍼센트 가까이 함유되어 있으며, 그중 페릴알데히드perillaldehyde가 반 이상을 차지합니다. 그 외에 리모넨, 올레아놀산, 로스마린산, 우르솔산, 루테올린, 아피게닌 등이 들어 있습니다. 약리 연구로 기관지를 이완시켜 천식 치료에 효과가 있음을 밝혀냈고, 항염증·항알러지 등의 효과도 보고되었습니다. 주목할 만한 연구로는 소엽 추출물과 로스마린산이 베타아밀로이드 유도 모델에서 기억력 개선 효과가 있었다는 보고와, 정유 페릴알데히드가 해마의 신호전달에 관여하여 항우울 효과를 보였으며, 허혈성 뇌질환에서 염증성 사이토카인의 과다 발현을 억제하여 뇌신경을 보호하는 효과를 나타냈다는 보고가 있습니다. 감귤류의 향기 성분인 리모넨은 2021년 〈식물의학지Phytomedicine〉에 발표된 국내 연구진의 논문에서, 도파민과 GABA[†††]를 조절하여 항불안작용을 한다고 하니, 자소엽이 신경정신질환의 치료에도 응용되는 근거를 보여 준다고 하겠습니다.

[†] 紫蘇味辛解風寒 / 梗能下氣脹可安

[††] 梅干し, 매실을 소금에 절인 식품

[†††] 포유류의 중추 신경에 많은 아미노산의 일종. 양이 줄어들면 신경세포가 지나치게 흥분되어 신경정신질환을 일으킬 수 있다.

자소엽, 이렇게 이용해 보세요

차조기의 잎과 줄기는 위장 건강을 돕고 겉으로 들어온 찬 기운을 흩어지게 하므로 여름철 음식으로 위장이 상하거나 가벼운 감기 기운이 있을 때 차로 마시면 좋습니다. 임산부가 입덧을 할 때 쓰면 완화 효과가 있습니다. 자소엽차를 만들 때에는 오래 끓이지 않는 게 중요합니다. 향기를 내는 정유 성분이 모두 날아가 버리기 때문이지요. 감기에 잘 걸리는 사람은 평소에 자소엽 4그램 정도와 약간의 홍차를 달여 마시면 감기를 예방할 수 있습니다. 예방을 잘하지 못해 감기에 걸렸을 때, 오한이 나고 코가 막히거나 콧물이 흐르고 머리가 아프지만 땀은 나지 않고 답답할 때, 자소엽과 생강을 함께 넣어 끓여 먹으면 땀이 나면서 웬만한 감기는 잘 풀립니다. 사상의학의 관점에서 보면 곽향처럼 자소엽도 소음인에게 더 적합하다고 볼 수 있습니다. 자기 체질을 고려하여 이용하면 더 타율이 높겠지요? 그 외에 생선이나 게 요리를 먹을 때 차조기 잎으로 싸서 먹으면, 비린내를 줄여 주고 배탈을 막아 주는 효과가 있습니다.

이런 점은 주의하세요

기운이 약하거나 땀이 지나치게 많이 나는 사람은 삼가는 것이 좋습니다. 차조기가 땀을 내는 성질이 있어서 가뜩이나 부족한 기운과 진액을 더욱 소모시킬 수 있기 때문입니다.

3.

소화기에 좋은 약초

삼주

백출白朮**·창출**蒼朮 비위를 튼실하게 하는 이란성 쌍둥이 약초

허허실실虛虛實實

본초학을 전공하지 않은 일반인이 백출과 창출을 구별하는 일은 쉽지 않습니다. 여러 가지 이유가 있지만, 한국에서는 전통적으로 삼주가 창출로도 백출로도 쓰여 왔기 때문입니다. 역사적으로 보면 애초에는 출朮로 쓰이다가 점차 적출赤朮, 백출白朮로 구분했고, 후에 서로 다른 기원식물로부터 나온 창출과 백출로 정립되었습니다. 잎이나 꽃의 모양으로는 비슷한 종이 많아서 사실 구분이 어렵고, 약재로 쓰이는 뿌리나 자른 절편의 모양, 색을 보고 판단합니다.

흰 '백白'과 푸를 '창蒼' 자를 쓰는 이름에서 알 수 있듯이 희거나 노란빛을 띠는 쪽이 백출이고, 창출은 좀 더 짙은 황색이나 갈색을 띱니다. 전분이 많고 모양도 둥글둥글한 편인 백출에 비해 창출은 정유가 많아 향이 강하고, 반점이 많으며, 단면이 길쭉하고 섬유질심이 있는 편입니다. 맛을 보면 좀 더 차이를 잘 느낄 수 있습니다. 모두 쓴맛이 섞여 있지만 창출은 매운맛이 더 강하고 백출은 단맛이 강합니다. 그래서 대표적인 보기제補氣劑인 사군자탕에는 백출이 들어가고, 신속하게 소화를 도와 체기를 내려야 하는 평위산에는 창출이 들어갑니다. 황기처럼 땀을 수렴

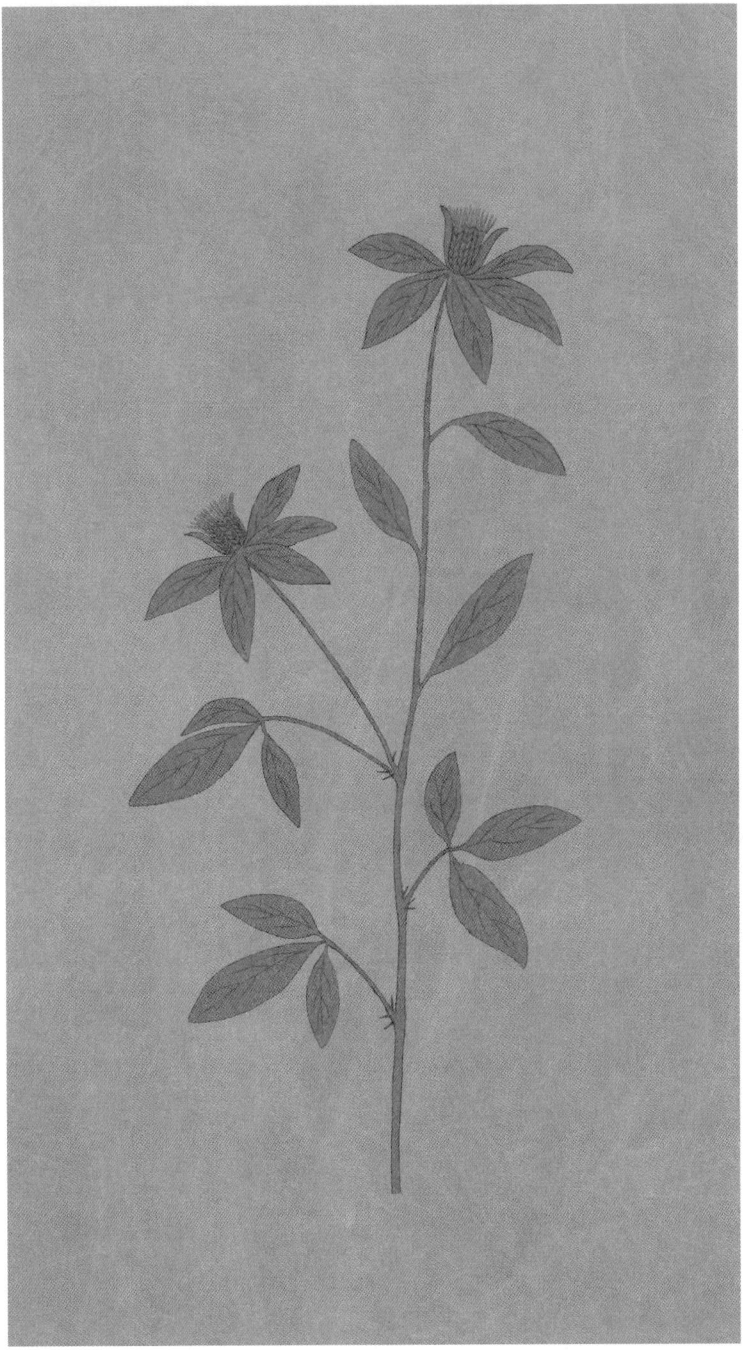

할 때는 백출, 마황처럼 땀을 낼 때는 창출을 쓰기도 합니다. 그래서 백출은 허증, 창출은 실증에 쓴다고 하지요.

허증은 대개 병이 오래되어 몸의 원기가 부족해진 상태를 말하고, 실증은 보통 질병의 초기에 병사病邪가 왕성해진 상태를 말합니다. 허증에 창출을 쓰고 실증에 백출을 쓰면 좋은 효과를 보기 어렵고 부작용이 날 수도 있습니다. 허증에 치는 약을 쓰면 몸이 더 쇠약해질 것이고, 실증에 보약을 쓰면 사기邪氣가 더욱 왕성해집니다. 한의학의 치법은 병법과 매우 닮아 있지만, 용병에서 상대를 속여 이득을 얻는 허허실실과 한의학의 허허실실은 아주 판이한 결과를 낳습니다.

허균 '기자', 임세적을 인터뷰하다

영국에 로빈후드가 있다면 우리나라에는 홍길동이 있습니다. 둘 다 못된 관리와 욕심 많은 부자를 혼내 주던 대표적인 의적이지요. 그런데 우리의 홍길동은 아시다시피 실제 인물이 아닙니다. 허균이 지은 《홍길동전》이라는 소설에 등장하는 가상의 인물이지요. 허균은 홍길동이라는 가상 영웅을 창조해 조선의 개혁과 혁명을 꿈꾸었다고 합니다.

안타깝게도 누명을 쓰고 한창 일할 나이에 죽임을 당한 허균. 조선의 문제적 인물인 그는 사회를 혁파하겠다는 불 같은 의지의 소유자였습니다. 하지만 그런 그에게도 장수하는 어르신은 부러움의 대상이었나 봅니다. 당대의 장수 노인을 찾아가 기록한 일종의 인터뷰 기사를 《성소부부고惺所覆瓿藁》라는 그의 문집에 남겨 놓았습니다. 성소는 그의 아호이고, 부부고는 "장독 뚜껑을 덮을 만한 보잘것없는 원고"라는 뜻입니다. 겸

손의 뜻으로 쓴 것이지만 그의 글재주가 아낌없이 드러난 보기 드문 수작입니다. 궁정의 정쟁부터 문학평론, 여동생 허난설헌에게 바치는 추모사, 각종 음식 관련 설명 등에 이르기까지 그의 관심사가 다채롭게 펼쳐져 있습니다. '임노인 양생설'은 그중에서도 현대 언론의 탐방기사 같은 느낌이라 색다른 맛이 있습니다. 기자가 된 허균은 무엇을 취재하려고 했을까요? 당시 대담 현장을 재구성해 보겠습니다.

> 강원도 평창군 대화당시는 강릉부 태화현에 임세적이라는 사람이 살았다. 113세나 되었는데도 얼굴은 50살처럼 보였고 눈도 귀도 모두 밝았다. 그 소문을 듣고 허균 기자가 직접 그를 찾았다.

허균 젊어서는 무슨 일을 하셨나요?

임세적 군대에서 젊은 시절을 보냈습니다. 나이 들어 전역한 후 줄곧 여기서 살았지요.

허균 노인께서는 참으로 건강하십니다. 무슨 특별한 양생법이라도 있으신지요?

임세적 시골에서 야인으로 사는 사람이 그런 게 있을 리가요.

허균 좋은 약이라도 드셨을 것 아닙니까?

임세적 약은 무슨… 그런 거 없소이다.

허균 양생법도 안 하시고, 좋은 약도 안 드시고. 그러고도 이토록 오래 산 분이 과연 있을까요?

임세적 제가 어릴 때부터 약골이라 어쩌다 조금만 배불리 먹어도 배가 더부룩해지고 영 속이 거북했지요. 그래서 매일 묵은쌀 반 됫박 정도만 먹고 기름진 살코기와 날 것, 찬 음식은 아예 입에 대지를 않았어요. 이렇게 한 10년을 살다 보니 몸이 점점 좋아지더군요. 불행히도 내 나이 마흔에 아내를 먼저 보냈소만, 두 아들이 아비를 잘 봉양했다오. 계절에 맞게 옷을 해 준 덕에 잘 입었고, 바람이 안 새는 깊은 방에서 지냈어요. 아이들이 잘 돌봐 주니 성낼 일이 없고, 살림살이 꾸려 갈 걱정이 없어서 배고프면 먹고 곤하면 잠들면서 60여 년을 별 탈 없이 보냈다오. 집이 산골짜기에 있다 보니 주변에서 매일 삽주 뿌리와 둥굴레를 캐 먹었소이다. 오랫동안 복용하자 눈이 점점 밝아지고 귀가 점점 잘 들리더군요. 빠진 이도 새로 나고 다리 힘도 좋아졌소. 이것 말고는 무슨 특별한 비결이 있을 수 없지요.

허균 노인장의 말씀을 들으니, 문득 양생술을 깨닫게 되었습니다. 신선이 되고자 한다면 반드시 정기신精氣神 3보를 보존해야 하는데, 노인께서는 새장가를 들지 않아 '정精'을 보존했고, 음식을 가려 먹고 과식하지 않아 '기氣'를 지켰으며, 화내지 않고 애쓰지 않아 '신神'을 보존했습니다. 이 세 가지가 이미 갖추어졌으니 장수하는 것이 당연합니다. 아울러 진기를 흔들림 없이 지켜 내면서 약 가운데서도 상품上品이라 일컫는 삽주나 황정을 드셨으니 신선이 되어 훨훨 나는 것이 어찌 먼 훗날의 이야기라 하겠습니까? 온갖 방술을 수련하고 신비한 주문을 외워도 조급한 마음에 욕심을 이기지 못하고 분노하는 마음이 안에서 소용돌이치는 사람은 결국은 아무것도 이루지 못하게 될 터. 이런 사람들이 노인장을 보면 이마에 땀을 찔찔 흘리며 부끄러워하지 않겠습니까?

당대의 최고 지식인답게 허균 기자는 임노인의 장수비결을 논리적으로 이끌어 냈습니다. 진시황은 불로초라는 '결정적 한 방'을 노리다가 술사의 꼬임에 낚여 결국 환갑도 못 누리고 떠났지만, 지혜로운 허기자는 어마어마한 장수라는 전인미답의 경지가 여러 가지 좋은 조건의 총합만으로도 가능하다는 이치를 이미 간파하고 있었던 것입니다. 그러나 양생이 어디 지식과 통찰력만으로 될 법한 일이던가요? 결국은 실천의 문제이기에 그 자리에서 내린 허균의 결론은 간명했습니다. "저의 스승이 되어 주십시오. 사부로 모시겠습니다."

허균이 과연 그의 제자가 되었는지는 후속 이야기가 없어 알 수 없습니다. 다만 같은 문집의 다른 글에서 임세적 노인이 117세까지 살았다는 기록이 있는 것으로 보아 소식은 계속 듣고 있지 않았나 싶습니다.

앞의 임노인 이야기에서도 엿볼 수 있듯이 우리 조상들은 삽주를 불로장생의 명약으로 여기고 있음을 알 수 있습니다. 음식을 먹어야 살 수 있는 모든 동물과 마찬가지로 인간도 먹을거리를 취해서 그것을 소화시키는 것이 생존의 첫걸음이지요. '기氣'라는 한자어를 잘 보면 그 가운데 쌀 '미米' 자가 들어가 있습니다. 밥을 먹어야 기운이 생긴다는 아주 간단한 이치를 확인할 수 있습니다. 이 기운은 우리가 힘을 내어 일할 때도 필요하지만 오장육부, 즉 인체의 여러 기관을 움직이게 하는 데도 필수적입니다. 숨 쉴 때도 산소와 함께 폐를 움직이게 하는 에너지가 필요한 것처럼 말이지요. 따라서 위장이 튼튼하지 않으면 생존의 기본이 허물어지게 되고, 위장이 튼튼하면 오래 살 수 있는 토대가 갖추어지는 것은 자명한 이치입니다.

삽주의 쓰임새

창출은 감온✦하고 땀을 내게 하고
습을 없애고 속을 편하게 하니 장역✦ 또한 막아 주네
백출은 감온하니 비위를 튼실케 하고
설사를 멈추고 습을 없애며 담으로 인한 창만증을 다스리네✦✦

성질은 따뜻하며, 맛이 쓰고 매우며, 독이 없다. 신체 상중하부의 습을 치료하며, 속을 편안하게 하고, 땀이 나게 하며, 고여 있는 담음·현벽·기괴·산람장기 등을 헤치며, 풍한습으로 생긴 저림과 곽란으로 연이어 토하고 설사하는 증상을 다스리며, 붓기와 창만증을 없앤다.
비위를 튼튼하게 하고, 설사를 멎게 하며, 습을 없애 준다. 또한 소화가 잘되게 하고, 땀을 거두며, 명치 아래가 몹시 그득한 것과 곽란으로 연이어 토하고 설사하는 증상을 다스린다. 허리와 배꼽 사이의 혈을 잘 돌게 하며, 위가 허냉하여 생기는 이질을 낫게 한다.✦✦✦

-《동의보감》 탕액편

대개 전통 처방을 임상에 적용할 때는 창출과 백출을 이러한 용도로 구별해 썼다고 생각하면 됩니다. 쉽게 표현하면 몸에 습이 많아 비위를 잘 돌려서 습을 말리고자 할 때는 창출, 비위 자체가 약해서 기운이 떨어질 때는 백출이라 할 수 있겠습니다. 특히나 배 속 아이 움직임이 불안하여 유산 기미를 보일 때 태를 안정시키는 것을 안태安胎라고 하는데, 이때는 백출을 써야 합니다.

당뇨에서 비만까지, 삽주 연구와 응용

최근 삽주의 여러 가지 효능이 새롭게 밝혀지고 있습니다. 몸속의 포도당을 동화시켜 혈당을 낮추는 작용을 하여 당뇨 치료에도 응용되고 있으며, 혈전을 억제하는 항혈전 효과와 콜레스테롤 저하, 면역력 강화 효과도 입증되었습니다. 천연물을 이용한 암 치료가 더 많이 이루어지는 것과 관련하여 식도암·육종·간암 등을 억제하는 항암 효과가 밝혀진 것은 고무적이라 할 만합니다. 그런가 하면 태아가 잘 자라게 하는 안태, 소변을 잘 나가게 하는 이뇨, 혈압을 낮추어 주는 강압降壓 등의 효과도 보고되고 있는데, 이는 전통적인 용법을 확인해 주는 것이기도 합니다.

게다가 전반적인 생활 수준 향상과 서구식 식단의 보급, 생존경쟁 격화 등이 원인이 되는 과체중과 비만이 사회적 질병으로까지 인식되고 있는 요즈음, 창출을 장복하면 몸이 가벼워진다는 옛사람들의 지혜가 새롭게 조명되고 있습니다. 이미 창출 또는 창출을 이용한 복합제제가 한방 다이어트와 비만 치료에 널리 쓰이고 있지요. 이와 관련된 연구로는 고지방식 식이로 비만을 유도한 마우스의 혈자리에 창출 약침을 주입한 결과, 지방분화 관련 유전자의 발현을 억제하고 지방산 산화를 촉진하여 체중 증가, 혈중 포도당·인슐린의 농도, 중성지방, 콜레스테롤 등의 상승

✦ 감온보다는 고감온苦甘溫이 더 정확한 표현이다. 장역瘴疫은 '산람장기山嵐瘴氣'라고도 하며, 산간지방에서 습열과 사기邪氣로 생기는 전염병을 의미한다.

✦✦ 蒼朮甘溫能發汗 / 除濕寬中瘴可扞 / 白朮甘溫健脾胃 / 止瀉除濕兼痰痞

✦✦✦ 《동의보감》에 나오는 말로, 담음痰飮은 몸 안의 진액이 잘 돌지 못해 생기는 산물 또는 그 증상, 현벽痃癖은 배꼽 주위나 옆구리에 생기는 적취의 하나를 의미한다. 기괴氣塊는 나쁜 기운이 단단히 뭉쳐 있는 덩어리를 말한다.

을 억제하였다는 보고✦도 있습니다.

또한 창출은 비타민A가 풍부하여 창출만으로도 비타민A 결핍 때문에 생기는 야맹증, 각화연화증 등의 치료에 쓰이기도 합니다. 필요에 따라 돼지나 닭의 간과 함께 끓여 사용하기도 하지요. 안과질환의 치료에 간유를 보조제제로 쓰는 것과 유사한 발상이라 하겠습니다.

✦ 윤은주 외, "동물실험에서 고지방식이 투여로 인한 체중 증가 억제", 〈대한침구학회지〉, 2011

삽주, 이렇게 이용해 보세요

삽주순 무침

봄철에 나오는 어린 순은 향긋한 냄새가 나고 맛이 좋아 나물로 무쳐 먹어도 좋습니다. 약간 쓴맛이 있지만 살짝 데친 다음 먹거나 그냥 생으로 씹어 먹어도 괜찮습니다.

삽주잎차

커피나 홍차 대신 삽주잎차는 어떨까요? 위장을 튼튼하게 하고 소변이 잘 나오게 한답니다. 기운이 없거나 식은땀이 흐를 때도 응용할 만하지요.

배탈·설사가 잦으면 평위산, 술꾼은 대금음자

《동의보감》의 위장병 치료에 제1번으로 등장하는 처방은 평위산입니다. 창출·진피·후박 등으로 구성되지요. 비위가 고르지 못하고, 밥 생각이 사라지고, 명치 아래가 더부룩하면서 아플 때, 구역질이 나고 메스껍고 신물이 올라오고, 얼굴이 누렇게 뜨고 살이 빠지는 등의 증상이 있으면 씁니다. 때마침 감기에 걸렸거나 구토가 심한 사람은 여기에 곽향과 반하를 가하는데, 이름하여 금덩어리와도 안 바꾼다는 '불환금정기산不換金正氣散'입니다. 진피를 두 배로 증량하여 군약으로 올리면 알코올에 상하거나 음식에 상해 생기는 증상, 짧게 말해 주식상酒食傷을 치료하는 '대금음자對金飮子'가 되는데, 그 뜻 역시 "금과 맞먹을 만큼의 가치를 가진 음료수 형태의 약"이라는 뜻입니다. 어쨌든 '후천後天의 근본'인 위장 치료를 해 준다는 데, 금하고 맞바꾼다고 뭐가 아깝겠습니까?

이런 점은 주의하세요

몸이 마르고 피부가 건조한 사람은 오래 복용하지 않는 게 좋습니다. 약의 건조하고 따뜻한 성질이 음액을 말려 버려 몸이 더욱 건조해질 수 있기 때문이지요.

끼무릇

반하半夏 명약이 된 독초

약과 독은 이란성 쌍생아

외발로 서 있는 두루미. 신선이 타고 다닌다는 새. 그림을 보고 드는 생각입니다. 반하는 끼무릇의 한자 이름입니다. 꿩의 수컷을 장끼라고 하지요. '끼'는 꿩을 뜻하고요, 무릇은 백합과 식물의 이름입니다. 꿩이 반하를 아주 좋아해서 옛사람들이 이렇게 이름을 붙였습니다. 그래서 그런지 반하의 꽃은 생김새가 조금 남다릅니다. 마치 새의 부리처럼 길고 뾰족하게 위로 솟구치고 있지요. 그래서 멀리서 반하 밭을 보면 마치 두루미들이 부리를 하늘로 향한 채 기도를 드리는 듯한 모습입니다. 그래서 뭔가 특별한 효능을 기대했는지도 모릅니다. 그러나 뾰족한 새 부리는 새끼를 먹이는 착한 일도 하지만, 벌레를 죽이거나 침입자와 싸우는 날카로운 무기가 되기도 합니다. 이처럼 반하의 좋은 효능 뒤에는 독성 또한 숨겨져 있습니다. 아주 먼 옛날에는 '독약'이라 하여 약과 독이 거의 같은 개념으로 인식되던 시기가 있었습니다. 원시시대에는 무당과 의사가 구분되기 힘들었듯이 말입니다. 의약학이나 박물학적인 데이터가 엄청나게 쌓이면서 비로소 약과 독은 구분점을 찾게 됩니다. 음식과 약이 '약식동원'이라 하여 원래는 같은 기원에서 시작했으나 문명의 발전에 따라 나뉘어졌듯이.

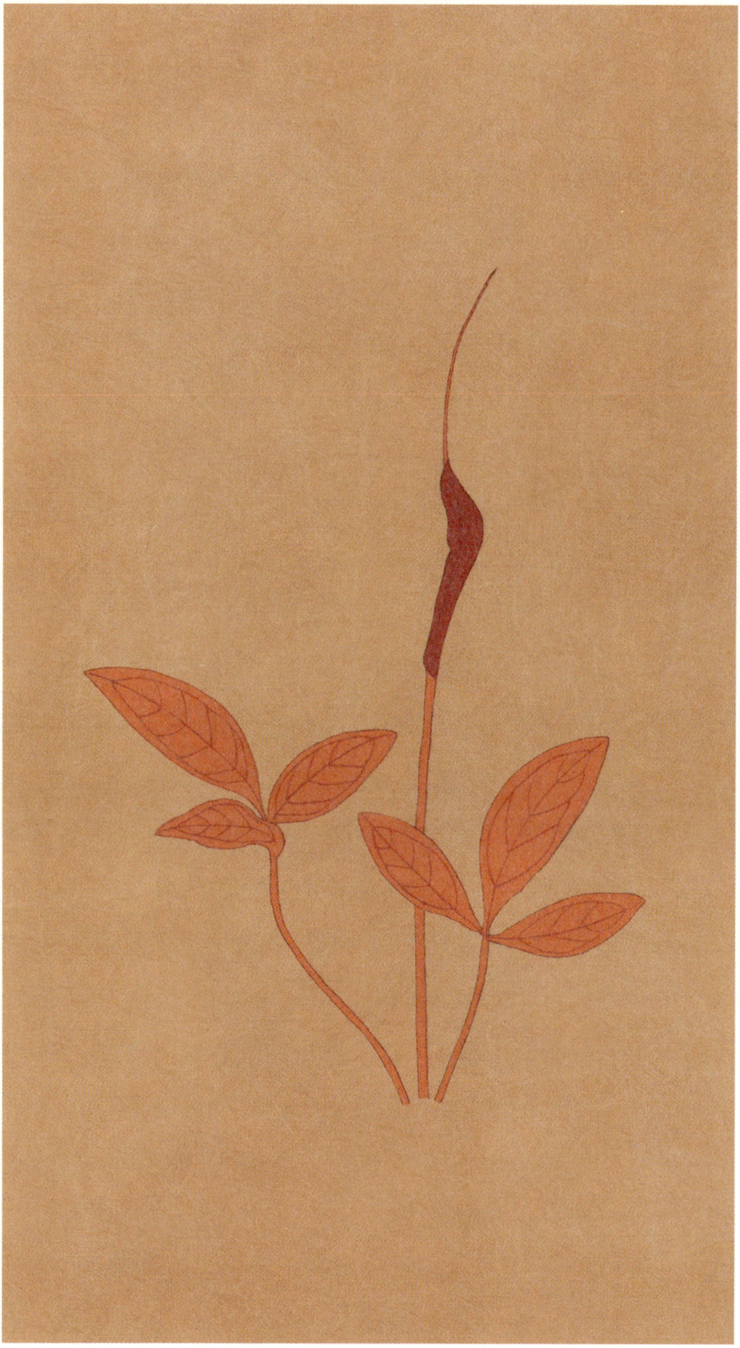

두 이야기 속의 반하

반하가 우리 삶 속으로 들어오게 된 계기는 여러 가지가 있습니다. 옛날 전설에서는 반하의 효능을 체험해서 놀라운 치료 효과를 보았다는 이야기나 반하의 독성 때문에 고생하다 생강을 써서 나았다는 내용이 많은 편입니다. 그중 백하라는 처자의 이야기는 의약학이 전문화되기 이전에 지혜로운 사람들이 어떤 자세로 약초를 활용해 왔는지를 잘 보여 주고 있는 사례라 음미할 만합니다.

> 옛날에 백하라는 처자가 있었다. 얼굴은 고왔으나 어릴 때부터 기침이 심해서 힘들 때가 많았다. 좋다는 약은 다 써 보았으나 신통하지 않아서 그냥 포기하듯 살아가고 있었다. 그러던 어느 날 밭에서 일하던 중 배가 고파서 주위를 둘러보니 밭 기슭에 이름 모를 풀이 자라는 걸 발견했다. 캐어 보니 그 뿌리가 먹음직스러워 보여 냇가로 가서 잘 씻은 다음 씹어 보았다. 그런데 매운맛이 나고 목구멍이 아리면서 구역질이 났다. 백하는 "이거 독이 든 뿌리를 먹고 이제 꼼짝없이 죽게 되는가 보다" 하고 겁이 덜컥 났다. 그때 궁즉통窮則通이라고, 언젠가 마을 어른들에게 구토가 날 때는 생강이 좋다고 하는 이야기를 들은 기억이 났다. 마침 멀지 않은 밭에서 생강을 기르고 있어서 허겁지겁 뛰어가 생강을 캤다. 생강 몇 조각을 삼키니 놀랍게도 구역질이 더 이상 나지 않았다. 안도의 한숨과 함께 남은 일을 마친 백하는 별 탈 없이 집으로 돌아왔다.
>
> 그런데 놀랄 일은 그것만이 아니었다. 밤낮으로 심했던 기침이 어디론가 사라져 버린 것이었다! 지혜로운 백하는 밭에서 캔 그 뿌

리가 무언가 대단한 효능을 갖고 있다는 사실을 눈치챘다. 게다가 생강을 이용하면 그 뿌리의 독성을 누르면서 오랜 기침에 무리 없이 쓸 수 있다는 생각까지 할 수 있게 되었다. '배워서 남 주자'라는 기특한 생각까지 한 백하는 이웃들에게 자기가 겪은 일과 깨달은 바를 나누며 비슷한 병으로 힘들어 하던 사람들을 설득했다. 별다른 치료약 없이 고생하던 사람들이 백하의 권유를 듣고 시도해 보니 과연 좋은 효과가 있었다. 마음씨 고운 백하는 기침에 시달리는 사람들에게 이 좋은 약초를 선물해 주어야 하겠다는 일념으로 그 뿌리를 캐어 지게에 가득 담아 강가로 갔다. 그런데 호사다마라고 할까? 그 뿌리에서 나온 미끌미끌한 액즙 때문에 그만 발이 미끄러지면서 백하의 가녀린 몸은 깊은 강물 속으로 빠지고 말았다. 이 슬픈 소식이 전해지자 마을 사람들은 백하의 고운 마음씨와 아픈 사람을 위해 애썼던 모습을 떠올리면서 모두 눈물을 흘렸다. 마을 사람들은 백하를 기리기 위해 약초 이름을 반하라고 했다. 여름이 반쯤 지나면 시들어 버린다고 해서 반하半夏라고 했다는 설도 있다.

이번에는 이름 모를 병의 원인을 간파해 낸 한 명의의 이야기입니다. 그 의원이 탁월한 지혜를 가졌다기보다 백하와 같은 선구자들이 이룩해 놓은 성과가 후대 의사들에게 전수되어 일종의 '집단 지성'을 형성한 덕분이라고 봐야 하겠지요.

옛날 어느 마을에 한 아저씨가 이름 모를 병으로 시름시름 앓고 있었다. 주변의 의사들이 이런저런 치료를 하려 해도 원인을 몰라 제대로 치료도 할 수 없었다. 그래서 그는 당시 잘 고치기로 소문난 의사를 수소문해 찾아가서 제발 살려 달라고 매달렸다. 간절한 호소를 모른 척하기 힘들었던 그 의사는 시간을 내서 찾아가 진찰을 해 보았다. 그런데 아무리 봐도 왜 이렇게 아픈지 원인을 찾기가 힘들었다. 그래서 가족에게 "무슨 병인지 몰라 미안하다"고 정중히 사과하고 집으로 돌아갔다. 동네 어귀를 빠져나오려 하는데, 그 동네 아이들이 꿩의 날개를 가지고 놀이를 하고 있었다. 아차, 하는 생각에 다시 발걸음을 돌려 병자의 집으로 찾아가서 요즘 꿩고기를 먹은 적이 있는지 물었다. 그들은 아주 좋아하는 음식이라 자주 잡아서 먹었다고 말했다. 의사는 그 이야기를 듣고 생강을 듬뿍 넣은 처방을 써서 그 환자를 며칠 만에 자리에서 일어나게 했다. 꿩이 반하를 즐겨 먹으니 자연스럽게 꿩을 먹은 사람들이 반하의 독성으로 고생할 수 있다는 것을 아이들의 놀이를 보고 순간 깨달은 것이었다.

이상한 병을 앓는 청상과부,
어의 이수귀의 치료는?

이번에는 전설이나 민담이 아니라 실제 치료 행위에 관한 기록을 보면서 반하가 어떻게 쓰였는지 알아볼까요? 조선 영조 때의 어의였던 이수귀李壽龜는 《역시만필歷試漫筆》이라는 임상기록을 남겼습니다. 실제 치료 과정이 자세히 수록되어 조선시대 의학사 연구에 큰 의미가 있는 귀한 자료지요. 여기에 보면 남편의 기일에 슬픔을 이기지 못해 머리가 빙빙 돌면서 깨질 듯이 아프고, 물체가 거꾸로 보이는 등 '이상한 병'이 생겨 버린 양반집 청상과부를 치료한 이야기가 나옵니다. 역시 명의답게 이수귀는 우울증이 지나쳐 '담음痰飮'이 생겨났고, 이것이 심장의 구멍을 막아✦ 특이한 증상이 나타났다고 보았습니다. 그때 쓴 약이 옥액탕玉液湯이지요. 옥액탕은 반하·침향·생강, 단 세 가지 약재로 구성됩니다. 《동의보감》에서는 기훈氣暈이라는 증상에 이 처방을 씁니다. 슬픈 감정에 상한 나머지 기운이 정체되어 '담연'✦✦이라는 병리 물질이 생겨나 심장의 흐름을 막아 어지럽고, 가슴이 두근거리며, 눈썹 부위가 아플 때 씁니다. 옥액탕을 쓴 결과는 어땠을까요? 주로 담을 없애는 약 반하, 기운을 돌리고 통증을 멎게 하는 침향, 역시 담을 삭이고 배를 따뜻하게 하는 생강이 협력하여 과수댁은 건강을 되찾게 됩니다. 해피 엔딩이지요.

담음을 다스리는 반하

반하 맛은 맵고 기침 구역에 좋다네
건비하고 조습하니 담과 두통을 없애 주네✦✦✦

반하는 따뜻한 성질을 가진 약재로, 지금까지 살핀 대로 담을 없애는 능력이 뛰어납니다. '담phlegm'이란 '가래sputum'를 떠올리면 쉽게 이해할 수

✦ 담미심규痰迷心竅라 한다.
✦✦ 痰涎, 가래침 같은 병적인 대사산물
✦✦✦ 半夏味辛咳嘔繩 / 健脾燥濕痰頭疼

있습니다. 등에 '담이 결리다'라고 할 때의 담도 넓은 의미에서 담에 포함됩니다. 가래처럼 정상적인 생리 대사에서는 잘 안 생기고 몸에 무엇인가 문제가 있을 때 생기는 병리적 대사산물입니다. 몸의 기혈 순환이 순조롭지 않아 장부의 진액이 일정 부위에 몰려 걸쭉하고 탁하게 변한 것이지요. 한방병리학에서는 '십중구담十中九痰'이라 하여 질병을 일으키는 주된 요인으로 담음을 꼽을 정도입니다.

담음이 폐肺에 있으면 가래·기침·천식이 되고, 담음이 심장을 막으면 정신이 혼란해지거나 가슴이 답답해지고 두근두근하며, 중풍이 오기도 하지요. 또한 담음이 위장에 고이게 되면 '꼬르륵' 하는 진수음이 생기고 오심·구토가 일어납니다. 신물이 올라오는 탄산이나 '끄윽' 하고 가스를 뱉는 트림도 모두 담음증에 속합니다. 담음이 머리 쪽으로 쏠리게 되면 어지럼이 생기고 두통이나 귀울음, 눈 아래에 거무튀튀한 다크서클이 생기기도 합니다.

심장 부위가 뻐근하면서 등짝까지 찌르는 듯한 통증이 생기는 협심증이 생기기도 하고, 명치 끝이 답답하면서 자주 체하거나 위장에서 물소리가 나기도 합니다. 속이 메스꺼우면서 심하면 토한다든지 머리가 깨질 듯이 아프거나 눈을 감아도 빙빙 돌면서 어지러운 증상도 그 원인을 따져 들어가면 체액의 정체로 생긴 담음인 경우가 많습니다. 병의 원인이 규명되면 치료도 한결 수월해지지요. 담병을 치료하기 위해 한의사가 일단 머릿속에 떠올리는 본초가 대개 반하이고, 처방은 이진탕二陳湯✦입니다. 《동의보감》에도 "담을 없애려면 반드시 반하를 써야 한다去痰必須半夏"라고 할 정도입니다. 대개 몸이 찬 체질이거나 겨울의 추위 때문에 생기는 오랜 기침과 흰 가래 등이 잘 낫지 않을 때 씁니다. 체했을 때나 구토할 때도 담음이 원인이라고 판단되면 쓸 수 있지요. 하지만 마른기침이 나오거나 입이 자주 마르는 사람에게는 맞지 않습니다.

호흡기질환과 위장관계질환에 적용되는 반하의 효능

반하는 담을 삭이고 기침을 멎게 하는 데 좋은 효능이 있어서 현대에도 호흡기질환에 상용하는 약입니다. 위가 약하고 차서 맑은 위액을 토해 내고, 밥맛도 없어지고 헛배가 부를 때나 위병으로 구토할 때도 반하가 쓰이는데, 이는 전통적인 사용과 별다른 차이가 없습니다. 임상에서는 단독으로 사용하는 경우는 매우 드물고, 처방 속에 들어가 일정한 역할을 꾀하도록 하는데, 단연 위장관계질환에 많이 쓰입니다. 대표적으로는 '반하사심탕'이라는 처방을 들 수 있습니다. 반하를 가장 많이 쓰니 처방 이름에 반하를 내세웠고, '사심瀉心'은 명치 끝이 답답한 증상을 시원하게 내려준다는 의미로 감초사심탕, 생강사심탕 등의 자매 처방이 있습니다. 저는 소화불량이나 급성·만성 위염 등으로 이런저런 양약이나 한약 엑기스 처방이 잘 안 들을 때 반하사심탕을 처방하는 경우가 많은데, 역시 꽤 잘 듣는 편입니다. 은연중에 강력하게 작용하는 반하의 힘이 느껴집니다. 이재희 선생의 《한방강화》에는 예전 강원도 탄광지역에서 거친 일을 마친 광부들이 돼지고기 안주로 많은 술을 마셔 위장질환이 많이 생겼는데, 이때 반하사심탕이 꽤 주효했다는 일화가 소개되어 있습니다. 일본에서는 암 치료를 할 때 항암제 부작용 등으로 소화가 안 되거나 복통이나 구토 증상이 심할 때, 한약을 배운 의사들이 종종 써서 효과를 보는 대표적인 처방 중의 하나이기도 합니다.

✦ 반하·진피·복령·감초, 이렇게 네 가지 약재로 구성된다. 진陳이란 오래 두었다가 써야 좋은 약을 말하는데, 반하와 진피가 대표적인 진약이라 이렇게 이름 붙인 것이다.

이런 점은 주의하세요

반하는 대표적인 임신 금기약 중의 하나이며, 옛날이야기에서도 자주 등장하듯 그 자체로 독성이 있어서 취급에 주의를 요합니다. 흔히 생강으로 법제하여 독성을 제어하는 방식을 쓰지만 역시 약물을 다룰 때는 안전제일주의로 가야 합니다. 개인적으로 시도하는 것은 피하고 믿고 쓸 수 있는 한의원 처방을 이용하세요. 약초를 찾아다니다가 우연히 반하를 발견했다면, 뿌리째 뽑아 약으로 쓰기보다는 기념으로 사진 한 장 찍고 반하의 특이한 생김새를 감상하면서 앞서 소개한 백하의 슬픈 사연을 음미해 보는 정도로만 해도 뜻깊은 산행이 될 것입니다.

감초

감초甘草

여러 약을 조화시키는
약방의 '감초'

협상가 감초

감초는 말 그대로 '단 풀'입니다. 천연 감미료로 손색이 없을 정도로 단맛이 강한 편입니다. 치료제로 쓰이는 약초들은 대개 쓴맛이 강합니다. 하지만 보약으로 쓰이는 것들은 확실히 단맛이 나는 편입니다. 그중에서도 감초의 위치는 특별합니다. '약방의 감초'라는 말대로 감초는 한의원에서도 가장 잦은 빈도로 사용되는 약재입니다. 단지 쓴맛을 중화시켜 복약하는 사람들의 순응도를 높이기 위한 용도뿐만이 아닙니다. '조화제약調和諸藥'이라 해서 개성이 강한 여러 약이 들어갈 때 이를 적절히 화해시켜 어느 한쪽의 약성이 치우치게 나타나지 않도록 합니다. 금원사대가인 이동원은 이렇게 말합니다. "그 성질은 능히 급한 것을 누그러뜨리고 여러 약을 화합시켜 서로 싸우지 않도록 하니, 뜨거운 약은 감초를 얻으면 열을 늦추고, 찬 약은 감초를 얻으면 차가움을 늦추며, 한열이 서로 섞인 것은 감초를 쓰면 화평하게 된다." 요즘 말로 하면 '협상가negotiator' 감초는 양극단을 화해시키려는 중도파라고나 할까요? 국제무대로 넓혀 보면 잘하든 못하든 유엔사무총장이라는 직함에 주어지는 역할이라고도 할 수 있습니다.

2017년인가요? 미국의 트럼프 대통령과 북한의 김정은 국무위

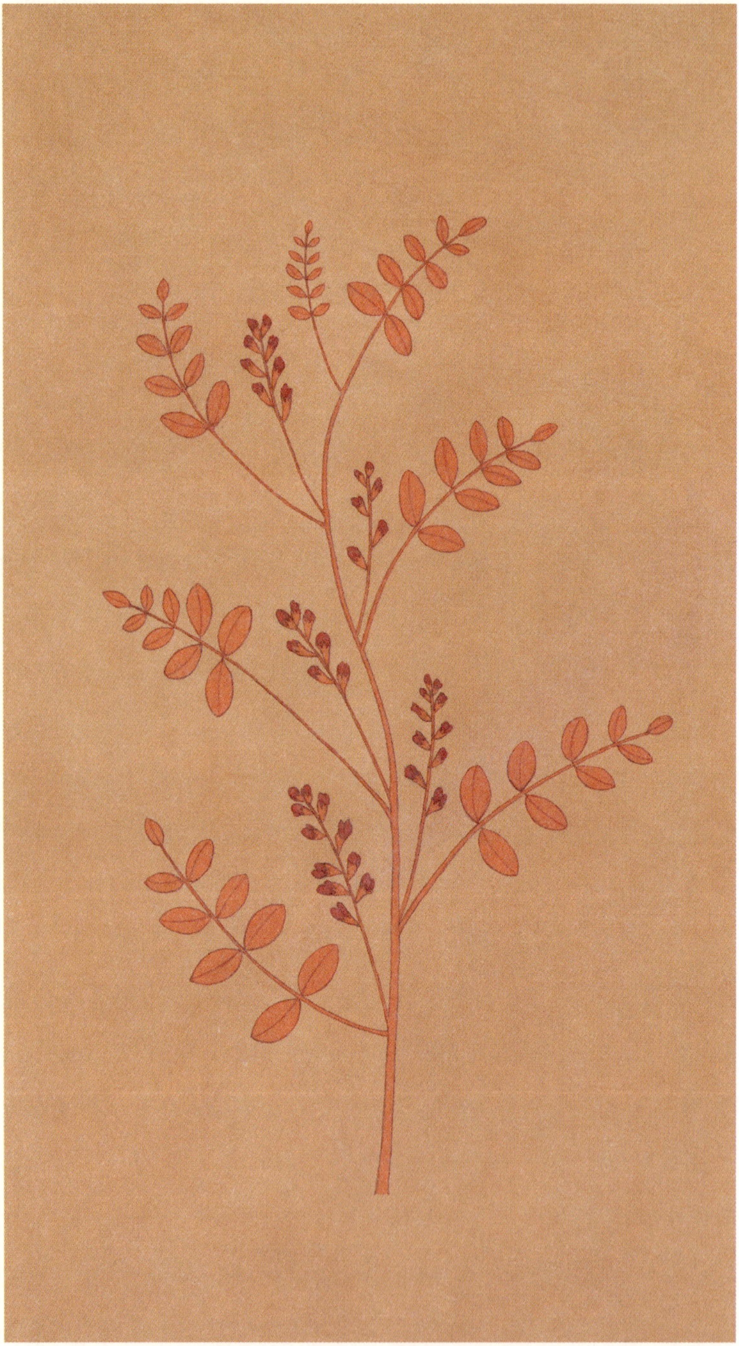

원장이 말 폭탄을 던져 가며 한반도를 둘러싼 안보 위기를 극단으로 몰고 가던 때가 있었습니다. 이때 중간에 끼어 진퇴양난에 빠진 당사자가 바로 대한민국 국민입니다. 평화를 향한 국민의 여망을 받아들여 대통령이 발 벗고 나섭니다. 도저히 불가능할 것 같았던 북미 사이의 협상을 이끌어 내는 데 성공했던 그를 생각하니, 대통령 선거 직후 〈타임〉지 표지에 'Negotiator'로 소개된 모습이 떠오릅니다. 외국 유수 언론의 눈은 매우 날카로운 점이 있습니다. 한겨레의 명운이 가장 위태로운 순간에 양쪽의 강경노선을 화해시켜 평화의 희망을 살려 낸 공적은 높이 평가되어야 한다고 봅니다. 최초의 본초서인 《신농본초경》에 감초가 등장한 이래, 2000년 동안 감초는 화해자로서 자기 역할을 묵묵히 수행해 오고 있습니다. 위대한 협상가인 감초에게 머리 숙여 감사드립니다. 감초의 별명인 국로國老는 임금의 스승을 말합니다. 새삼 옛사람들의 작명 센스에 감탄합니다.

국산 감초 있나요?

땅의 넓이로 보면 한반도는 중국의 1/43.6입니다. 당연히 자원의 크기도 차이가 나겠지요. 근대 2~300년을 제외하고는 대부분의 역사에서 최대 규모의 경제권을 이루었던 나라는 중국이었습니다. 본토는 물론 주변 세계의 다양하고 풍부한 물산이 집중되었던 것은 사실이지요. 약재도 예외가 아닙니다. 특히나 《신농본초경》 이래로 본초학 지식을 축적해 왔고, 우리나라나 일본, 베트남 등은 이런 중국의 선진문화를 받아들여 자기 방식대로 본초학을 비롯한 의학을 발전시켜 왔습니다. 대개의 약초나 약재 이름이 한자어인 이유는 그 때문입니다. 그래서 《향약구급방》이나 《향약집성방》, 《동의보감》 등 우리나라에서 편찬된 책들은 조달하기 힘들었던 중국산 약재를 우리 약재로 대체하기 위해 노력하는 과정에서 나왔지요. 실제로 이러한 시도가 적지 않은 성과를 낳았고, 그 결과 《동의보감》이라는, 자기 정체성이 확고한 종합의서가 발간되었습니다.

《세종실록지리지》를 보면 각 지방에서 나는 토산 약초들이 자세히 기록되어 있습니다. 인삼은 물론이고 황기, 출, 황정, 갈근, 금은화 등 팔도에서 나는 특산 약재들이 소개됩니다. 감초는 잘 보이지 않는데 우리나라 토양에 잘 맞지 않아서 그럴 것입니다. 그래도 감초의 시험 재배에 성공한 기록들이 《조선왕조실록》에 나오는 것으로 보아 토착화 노력은 계속된 것으로 보입니다. 최근 들어 농촌진흥청에서 개발한 '원감'이라는 감초 품종이 연골세포의 인터루킨-1베타 처리로 연골비대화를 억제한다고 실험으로 밝혀내기도 했습니다. 국산화에도 상당한 진전이 있었다는 사실을 간접적으로 보여 주고 있다고 생각합니다.

감초의 효능

감초는 맛은 달고, 성질은 따뜻하며,
여러 약을 조화시키네
생것은 화를 내리고
구운 것은 중초를 따뜻하게 만든다네✦

2020년 네이버 '온 스테이지' 무대에 등장하여 조용한 돌풍을 일으켰던 이날치밴드. 〈수궁가〉라는 앨범에 실린 '약성가'라는 노래를 하면서 한약재 이름을 줄줄이 읊어 댑니다.++ 이날치는 원래 조선 후기 전라도 담양 출신 명창의 이름입니다. 이름부터가 날렵한 서편제의 거장으로 조선 후기 판소리계를 주름잡던 소리꾼이지요. 그의 이름을 딴 밴드는 기타와 키보드 등 멜로디 악기 없이 베이스와 드럼의 앙상블로 리듬을 맞추면서 묘한 그루브를 이끌어 냅니다. 뭐, 흥을 내는데 동서를 따질 것이 없지요. 찰떡처럼 내 몸에 붙으면 절로 춤사위가 나오기 마련입니다. 그러니 '약성가'에서 생판 모르는 약재 이름이 줄줄이 엮여 나와도 흥이 깨지기는커녕 그냥 공부가 될 정도입니다.

자진모리장단에 맞추어

백복령, 사향, 오미자, 회향, 당귀
천궁, 강활, 목통, 각 한 돈
감초 칠 푼
신농씨 백초약을 갖가지로 다 쓰려다는 지레 먼저 죽을 테니
백초약을 한데 모아 가마에 많이 달여 한 번에 잡수시오
약을 한데 모일적으
인삼은 미감허니
대보원기허고 지갈생진허며 조영양위로다
백출 감온허니
건비강위허고 지사제습허고 겸거담비라

+ 甘草甘溫和諸藥 / 生能瀉火灸溫作

++ 앨범에 실린 노래들은 모두 판소리 '수궁가'를 살려 낸 것이다.

감초는 감온허니
구즉온중허고 생즉사화로다

감초를 다른 약재와 함께 처방하는 대표적인 예를 들면 인삼·백출·복령과 배합해 소화기관을 튼튼히 하는 대표 처방 '사군자탕'이 있습니다. 작약과 함께 배합하면 복통과 근육통, 관절동통에 두루 쓰이는 '작약감초탕', 길경과 배합하면 찬 기운에 감촉되어 생긴 인후통 편도선염 등에 쓰는 약이 됩니다. 검은콩과 함께 배합하면 감두탕이 되어 해독작용을 하지요.

감초는 현대 연구로도 그 효능이 많이 밝혀져 있습니다. 감초의 학명이 *Glycyrrhiza uralensis* Fisch.라서 주요 성분인 글리시리진glycyrrhizin이 자주 등장합니다. glycyrrhiza라는 말이 그리스어로 '단 뿌리'라는 뜻인데, 영어 표현인 licorice하고 생김새는 약간 다르지만 어원은 같습니다. 이 글리시리진이 감초가 들어간 약제 설명서에 단골로 등장하는 성분 이름이니 알아 두면 도움이 됩니다. 감초를 일정량 이상 장기적으로 쓰게 되면 위알도스테론증이라는 부작용을 일으킬 수 있다고 '약방의 감초'처럼 자주 나옵니다. 소변이 줄어들고 얼굴과 손발이 붓는 증상인데, 일반적인 처방에 들어가는 용량보통 하루 4~8그램으로는 염려할 필요가 없습니다. 실제로 보고된 서양의 부작용 사례를 보면 하루 100그램이 넘는 양을 복용해서 생기는 경우입니다. 그러나 감초는 부신피질호르몬과 유사한 작용을 하기 때문에 식용이나 감미료로 쓸 때 주의해야 합니다. 그 메커니즘을 보면 글리시리진이 부신의 비타민C 함량을 낮추어 부신피질호르몬의 합성을 촉진하며, 그 구조도 부신피질호르몬 구조와 유사하여 경쟁적 길항작용을 하기 때문에 호르몬의 간 내 대사를 방해하고 간접적으로 혈중농도를 높이는 작용을 한다고 합니다.

동물실험에서 글리시리진은 담즙 분비를 촉진하고 빌리루빈을 감소시켜 혈압을 내리고 콜레스테롤을 감소시켰습니다. 이상지질혈증을 유발한 집토끼를 대상으로 한 실험에서는 소량을 썼을 때 콜레스테롤을 감소시켜 죽상동맥경화증이 줄어들었고, 대량을 썼을 때 대동맥·관상동맥의 죽상경화가 억제되었습니다. 흥미로운 것은 아예 40mg/d로 용량을 배가하면 아무런 효과가 없었다고 합니다.✦ 감초는 위장에도 좋은 효능이 인정되고 있는데요. 감초가 위궤양을 억제하는 역할을 하며, 위장의 평활근 운동을 조절하여 위경련을 완화시킨다는 사실이 동물실험에서 입증되었습니다. 그 외에도 감초에는 일종의 사포닌인 글리시리진 이외에도 당류, 만니톨, 아미노산, 각종 플라보노이드 등이 있어서 유효성분 분석을 토대로 한 연구나 실험이 활발하게 진행되고 있습니다.

✦ 沈映君 편저, 《中药药理学》, 人民卫生出版社, 2011, 822쪽

감초, 이렇게 이용해 보세요

천연 감미료

감초는 예부터 천연 감미료로도 많이 사용되고 있습니다. 당도가 설탕의 4~50배에 이른다고 하니 삼백식품백미·백설탕·백소맥분이 건강에 좋지 않다고 해서 기피하는 요즘 나름 인기가 있지요. 게다가 이상지질혈증에도 좋다고 하니 일석이조! 서양에서 리코리스 캔디licorice candy라 불리는 감초사탕이 많이 소비되고 있는 것도 그런 맥락에서 이해할 수 있습니다. 지나치게 많은 용량을 쓰지 않도록 주의하면서 적당한 감미료로 활용하는 것은 감초의 효능과 맛을 느낄 수 있는 좋은 체험이 될 것입니다. 특히 설탕은 포도당·과당으로 구성된 이당류로, 암세포가 좋아하는 영양식입니다. 게다가 식품의약품안전처 조사에 따르면 2010년 기준으로 한국인의 1일 설탕 섭취량 중 커피가 33퍼센트, 음료류가 21퍼센트를 차지한다고 하고, 음료수 한 잔의 당류 함량도 4.3~32그램에 이르러 WHO 권고량의 9~64퍼센트를 차지할 정도라고 합니다. 건강을 위해서는 전통 사회에서 썼던 방식대로 감초나 꿀, 아니면 과일즙을 이용한 감미료를 많이 활용해야 하겠습니다.

이런 점은 주의하세요

《진존인본초》에는 감초 사용에 명확한 금기증은 없다고 하지만, 여러 가지 약과 감미료, 청량음료, 커피 등 기호품을 즐겨 먹는 현대인들은 주의해서 나쁠 일이 없겠습니다. 질병 치료와 관련해서는 '습기'가 몸안에 머물러 속이 그득하고 몸이 붓는 증상에는 쓰지 않습니다. 증상을 악화시키고 소화불량을 초래할 수 있기 때문입니다. 장기적으로 많은 분량을 복용하는 것도 앞서 이야기한 바와 같이 피해야 합니다.

배초향

곽향藿香 호흡기와 소화기를
광곽향廣藿香 동시에 보살핀다

전쟁과 한의학

옛날 전설에 나오는 곽향의 오라버니는 전쟁터에 끌려갑니다. 약초 관련 지식이 풍부한 그가 만일 군인 대신 동네 의원이 되었다면 그 전설의 줄거리가 달라졌을까 하는 상상을 해 봅니다. 산에 올라가 독사에게 물리는 대신 오라버니에게 시누이의 약을 처방 받아 모두가 즐거운 해피 엔딩으로 마무리되었겠지요. 현대 국가라면 이런 일은 상상이 아니라 현실입니다. 우리나라만 해도 의무장교와 군내 의무병제도가 있지요. 의대·치의대·한의대 등 6년제 의과 계열을 졸업한 남성은 공중보건의사가 되어 벽지나 농촌에서 병역 대체 근무를 할 수 있습니다. 국민의 의무인 병역을 해결하면서 소외된 지역의 주민을 위한 의료서비스도 하고, 일반 병사보다 많은 월급도 받으니 최소 6년 동안의 피나는 노력이 보상 받는 기쁨이 있으리라 믿습니다. 물론 전쟁과 군대가 없는 평화사회가 도래한다면 더욱 좋겠지만, 남북분단의 대치 상황에서는 이 정도라도 좋은 제도라 해야 하겠지요.

사실 의학은 질병과 싸우면서 발전해 왔고 전쟁을 계기로 이론과 실천 양방향에서 더욱 고민하면서 깊이를 더해 왔습니다. 한의학도 예

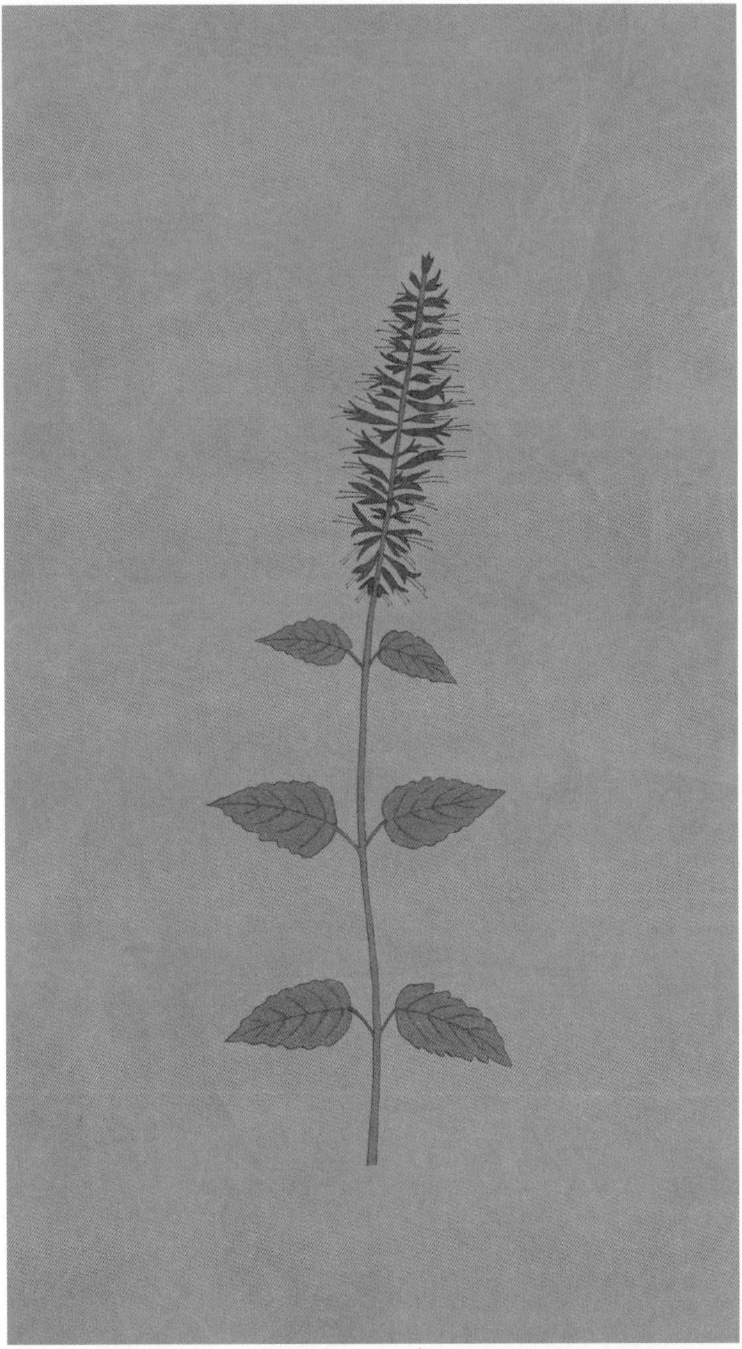

외가 아닙니다. 초기 학설이 형성되는 과정에서 《손자병법》 등이 많은 영향을 주었다고 합니다. 군인 출신인 명나라 장경악은 아예 처방을 진법에 따라 구방팔진, 신방팔진 등으로 나눕니다. 사상의학의 창시자인 동무 이제마 선생도 무인 출신이라 그런지 사상체질로 나누는 기준이 마치 군사들 사열하듯이 엄정합니다. 청나라의 저명한 의사 서영태 선생은 '약 쓰기를 용병하듯이 하라用藥如用兵論'라는 글에서 "질병은 적국과 같아서 자신을 알고 적을 알아야 물리칠 수 있다"고 했습니다. 그 유명한 지피지기知彼知己죠. "《손자병법》에 질병을 치료하는 방법이 다 들어가 있다"고 말하기까지 합니다. 질병 치료에 병법을 구사하는 일은 계속 발전시켜야 하는 의사의 책무 같은 것입니다. 다만 전쟁에서 필살기를 운용하는 병법은 이제 외계인의 지구 침략 때나 쓰면 어떨까 합니다. 코로나 팬데믹이 인류에게 준 교훈 중의 하나가 아닐까요?

살신성인한 곽향

다른 약초 전설도 그렇지만 배초향도 감동적인 일화가 널리 알려져 있습니다. 예나 지금이나 인류사회는 질병과 싸웠던 수많은 전사 덕택에 유지되고 있는지도 모릅니다. 조금 길지만 곽향 이야기를 소개해 보겠습니다.

> 일찍이 부모를 여의고 오빠랑 살고 있는 곽향藿香이라는 소녀가 있었다. 나이가 차 결혼을 한 오빠는 얼마 후 전쟁터에 끌려갔지만, 시누이와 올케는 오순도순 함께 살면서 친자매처럼 지냈다. 그러던 어느 여름날, 건강하던 올케가 더위를 먹고 구토와 설사

를 심하게 했다. 곽향은 당황스러웠지만 어릴 때 오빠가 가르쳐 준 풀이 떠올라 뒷산으로 서둘러 올라갔다. 하지만 서둘러 약초를 캐서 돌아오다 풀 속에 숨어 있던 독사에게 물린 사실을 까맣게 몰랐다. 그녀는 집에 돌아와서 시누이에게 약초를 전해 주자마자 그만 쓰러져 버리고 말았다. 올케는 아픈 몸을 이끌고 곽향에게 달려들어 피를 빨아 내려 했으나 곽향은 위험하다고 손사래를 치며 한사코 거부했다. 동네 사람들이 놀라 달려와 의원을 부르러 갔으나 이미 늦어 손을 쓰기가 힘들었다. 불행 중 다행으로 시누이가 캐 온 약초를 먹고 올케는 다시 건강을 되찾았다. 이웃의 도움으로 곽향을 묻은 올케는 그녀를 기억하는 뜻으로 약초의 이름을 곽향이라 붙였고, 산에서 캐 온 배초향을 무덤 주위에 빙 둘러 심었다. 시간이 흐르면서 곽향의 효능은 멀리까지 전해져 더위에 상해 속병이 생긴 사람들이 이 약초를 먹고 다시 건강이 회복되었다. 이렇게 해서 곽향이라는 약초는 치료제로 확고하게 뿌리내렸다. 곽향의 고운 마음씨와 지혜가 고스란히 약초 이름으로 옮겨진 셈이다. 대신 풀을 뜻하는 초두艸가 '곽'자 위에 덧붙여져 곽향藿香이 되었다.

곽향의 슬프지만 감동적인 서사와는 별개로 '실사구시' 하는 학자의 입장에서는 전혀 다른 접근법을 보입니다. 《본초강목》의 저자 이시진은 "곽향의 곽자는 잎의 모양이 콩잎처럼 생겨서 붙인 것豆葉曰藿 其葉似之故名"이라 했습니다.

군중의학과 곽향정기산

예나 지금이나 전쟁을 치를 때 아무래도 사람이 많이 죽고 다칩니다. 그래서인지 약초 전설에는 군인, 특히 의이인의 마원이라든지, 차전자의 곽거병, 칡 전설의 강감찬 등 등장인물이 장군인 경우가 많습니다. 하지만 개선장군의 위풍당당한 모습 뒤에는 늘 수많은 무명용사의 희생이 따릅니다. 앞에서 소개한 전설에 나온 곽향의 오라버니도 이런 이름 없는 민초 중 한 사람이었겠지요. 변변한 병원도 의원도 없는 옛날의 전쟁터에서는 일반 병사가 행여나 다치기라도 하면 죽고 사는 것을 거의 운에 맡기는 수준이 아니었겠습니까. 그래도 약초 관련 지식이 있는 사람들은 산과 들에 지천으로 깔려 있는 수만 종의 약초를 이용해 부상을 당한 군인들의 생명을 구하려고 애썼을 것입니다.

왕명학이라는 사람이 편집한 작자 미상의 《군중의학軍中醫學》이라는 의서가 있습니다. 옛날 군대에서 쓰이던 의술과 처방을 간략히 정리한 책입니다. 일본과 전쟁을 치르면서 군진의학의 필요성을 절감하여 훈련도감에서 인쇄한 것으로 추정됩니다. 정작 중국과 일본에는 남아 있지 않고 우리나라에만 존재했는데, 한국한의학연구원이 이를 공개했습니다.

이 책의 번역과 해제를 맡은 안상영 박사는 이 책의 서술이 전쟁터에서 벌어지는 부상✦에 앞서 가장 먼저 역기✦✦를 들고 있는 것에 주목합니다. "옛날에 출병할 때에는 반드시 의약을 우선시했으니, 이는 군영을 꾸릴 때에는 반드시 산천을 의지하기 때문에 매번 산과 바다의 사기

✦ 옛날 표현으로 절상금창折傷金瘡이라 한다.

✦✦ 疫氣, 전염병을 일으키는 병원체나 환경

邪氣를 범하고, 아울러 서리와 눈, 비바람까지 맞았기 때문일 것이다. 또한 몹시 내달려 극도로 피로한 상태에서 혹한이나 무더위에 들판에서 노숙하며 주둔했으니, 많은 사람의 더러운 기가 서로 엉겨서 역병이 쉽게 발생했으며, 수기와 토질이 맞지 않아 곽란이나 학질·이질을 앓아 파리하게 병들었으나 편안히 누워 몸조리할 겨를이 없었다."✦ 이 역기를 치료하는 데 쓰이는 처방이 바로 토사곽란의 명약 곽향정기산입니다.

> 머리가 쑤시고 몸에 열이 나고 뼈마디가 쑤신 경우에는 궁소산芎蘇散을 써서 발산시키면 낫는다. 이상의 증상이 있으면서 먹은 음식이 체하여 구토 등의 증상까지 있는 경우에는 곽향정기산을 쓴다.✦✦

위에 좋은 곽향

> 배초향은 맵고 따뜻하며 구토를 멎게 하네
> 풍한을 발산하고 곽란을 주로 다스리네✦✦✦

《본초강목》에서는 "곽란으로 배가 아파 죽을 지경일 때 귤껍질과 함께 물에 달여 복용한다. 여름철에는 정향·활석과 함께 가루 내어 복용한다"고 했습니다. 이 책에는 한심한 세태를 꾸짖는 내용도 나옵니다. 당시 "유행하던 속담에 '약을 파는 장사치는 눈이 두 개이고, 약을 처방하는 사람은 눈이 한 개, 약을 복용하는 사람은 아예 눈이 없다'는 말이 있는데, 참으로 맞는 말"이라고 했습니다. 곽향을 여지핵이라는 약재와 짓찧어 사향이라고 하는 등 장사치들의 눈속임이 당시에도 심각한 수준이었던 것 같습니다. 예나 지금이나 희귀한 사향노루에서 채취하는 사향은 매우 고가의 한약재였고, 곽향은 시대 변화에 상관없이 전국 각지에 지천으로 널려 있습니다. 참으로 날강도질이 아닐 수 없습니다.

비슷한 시대의 장개빈도 "이 약재는 달콤한 향이 난다. 약성이 준열하지 않아서 곧잘 비장 기운을 순조롭게 하여 위를 열고, 흉격의 긴장을 늦추며 입맛을 당기게 한다. 곽란 구토를 멎게 하고 호흡을 순조롭게 하여 체기를 내린다. 오약 등을 가미하면 더욱 비위를 튼튼하게 하며, 사군자라 불리는 인삼·백출·복령·감초와 함께 넣어 끓이면 능히 입 냄새를 없애며, 붓기를 낫게 하며, 숙취를 풀어 준다"고 했습니다.

곽향은 전통 용법을 계승하는 한편 새로운 효능이 계속 발견되고 있어서 앞으로도 기대가 되는 약초입니다. 진존인은 건위와 식체 해소에 도움이 되고, 구토 설사를 멎게 하며, 소화기능을 증강하는 효능이 있어 위장질환에 상용하는 약물이라 했습니다. 게다가 더위를 먹어 생기는 여름철 발열질환에도 효과가 아주 좋다고 했지요. 약리 실험에서는 항진균작용이 확인되었고, 곽향정기산의 동물실험에서는 평활근이완 효과와 진통작용이 밝혀졌습니다. 곽향정기산은 곽향에 자소엽·반하·후박 등이 추가된 처방이고, 불환금정기산은 평위산에 곽향·반하가 더 들어간 처방입니다. 불환금정기산을 이용한 동물실험에서는 위액 분비를 촉진한다는 결과가 나왔다고 합니다.

✦ 안상영 옮김, 《국역 군중의학》, 한국한의학연구원, 2020, 44쪽

✦✦ 위의 책, 8~12쪽

✦✦✦ 藿香辛溫止嘔吐 / 發散風寒癨亂主

배초향, 이렇게 이용해 보세요

향신료

종묘상이나 인터넷에서 배초향 종자를 구입해 텃밭 한편이나 베란다의 화분에 심어 봅시다. 방앗잎이라고 불리기도 하는, 생존력이 좋은 여러해살이 풀이라 그리 어렵지 않게 키울 수 있습니다방아풀로 불리기도 하지만, 엄밀하게는 다른 풀입니다. 방아풀은 *Isodon japonicus*, 배초향은 *Agastache rugosa*. 추어탕 등 여러 가지 음식에 배초향의 잎을 향신료로 가미하면 토종 민트의 강렬한 향미를 느낄 수 있습니다.

곽향정기산

여름철 찬 음식을 먹고 속이 아프고 감기 증상이 같이 찾아오면 가까운 한의원에서 곽향정기산을 처방받아 직접 약효를 체험해 보도록 합시다.

이런 점은 주의하세요

오래도록 복용하려면 자기 체질에 맞는지 먼저 점검해야 합니다. 곽향은 본초 분류에 따르면 방향화습약芳香化濕藥입니다. 향기가 있어 아로마요법 등에 쓸 수 있고, 습을 없애는 효능이 있어 위장병이나 여름 감기 등에 쓸 수 있습니다. 하지만 사상의학으로 보면 소음인에게 더 적합합니다. 또 마르고 쉽게 건조하여 설태조차 잘 안 생기는 사람은 곽향과 맞지 않습니다. 일시적인 사용이 아니라 길게 오랫동안 이용하려는 분은 자신의 체질과 몸 상태를 잘 살펴야 합니다.

4. 근골격계에 좋은 약초

함박꽃

작약芍藥 화타의 분신

풀과 나무

작약은 초본, 즉 풀입니다. 하지만 목본, 다시 말해 나무로 착각하는 사람들이 종종 있습니다. 놀랍게도 모란은 나무입니다. 생김새도 비슷한데 족보는 사뭇 다르지요. 우리말 '풀'이 연상시키는 것은 '약하고', '흔하고', '가치 없는' 존재입니다. 나무는 어떨까요? 아무래도 땅에 깊이 뿌리내리고 하늘을 향해 일직선으로 굳세게 뻗어 가는 이미지라 좀 더 강인하고 튼실하고 풍요로운 느낌입니다.

시인이 보는 풀의 이미지는 어떨까요? 김수영은 '풀'이라는 시에서 "바람보다 먼저 눕고 바람보다 먼저 일어난다"고 했습니다. 이때 풀이란 역사의 주체인 민중을 상징합니다. 당대의 큰 격변이었던 4·19혁명의 정서가 반영되고 있습니다. 동서고금을 막론하고 풀은 끈질긴 생명력을 가진 민중, 즉 민초를 상징합니다. 거센 바람에도 자신의 뼈대를 유지하며 버티다 차라리 부러지는 나무와는 달리, 풀은 유연하게 외부의 상황 변화에 맞추어 몸을 낮춥니다. 그러나 일어나 외쳐야 할 때가 이르면 몸을 꼿꼿이 세워 한껏 대기의 기운과 태양의 에너지를 흡수합니다. 다시 추운 겨울이 다가오면 에너지를 보존하고 생명을 지키기 위해 풀은 온전

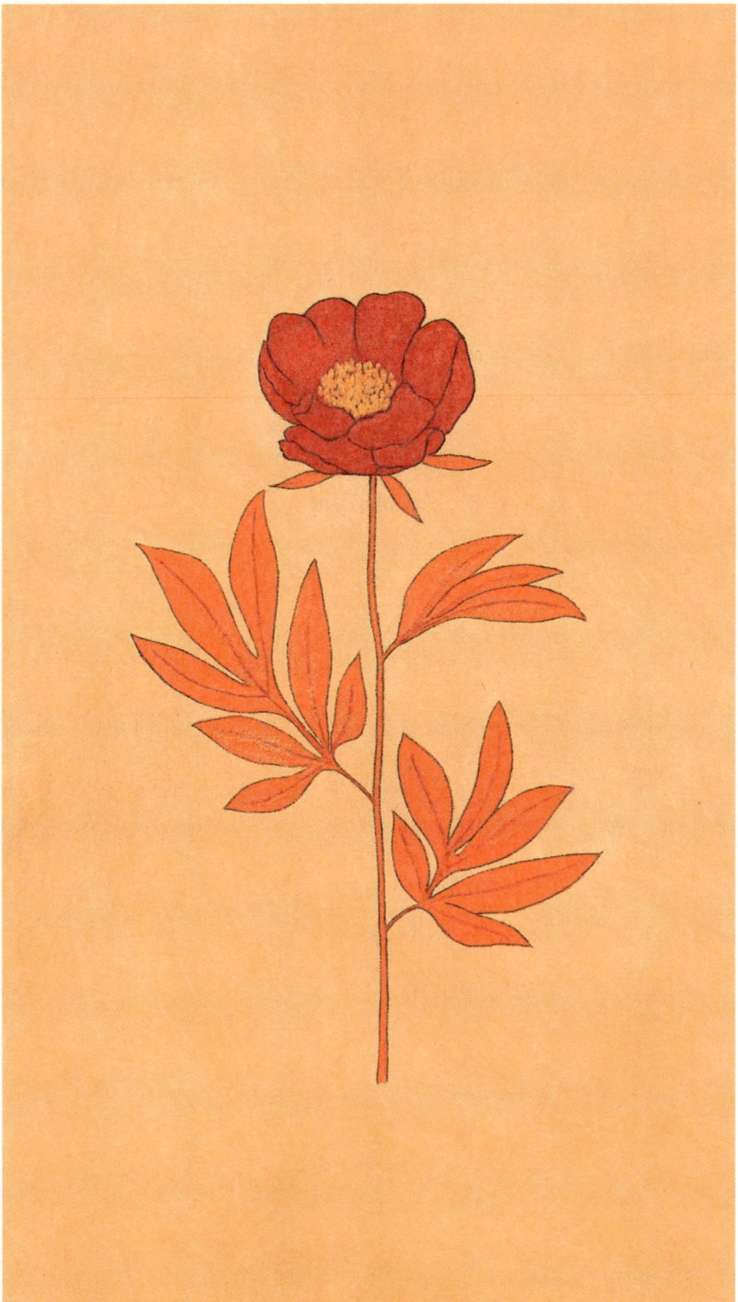

히 땅속으로 살림을 옮기거나 아예 씨만 남기고 사라져 갑니다. 땅 위의 몸뚱이를 유지해야 하는 나무와 달리 화려한 지상의 삶과 '손절'해 버린 땅 밑의 풀뿌리가 갖는 부담은 상대적으로 적습니다. 피비린내 나는 중앙의 권력다툼에 진저리를 낸 옛 선비들이 벼슬 욕심을 훌훌 털고 낙향하여 주경야독을 선택한 것은 이런 풀로부터 교훈을 얻었기 때문인지도 모릅니다.

모란과 작약, 화왕花王과 화상花相

작약은 우리말로 함박꽃이라고도 부릅니다. 아이들의 해맑은 웃음처럼 이 꽃을 보는 순간 우리 마음은 아이들처럼 순수해집니다. 꽃말도 '수줍음'입니다만, 그 화려한 자태를 숨길 수는 없지요. 수줍어해서 오히려 화려한 아름다움을 갖게 되었고, 겸손해서 더욱 당당한 군자의 모습을 보여 준다고 할까요? 예부터 작약은 모란과 함께 집안의 화단에 많이 심고 감상하던 식물이었습니다. 모란은 꽃의 왕花王, 작약은 꽃의 재상花相이라고도 불렀지요. 설총이 지은 '화왕계'라는 우화에서도 화왕은 모란꽃을 가리킵니다. 화왕과 화상, 여러분은 어떤 꽃이 더 마음에 드십니까?

이 두 식물은 생김새도 많이 닮아서 사람들이 헷갈려 합니다. 무엇보다 작약은 여러해살이풀이고 모란은 작은키나무입니다. 작약은 겨울이 되면 줄기와 잎이 다 시들고 뿌리만 남습니다. 모란은 꽃이 금방 시들고 가을이 되면 잎사귀도 떨구지만, 나무줄기는 자신의 모습을 지키면서 겨울을 이겨 내지요. 그래서 그런지 꽃 피는 순서도 다르답니다. 겨울을 그냥 우두커니 견뎌 낸 모란은 그 보상이라도 받겠다는 듯이 봄이 오면 일찍 꽃을 피워 냅니다. 작약은 겨우내 땅속에서 숨죽이며 봄을 맞았기에 그리 서두르지 않습니다. 모란이 먼저 피고 지기를 기다려서 서서히 자신의 모습을 드러내지요. 겨우내 에너지를 뿌리에 응축시키다가 봄이 되면 폭발하듯 줄기를 내고 그 줄기에서 꽃을 피워 냅니다. 그래서인지 작약이 훨씬 더 약초로 많이 이용됩니다. 식물 이름 자체에 아예 '약'이라는 말이 들어가 있으니 두말할 필요가 없겠지요.

옛날 민초들은 보릿고개를 넘기 힘들면 근처 야산이나 들판으로 가서 이른바 초근목피草根木皮, 풀뿌리와 나무껍질로 연명했습니다. 풀뿌리와 나무껍질은 채취가 쉽고 영양분이 가장 많이 있는 부위입니다. 약용으로 쓸 때도 초본류는 주로 뿌리를 이용하고 나무는 수피樹皮, 즉 나무 껍질이나 열매를 이용합니다. 작약 뿌리는 감기약 소청룡탕 등 한방보험약 기준 처방 56개 중 무려 20개에 들어가 있습니다. 보험 적용이 안 되는 보약 등 첩약에서도 거의 모든 한의원에서 감초 다음으로 자주 처방되고 있다는 조사 결과도 있습니다. 모란은 키가 작은 교목이라 그런지 수피가 아니라 뿌리껍질인 근피根皮를 약재로 씁니다. 이를 목단피牧丹皮라 하는데, 소염진통제 중 하나입니다.

작약과 화타

역사적으로 서양을 대표하는 의사를 들라 하면 '의학의 아버지' 히포크라테스를 빼놓을 수 없습니다. 동양에서는 편작扁鵲과 화타華佗가 히포크라테스에 맞상대할 만한 대표적인 인물이라 할 수 있습니다. 그중에 화타는 소설 《삼국지연의》에 등장해서 더 유명하지요. 화타는 당시의 최고 권력자인 조조에게 뇌수술을 건의했다가 미움을 사서 안타깝게도 죽임을 당합니다. 《삼국지연의》와는 달리 정사正史인 《삼국지》에는 조조의 만성두통 치료를 거부한 죄로 사형에 처해졌다고 나옵니다.

화타의 의술, 특히 집도를 해서 내장의 환부를 도려내는 등의 수술 사례는 정사에도 여러 건이 구체적으로 소개되어 있습니다. 일도쾌차✦ 하는 신기에 가까운 침술 또한 마찬가지입니다. 뿐만 아니라 화타는 그 명성에 어울리게 약초에 관해서도 남다른 경지에 오른 사람이었습니다. 그래서 그런지 화타에 얽힌 약초 이야기도 많이 전해지고 있습니다.

> 화타는 젊은 시절부터 실험정신이 왕성하여 갖가지 약초를 마당이나 집 주변에 심어 놓고 일일이 그 성미를 분석하고 연구했다고 한다. 이 소문을 들었는지 어떤 이가 산에서 캐 온 작약을 보내 왔다. 약효를 잘 알아봐 달라는 부탁에 특별히 창밖으로 보이는 마당 한편에 심어 놓았다. 다음해 봄이 되어 꽃이 피자, 다른 약초에게 그랬듯이 꽃과 잎사귀를 차례로 맛보았다. 밍밍하기만 하고 느낌도 약해서 "어디 약으로 쓰겠나?" 하며 별 생각 없이 내버려 두었다.
>
> 그러던 어느 날 밤마다 구슬픈 울음소리가 들렸다. 흠칫 놀라 창문 밖을 보니 달빛 아래 붉은 꽃을 머리에 꽂은 아름다운 여인이 홀로 서 있었다. 괴이하다 싶어 밖으로 나가 확인해 보니 아무도 없었다. 창문에서 본 여자가 서 있던 곳에는 그저 작약이 있었을 뿐이었다. 한참 머리를 갸웃거리던 화타는 작약을 향해 말했다. "그대가 정말 약효가 있다면, 언젠가 알려질 테니 그리 속상해 할 것 없소이다. 하지만 지금으로서는 별다른 약효가 없으니 나로서도 어쩔 수 없는 일이요."

들어와 잠을 청했으나 다시 여인의 울음소리가 들려 밖으로 나가면 아무도 없는 일이 여러 차례 계속되었다. 이 이야기를 들은 부인이 이르기를, "이 집에 있는 약초와 나무는 모두 당신이 손수 심고 가꾸었고, 좋은 약으로 만들어 많은 사람들의 병을 치료했습니다. 그런데 저 작약만은 탐탁지 않게 여기고 쌀쌀맞게 대하셨어요. 그러니 억울한 생각에 저렇게 슬퍼하는 것이 아닐까요." 화타는 웃으며 말했다. "내 직접 꽃잎과 가지, 또 잎사귀 맛을 여러 차례 시험해 보고 약으로 쓸 수 없다고 하지 않았소?" "그렇다면, 뿌리는 시험해 보셨는지요?" "잎과 가지, 꽃이 모두 쓸모없는데 뿌리라고 별다른 게 있겠소?"

이튿날 아침, 화타의 부인은 아침을 준비하다 그만 무심코 손에 상처를 내고 말았다. 새빨간 피가 뚝뚝 떨어지자 부인은 남편을 급히 불렀다. 놀란 화타는 서둘러 약초를 가져다 상처에 붙였으나 도무지 피가 멎질 않았다. 그때 부인이 문득 깨달은 듯이 말하기를 "영감, 작약의 뿌리가 혹시 도움이 되지 않을까요? 아무래도 그 함박꽃 처녀 이야기가…." 화타는 그제야 간밤의 일을 떠올렸다.

말을 마치자마자 서둘러 마당으로 간 화타는 익숙한 솜씨로 작약의 뿌리를 캐어 왔다. 이것을 흐르는 물에 잘 씻고 절구에 넣어 짓찧은 다음 꺼내어 지체 없이 부인의 상처에 싸매어 붙였다. 부부가 보기에도 놀랄 만큼 빨리 피가 멈추었고 통증 또한 사라졌다. 베인 상처도 그리 오래지 않아 아물었다. 화타가 말하길,

---

✦ 一到快差, 한 번의 시술로 병이 싹 다 나음

"당신이 손가락을 다치지 않았더라면, 이렇게 좋은 약초가 그냥 묻힐 뻔했소. 부인 덕택에 큰 깨달음을 얻었소이다."

눈앞에서 화타와 부인의 콜라보가 아름답게 펼쳐지고 있습니다. 이것은 긍정적 콜라보라 할 수 있는데, 《삼국지연의》에는 부정적 콜라보도 소개되어 있습니다. 화타는 옥에 갇혀 죽기 직전에 그의 비기를 담은 《청낭서》라는 책을 은밀히 감옥의 간수에게 전하려고 했습니다. 이는 후세인을 위해 그의 마지막 '공적公的 서비스'를 다하려는 의도였지요. 실로 탁월한 의술뿐만 아니라 품격과 자세 면에서도 후대 의사들의 전범이 되는 감동적인 장면입니다.

그런데 이러한 화타의 선한 의지는 예기치 않게 간수의 부인이 등장하면서 좌절되고 맙니다. 오씨라는 이 간수는 이 책을 받아 몰래 집에 숨겨 놓았는데, 어느 날 퇴근하고 집에 와 보니 부인이 그 책을 꺼내어 불에 태우고 있었습니다. 깜짝 놀란 오씨가 황급히 불을 꺼서 몇 쪽은 건졌지만, 결국 화타의 일생에 걸친 놀라운 활인 활동의 기록물은 허망하게 연기가 되어 하늘로 사라져 버리고 말았습니다. 노발대발하는 남편의 분노에 맞서 그 아내가 스스로를 변호한 근거는 "그 잘난 의술을 배워봐야 (조조 같은 권력자에게) 죽임이나 당할 텐데, 뭐하려고 무모한 짓을 하느냐?"는 것이었겠지요.

이후 스토리는 나와 있지 않지만, 아마도 오씨는 아차! 하면서 부인의 현실적인 지적에 동의했을 것 같습니다. 작약을 둘러싼 화타 부부의 긍정적 콜라보와 《청낭서》를 둘러싼 오씨 부부의 부정적 콜라보! 작약이라는 식물을 질병 치료의 중요 약으로 등장시킨 열정적인 부부와, 안온한 일상을 지키기 위해 의술의 전승과 발전을 가로막은 부부! 하지만 둘 다 자신들의 삶을 행복하게 하기 위한 노력이라는 점에서는 크게 다르지 않다고 봅니다. 다만 약초의 역사는 신농의 일그러진 얼굴에서 드러나듯 이타적인 사람들의 노력 때문에 발전해 왔다는 점은 인정해야겠지요.

진통의 명약, 작약감초탕

화타의 고사에서는 작약이 칼로 베인 상처에 지혈작용을 하는 사례로 인용되고 있지만, 작약의 쓰임새는 실로 넓습니다. 나중에 화타는 작약을 더욱 자세하게 연구하여 그 뿌리가 피를 멈추게 하는 지혈은 물론이고, 혈액순환 촉진과 진통, 생리불순 치료, 영양분 공급 등 여러 효능이 있다는 것을 발견했다고 합니다. 화타 부부가 합심해 노력한 덕분에 약초 연구가 더욱 활발해졌고, 많은 사람들이 병마가 주는 고통에서 벗어날 수 있게 되었습니다. 식물 이름에 '약藥' 자가 들어간 경우는 흔하지 않은데, 작약은 이때부터 '약'자가 이름에 덧붙여졌다고 합니다.

작약은 그 자체로는 단방으로 잘 쓰이지 않고 여러 가지 처방의 주된 약재로 많이 쓰입니다. 실로 작약이 빠지면 처방 구성이 어려울 정도라고 해도 지나치지 않을 정도지요. 그런데 이 중 가장 자주 쓰이는 감초와 작약 두 가지로 구성된 아주 간단한 처방이 바로 '작약감초탕芍藥甘草湯'입니다. 보통 '작감탕'이라 줄여 말합니다.

작약감초탕의 주된 작용은 통증을 멎게 하고 간기능을 개선하는 데 있습니다. 월경조절작용이 있어서 여성질환에도 널리 쓰이지요. 근육경련을 완화하는 작용이 있고, 배와 옆구리의 통증에도 효과가 있어서 복통·경기 등 소아질환에도 자주 사용됩니다. 최근에는 혈관 속 콜레스테롤을 낮추고 소염·항암·항균작용은 물론 해열작용, 체력·기억력 증진

작용도 밝혀지고 있습니다. 가짓수가 많다고 더 좋은 건 아니라는 실제 사례의 모범으로 들고 싶을 정도입니다.

백작약인가 적작약인가

작약에는 백작약과 적작약이 있습니다. 기원식물을 따지면, 흔히 백작약은 학명이 *Paeonia japonica*이고 (적)작약은 *Paeonia lactiflora*인데, 지금은 이 구분이 엄밀하게 적용되지는 않는 것 같습니다. 전통적으로 흰 꽃의 작약은 백작약, 붉은색 꽃이 피는 작약을 적작약이라 했지만 변종이나 잡종의 출현 등으로 역시 분류에 어려움이 있었습니다. 현재는 외피를 벗긴 것을 백작약, 벗기지 않은 것은 적작약으로 호명하는 게 더 일반적입니다. 적작약과 목단피의 약성과 효과가 많이 유사한 것을 보면 이 분류가 현실적인 듯합니다. 효능의 차이에 관해서는 예로부터 '백보적사白補赤瀉', '백수적산白收赤散'이라 하여 쓰임새가 다름을 밝혀 왔으니, 다음의 '약성가'에 잘 나타나 있습니다.

> 백작약은 신맛에 찬 성질, 복통과 이질에 쓴다네
> 수렴도 잘하고 보익도 잘하지만, 허한증에는 꺼린다오
> 적작약도 시고 차나, 흩트리고 쏟게 하니
> 어혈도 없애고 생리도 통하게 하나 산후에는 조심하시오✦

✦ 白芍酸寒 腹痛痢 / 能收能補 虛寒忌 / 赤芍酸寒 能散瀉 / 破血通經 産後怕

작약, 이렇게 이용해 보세요

일반인이 감기하면 떠올리는 한약은 아마도 '쌍화탕'일 것입니다. 그러나 정확히 말하면 쌍화탕은 감기약이라기보다는 피로회복제나 근육이완제에 가깝습니다. 대개 감기에 걸리는 사람들은 피곤하거나 체력이 떨어져 있는 경우가 많으므로, 쌍화탕을 감기 치료약의 보조제로 쓰면 좋은 효과를 볼 수 있습니다. 요즘에는 감기를 미리 예방하기 위해 복용하는 경우도 늘어나고 있지요. 미리 막는 것이 더 효과적이고 비용도 덜 든다는 지혜가 느껴집니다. 여러 가지 약재가 들어가서 만들기 쉽지 않은 쌍화탕 대신 집에서 간단히 작약차 만드는 방법을 알려드리겠습니다.

먼저 말린 백작약 뿌리와 당귀, 감초를 각각 10그램 정도 깨끗이 씻어서 약탕기에 넣고 물을 1리터 정도 채워 넣습니다. 물의 양이 반 정도 줄 때까지 약한 불로 달입니다. 그리고 하루 세 번 밥 먹고 한두 시간 후에 맛을 음미하면서 천천히 마십니다. 피로가 잘 풀리지 않는 환절기에 이렇게 한두 주 정도 복용하면 감기도 예방할 수 있습니다.

이런 점은 주의하세요

'약성가'에도 나와 있듯이 추위를 잘 타고 기운이 없는 사람은 백작약만 단독으로 쓰지 않도록 주의해야 합니다. 이럴 때는 보통 생강이나 계피, 인삼 등을 가미해서 씁니다.

쇠무릎

우슬牛膝 관절을 닮은 관절약

구동존이求同存異

소의 무릎을 본 적이 있으신가요? '소'라고 하면 우리들이 주로 떠올리는 형상은 주로 고삐를 매고 힘든 일을 하는 모습, 소고기의 각 부위를 나타내는 지도 모양의 그림, 웃는 얼굴을 두드러지게 묘사한 그림이나 상표 등입니다. 정작 그 무거운 몸을 지탱하는 네 다리에 관심을 갖는 사람들은 별로 없지요. 그런데 어려서 시골에서 자랐거나 집에서 소를 키워 본 사람은 이 풀을 보면 금방 알아봅니다. 정말 소의 무릎뼈를 닮았으니까요.

토종 약초는 우리말 이름과 한자 이름이 다른 경우가 많습니다. 똑같은 뜻을 가진 약초도 몇몇 눈에 띄는데, 그중에 대표적인 것이 우슬입니다. 비슷한 예로 달맞이꽃은 월견초月見草, 쥐눈이콩은 서목태鼠目太 정도로 드문 편입니다. 한국 사람과 중국 사람의 문화가 다를 수밖에 없으니 이름 붙일 때 했던 생각도 많이 다른 탓이지요. 그래도 우슬은 정말 누가 봐도 그렇게 인식할 수밖에 없어서 이름이 같은 듯합니다.

발리로 가족여행을 간 적이 있습니다. 구두 세일 행사를 하는 어느 대형마트 앞에서 아내를 기다리는 데, 같이 서성이면서 부인이 빨리 나오길 기다리는 여러 나라 국적의 아저씨들을 보니 왠지 모르게 동질감이

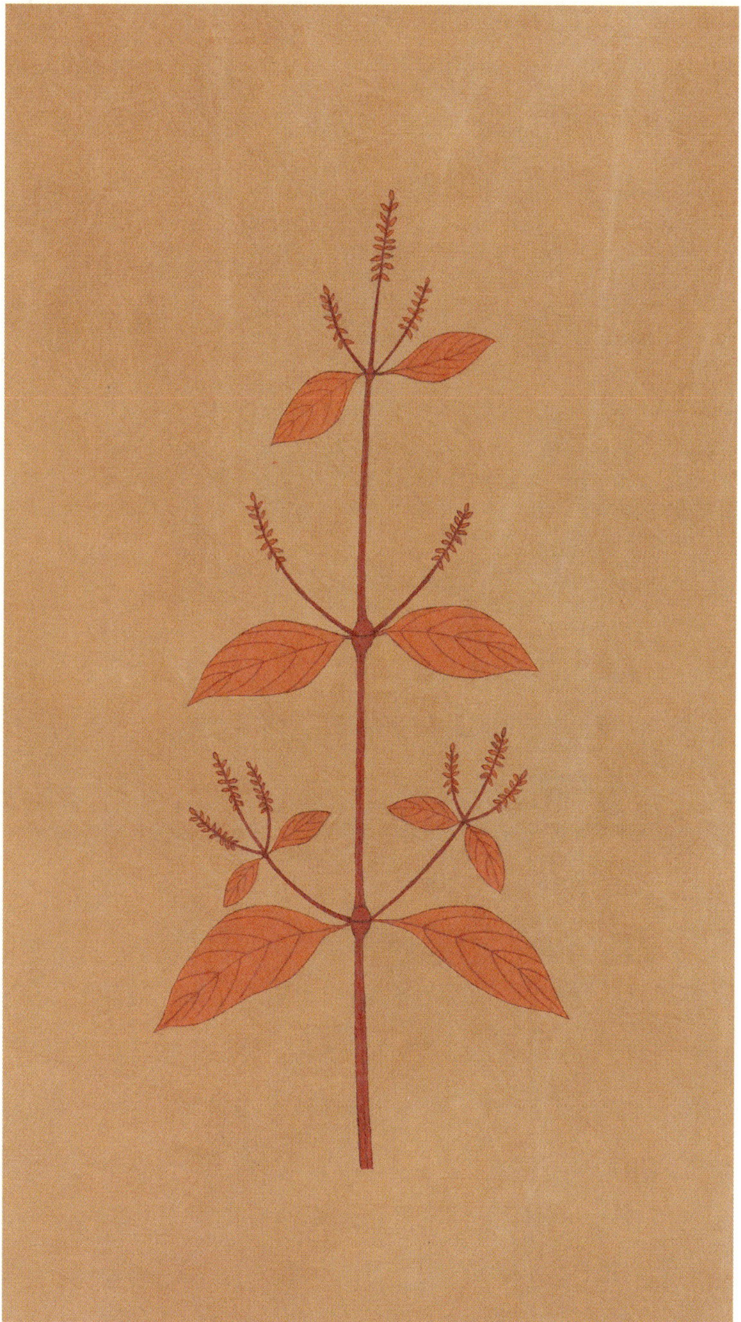

느껴졌습니다. 서로의 차이점을 존중하면서도 사람이라면 누구나 느낄 수 있는 공통적 요소도 많이 있으므로, 구동존이✦해야 하는 것이 국제화 사회를 살아가는 우리의 태도가 아닐까 생각하는 기회가 되었습니다.

참된 의사란?

쇠무릎은 관절에 좋은 효능을 가졌기 때문에 무릎 아픈 사람이 이것으로 효험을 보았다는 민담이나 전설이 예부터 많이 전해지고 있습니다. 그래서 조금은 이색적인, 교훈을 담은 이야기를 하나 살펴보도록 하겠습니다.

> 옛날 어느 지방에 근육과 뼈의 질환을 잘 고쳐 소문난 명의가 있었다. 어쩌다 혼기를 놓쳐 처자식도 없었지만, 제자를 키우는 재미에 세월 가는 줄을 몰랐다. 어느덧 환갑을 넘기자 그도 슬슬 걱정이 되었다. "제자들이 나중에 좋은 의사가 되려면 반드시 높은 의술을 갖추어야 하겠지. 그런데 마음씨 또한 훌륭하지 않으면, 열심히 가르친 보람이 없지 않겠는가?"
> 그는 제자들 가운데 가장 됨됨이가 좋은 사람을 택하여 자신의 의술을 제대로 전해 주겠다는 결심을 굳히고, 한 가지 시험을 해 보기로 마음먹었다. 어느 날 제자들을 불러 놓고 이렇게 말했다. "이젠 나도 늙어서 눈이 잘 안보이고, 다리 힘도 점점 약해지는 것 같구나. 너희들은 내게 약초 캐고, 약 짓고, 병 진찰하는 법을 다 배웠으니, 이제는 더 이상 가르칠 게 없다. 각자 집으로 돌아가서 할 일을 찾기 바란다." 모두 놀라서 서로 얼굴을 쳐다보는 사이,

제일 큰 제자는 재빨리 잔머리를 굴리면서 이렇게 말했다. "스승님께서는 저희를 온 힘을 다해 가르쳐 주셨습니다 이제 이렇게 병약해진 스승님을 그냥 혼자 지내게 할 수는 없습니다. 저희 집으로 가시지요. 부모님처럼 잘 모시겠습니다."

그동안 무수히 많은 약초를 캐서 많은 환자를 치료했던 스승이 당연히 큰 재산을 모아 두었을 것이라고 생각하여 먼저 선수를 친 것이다. "제자 가르친 보람이 있구나!" 스승은 환하게 웃으면서 그를 따라갔다. 첫째 제자는 처음 며칠 동안 정성으로 대접을 했다. 그러던 어느 날 스승님의 보따리를 몰래 열어 보니 낡은 옷가지 몇 개만 덜렁 들어 있었다. 기대할 게 없다고 생각하자 이 제자는 본심을 드러냈다. 당장 다음날부터 형편없는 반찬을 주지를 않나, 추운 날 불도 안 지펴서 냉골에서 떨게 하지를 않나, 대놓고 푸대접을 했다. "이 녀석은 안 되겠구나!" 명의는 미련 없이 자리를 털고 일어나 두 번째 제자 집을 찾아갔다.

두 번째 제자도 처음에는 대접을 잘했으나, 역시 스승님이 거의 빈털터리인 것을 알자, 다른 제자 집도 가 보라며 쌀쌀맞게 대했다. 며칠이 지나 스승님이 여러 제자에게 형편없는 대접을 받고 있다는 소식을 들은 막내 제자가 달려왔다. "비록 작고 보잘 것 없으나 저희 집으로 가시지요. 제가 잘 모시겠습니다." "비록 돈은 몇 푼 없으나, 차마 너에게까지 신세를 질 수는 없다." "스승님은 오랜 시간 동안 저희를 돌보고 필요한 의술을 가르쳐 주셨습니다. 제자 된 도리로 스승님을 모시는 것은 당연합니다. 이제 저

✦ 求同存異, 공통점을 찾되 차이점은 존중한다.

희 집에 가서 편하게 지내시지요."

마지못해 막내 제자 집으로 옮긴 스승은 그동안 마음고생이 심했는지 이내 병이 들어 몸져눕고 말았다. 막내는 병상 옆에서 스승님을 정성껏 돌보았다. 스승은 그의 정성이 정말 마음에서 우러나온 진심임을 깨달았다. 병이 나아지자 제자를 곁으로 불렀다. 늘 몸에 지니고 다닌 작은 보따리에서 약초 하나를 꺼내면서 조용히 말했다. "이것은 뼈와 근육을 튼튼히 하고 간과 신장을 좋게 해 주는 훌륭한 약초네. 내 이것을 자네에게 물려주겠네."

스승님이 돌아가신 후, 막내 제자는 물려받은 비방을 잘 써서 실력 좋고 덕망 있는 훌륭한 의사가 되었다. 스승이 이름을 일러주지는 않았으나, 제자는 그 모양이 소의 무릎과 같이 생겼다고 해서 이 약초를 '우슬'이라 불렀다.

이 이야기를 읽고 '비인부전非人不傳'이라는 말이 떠올랐습니다. "(바른) 사람이 아니면 전해 주지 않는다"는 뜻이지요. 예나 지금이나 의술은 매우 정교한 지식과 기술을 필요로 합니다. 그래서 가장 효율적으로 기량을 습득하는 방법인 '도제식 훈련apprenticeship'을 필요로 합니다. 요즘에도 인턴과 레지던트 과정이 있지만, 아무래도 스승으로부터 직접 전수받는 경우가 매우 효율적이라 볼 수 있습니다. 그래서 명의일수록 제자를 까다롭게 선택하려 하지요. 이때 최고의 기준은 '우수한 두뇌'나 '빠른 손놀림'이 아닙니다. 인간 됨됨이가 제일 중요합니다. 이것은 어느 사회 어느 직업 집단에도 해당되는 이야기입니다. 최소한 '실력은 있지만, 오만한 의사', '환자의 고통에 공감하지 못하는 명문대 출신 의사', '금전적 이익만 밝히는 의사'가 되지 않으려면, 스승이 제자를 잘 선택하여 가르치려는 노력이 선행해야 합니다. 우슬 이야기가 주는 교훈이지요.

우슬의 쓰임새

우슬은 쓴 맛이라, 습비를 없애 주네
보정·강족·하태하고, 어혈을 내려 주네✦

우슬은 생것을 쓰면 어혈과 종기를 없애고, 쪄서 쓰면 간과 콩팥을 보충하여 근육과 골격을 튼튼하게 합니다. 어혈을 없애기에 여자들의 생리가 막히거나 산후 여러 질환에 씁니다. 넘어져 다쳤거나 부딪쳐서 생기는 상처에도 쓸 수 있지요. 무엇보다도 생김새에서 나타나듯이 무릎과 허리 등 관절질환에 많이 씁니다.

우슬은 전통적으로는 약의 작용 방향을 아래쪽으로 내려 주는 인경약引經藥으로, 인후부 쪽의 인경약인 길경과 대비되어 쓰입니다. 이러한 방향성은 자궁에서 곱게 자라나야 하는 태아에게는 불리하게 작용하여 하태下胎, 낙태를 촉발할 수 있습니다. 약리적으로도 자궁 흥분과 유산 작용이 밝혀져 있고, 소염과 이뇨, 진통, 혈압·혈당 강하, 탈모 방지 효과 등이 보고된 바 있습니다. 최근에는 우리나라 제주산 우슬이 다른 곳의 우슬에 비해 뇌기능을 좋게 하는 효능이 뛰어난 것으로 밝혀지기도 했습니다. 이래저래 우슬 관련 연구와 임상 응용은 앞으로도 더욱 풍부해지리라 예상됩니다.

✦ 牛膝味苦濕痹除 / 補精强足下胎瘀

우슬, 이렇게 이용해 보세요

우슬차

겨울철 쇠무릎의 줄기와 잎이 마른 다음 뿌리를 채취하여 햇볕에 말립니다. 이 과정이 어려우면 약재 시장에서 말린 우슬을 구해서 써도 됩니다. 길고 크며 연하고 윤기가 있는 것이 양품입니다. 우슬을 잘 씻은 다음, 20그램 정도를 떼어 내 1.5리터 정도의 물에 넣어 끓입니다. 물이 끓으면 불을 줄여서 약불로 두 시간 정도 더 끓입니다. 이렇게 하면 하루 동안 마실 우슬차가 완성됩니다. 술을 넣고 구운 우슬을 쓰면 30분 정도 끓여도 제맛이 우러납니다. 달달한 맛을 좋아하는 분은 꿀이나 대추를 적당히 넣어서 드셔도 좋습니다. 평소 무릎이나 허리가 아파서 고생하는 어르신에게 권할 만하지요.

우계묵

〈천기누설〉이라는 TV 프로그램에도 소개되었다는 우계묵을 만들어 봅시다. 씻은 우슬과 닭발을 각각 1:2 정도의 비율로 솥에 넣어 6~8시간 정도 푹 달입니다. 사골국처럼 진한 진액이 되면 찌꺼기를 건져 내고 진액만 두 시간 정도 식힙니다. 그러면 마치 묵처럼 되는데, 이것을 먹기 좋게 토막 내어 냉장고에 보관하면서 하루 세 번 식간에 복용하면 됩니다. 닭발의 콜라겐은 사람의 연골을 구성하는 성분이며, 우계묵에는 아연·리놀렌산·칼슘·키토산 등이 들어 있어서 만성 퇴행성질환으로 허리 디스크나 슬관절염을 앓고 있거나 예방하고 싶은 사람에게 권할 만합니다.

이런 점은 주의하세요

'약성가'에 나오듯 하태下胎작용이 있기 때문에 임산부나 습관성 유산이 있는 사람, 월경이 지나치게 많이 나오는 사람은 복용하지 마세요.

잇꽃

홍화紅花 어혈을 다스리는 붉은 꽃

붉은색의 문화적 의미

전통 동양사상에서 붉은색은 오행의 화火로 불·심장·혈맥, 방향은 남쪽, 가축은 말, 기운은 높음高, 정서는 기쁨웃음 등을 나타냅니다. 샤머니즘의 영향인지 나쁜 기운을 물리치는 벽사僻邪의 뜻도 가지고 있습니다. 그래서 그런지 끝없는 난리에 시달려 온 중국인이 특히 좋아하는 색이라고 합니다.

근대로 들어와서 붉은색은 좀 더 다른 뉘앙스를 갖게 됩니다. 사회주의 이념의 표상으로 등장하지요. 서구에서 좌파 세력을 상징하는 깃발은 대개 붉은빛으로 나타납니다. 무정부주의자가 흑기를 드는 것과 확연히 다릅니다. 그래서 독일에서는 사민당과 녹색당이 연정을 이룰 때 적록동맹이라 부릅니다. 날마다 몸싸움을 하면서 전쟁을 치르는 스포츠의 세계에서도 붉은색은 선호되고 있습니다. 익히 아는 바와 같이 레드 콤플렉스가 심한 한국에서도 국가대표 축구팀과 공식응원단의 별칭은 '붉은 악마'입니다. 영국의 대표적 축구팀인 리버풀도 붉은 유니폼을 즐겨입는 자칭 'Reds'입니다. 서구와 아시아의 정치세계와 달리 미국은 오히려 붉은색이 보수적 공화당을 나타냅니다. 이것을 벤치마킹한 것인지 한국의 보수파도 과감히 붉은색을 씁니다. 처절한 홍백전을 치렀던 한반도의 현대사를 생각하면 참으로 격세지감이 느껴집니다. 하기야 원조 '적색분자'인 레닌은 괴테의 파우스트에 나온 다음과 같은 구절을 즐겨 인용했다고 합니다. "친구여, 모든 이론은 회색이며, 영원히 푸르른 것은 삶이라는 황금 나무라네."

천연 염색의 선구자

잇꽃은 붉은빛 관상화를 말하기도 하고, 그 꽃으로 대표되는 식물을 나타내기도 합니다. 학명으로 말하자면, 잇꽃은 *Carthamus tinctorius*, 홍화잇꽃의 관상화는 *Carthami Flos*입니다. 우리말 이름은 잇꽃이지만 예로부터 붉은색 염료로 쓰여서 그런지 아예 이름 자체가 홍화붉은 꽃일 정도입니다. 현재는 머리 염색에서 각종 도료에 이르기까지 인공적으로 합성한 화학도료를 많이 사용하고 있지만, 예전에는 대부분 식물이나 동물로부터 채취한 염료를 주로 썼습니다. 일찍이 중국 한나라 때 원산지 이집트에서 전래된 홍화 염색은 우리나라 역사를 보더라도 신라 이래로 전문 관서를 설치했을 정도였습니다. 역시 붉은색을 내는 데 잇꽃이 단연 제일 좋은 재료였겠지요. 홍화 염색은 조선시대에는 일반인에게도 널리 보급되어 생활 구석구석으로 스며들었습니다. 결혼할 때 신부의 뺨과 이마에 찍는 연지곤지는 홍화가 우리 풍속에 깊숙이 들어와 있었다는 생생한 증거입니다.

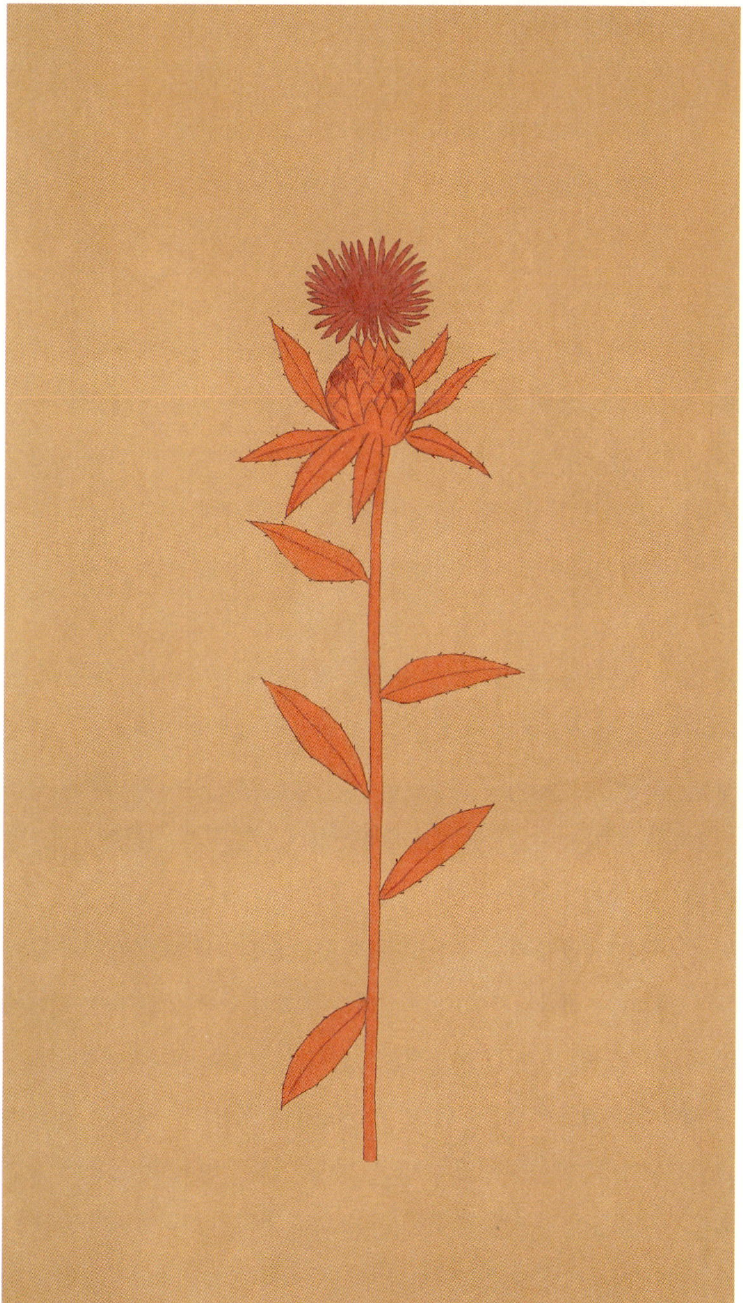

홍화의 효능

홍화는 맵고 따뜻하니 어혈과 열증을 없애 주고
많이 쓰면 월경을 통하게 하고
적게 쓰면 혈을 길러 낸다네✦

잇꽃의 성질은 따뜻하고 맛은 맵고 독이 없습니다. 예전에는 애를 낳은 후 산모가 피를 많이 흘려 어지러워하면서 입을 꼭 다물고 기절할 때 주로 썼다고 합니다. 배 속에 어혈이 있을 때도 썼습니다. '약성가'에 이르듯 홍화는 많이 쓰면 어혈을 깨뜨려서 월경이 막힌 경폐증을 치료하고, 난산이나 산후 어혈이 막혀 일어나는 복통, 넘어지거나 다쳐서 생기는 어혈성 통증을 다스립니다. 몸매에 관심이 많은 젊은 여성은 아무래도 보온에는 덜 관심을 쏟는 편인데요. 겨울에도 과감하게 짧은 바지에 배꼽이 드러나는 패션을 선보이는 여성은 남들의 따가운 혹은 뜨거운 시선을 받는 대신, 불규칙한 월경이나 월경통을 앓기 쉽습니다. 이때 타이레놀 같은 진통제로 넘기는 것보다 한약을 써서 원인 치료를 꾀하는 게 장기적으로는 건강에 유리합니다.

월경곤란증에 자주 쓰이는 처방에도 도인과 함께 홍화가 많이 들어갑니다. 부인과질환이 대개 그러하듯 한약 처방이 잘 듣는 편이지만 치료가 잘 안 되는 경우도 간혹 있습니다. 세월호 유가족이었던 학생의 케이스가 기억에 남습니다. 이 학생의 경우 생각보다 치료가 잘 되지 않았습니다. 그 이유를 고민해 보았는데 두 가지가 떠오르더군요. 꾸준한 진료가 어려웠던 점도 있었지만, 무엇보다도 가족의 트라우마가 컸던 것 같습니다. 아무래도 호르몬 분비나 대사 문제에 미치는 정신적 요인을 더욱 치밀하게 고려해야 하지 않았나 하는 아쉬움이 있습니다.

적정한 분량을 맞추어 써야 하는 홍화

홍화는 어혈을 헤치는 파혈뿐만 아니라 양혈養血기능도 있습니다. '약성가'에도 많이 쓰면 월경을 통하게 하고 적게 쓰면 혈을 기른다고 했습니다. 양혈이란 피를 맑게 하면서 보혈하는 것을 말합니다. 이처럼 홍화를 쓸 때에는 적정 분량을 맞추는 것이 매우 중요한데요. 《동의보감》에도 출산 후에 어지럼血暈으로 이를 악물고 까무러쳤을 때 잇꽃 1량40그램을 술 두 잔에 넣고 달여 한 잔 정도가 되도록 하여 두 번에 나누어 복용하면 즉효를 볼 수 있다고 했습니다. 또한 잇꽃을 약에 넣을 때 2푼0.8그램 정도면 심心에 들어가 양혈한다고 하니, 처방의 목적에 따라 한 첩 분량의 차이가 꽤 크다는 점을 알 수 있습니다. 홍화는 내복약뿐만 아니라 외용약으로도 많이 쓰입니다. 넘어지거나 맞아서 멍이 생겼을 때, 피부에 종기가 생겼을 때는 홍화꽃을 짓찧어서 환부에 붙여 치료하기도 합니다.

홍화에는 색소성분인 카르타민carthamin, 사플로민safflomin, 사플로옐로saffloryellow 등이 들어 있습니다. 홍화의 학명이 *Carthami Flos*이고 영어 명칭은 safflower라는 것을 안다면, 이러한 성분 이름들이 그다지 생소하지는 않을 것입니다.

홍화는 약리실험에서 혈전 형성을 억제하고 혈관을 확장하는 작용이 있어 관상동맥질환에 응용되고 있습니다. 자궁을 수축시키는 작용을 하며, 많은 양을 썼을 때는 자궁근의 경련을 일으킵니다. 홍화의 꽃 부분뿐만 아니라 씨 부분인 홍화자에서 짜낸 기름은 리놀산이 풍부하여 나쁜 콜레스테롤을 줄여 줍니다. 동맥경화증의 예방과 치료에 도움이 되

✦ 紅花辛溫消瘀熱 / 多則通經少養血

어 현대에 와서 각광받는 약재로 자리하고 있습니다. 원래 이집트가 원산이었지만 일찍이 인도와 중국으로 전래되었고, 지금은 미국과 멕시코 등에서도 많이 키우고 있으니 그야말로 글로벌 허브입니다. 미국에서는 홍화자에서 기름을 짜내기 위해 홍화 품종을 개량했을 정도로 그 활용에 적극적이라고 합니다.

홍화, 이렇게 이용해 보세요

홍화차

생리통이 심하거나 월경이 불규칙한 경우 홍화차를 이용할 수 있습니다. 잇꽃을 채취할 때는 가시가 많으므로 주의해야 합니다. 꽃받침을 제거한 꽃잎을 깨끗하게 씻어 물기를 없앱니다. 홍화차를 만들기에 필요한 덖음 과정은 도구가 많이 필요해 까다로울 수 있습니다. 그냥 물기를 빼고 꿀이나 설탕을 넣어 재어 놓고 마시는 것도 홍화차를 음미하는 간단한 방법 중 하나입니다. 재어 둔 홍화를 2~3그램 정도 찻잔에 넣어 뜨거운 물을 붓고 약 5분 정도 우립니다. 하루 두 번 정도 아침저녁으로 마시면 되고, 재탕으로 한 번 더 우려내 마셔도 좋습니다.

홍화찹쌀죽

월경이 불규칙하고 월경통이 심할 때 홍화찹쌀죽을 해 먹어도 좋습니다. 재료는 홍화, 당귀, 각 10그램, 단삼 15그램, 찹쌀 적당량입니다. 먼저 홍화, 당귀, 단삼을 물에 넣고 끓입니다. 약 보자기에 넣고 짜내어 즙을 내고 찌꺼기를 제거합니다. 그리고 찹쌀을 적당량 넣고 끓여 죽을 만듭니다. 이것을 아침저녁 두 번으로 나누어 먹습니다.

이런 점은 주의하세요

복용하는 사람들 중 일부는 코피가 나거나, 월경 기간이 늘어나고, 잠이 많이 오고, 기운이 떨어지는 등의 증상이 나타날 수 있습니다. 이때는 복용을 중지해야 합니다. 임신부는 출산할 때 골반이 열리지 않을 수 있으므로 복용하지 않는 게 좋습니다.

5. 부인과질환에 좋은 약초

승검초

당귀當歸 부인과의 성약聖藥

여전한 시월드? 돌아오라 승검초!

당귀는 한자어 뜻을 그대로 풀면 '마땅히 돌아와야 한다'입니다. 전통 사회에서 당귀라는 약재가 워낙 중요한 역할을 해서 그런지 승검초라는 식물 이름조차 당귀로 통용됩니다. 가장 이른 시기에 기록된 표현은 '싀엄취'입니다. '싀'는 요샛말로 '시월드媤world'라 불리며 힐난의 대상이 되기도 하는 시댁, 시부모 등의 단어에 붙는 접두사 '시'라고 합니다. 그렇다면 싀는 시어미, 곧 시어머니의 줄임말이 아닐까 추측해 봅니다.

강원도 평창에서 살 때 약초꾼들이 우리 집 텃밭에 당귀를 심었습니다. 덕분에 당귀의 한해살이를 무심히 엿볼 수 있었습니다. 제법 크게 자란 당귀는 자줏빛 꽃도 예사롭지 않고 줄기도 당당합니다. 게다가 당귀는 대표적인 보혈제입니다. 1년에 열두 번씩 달거리를 해야 하는 여인들에게 필수적인 약재지요. 시어머니가 자신은 물론 며느리를 위해서도 꼭 챙겨야 합니다. 며느리밥풀꽃, 며느리밑씻개, 며느리주머니 등 며느리가 이름에 붙는 풀이 제법 되는 데 비해 시어머니가 붙은 식물은 보기 힘듭니다. 아마도 곳간 열쇠로 상징되는 전통 사회에서의 고부간 권력관계를 반영하는지도 모릅니다.

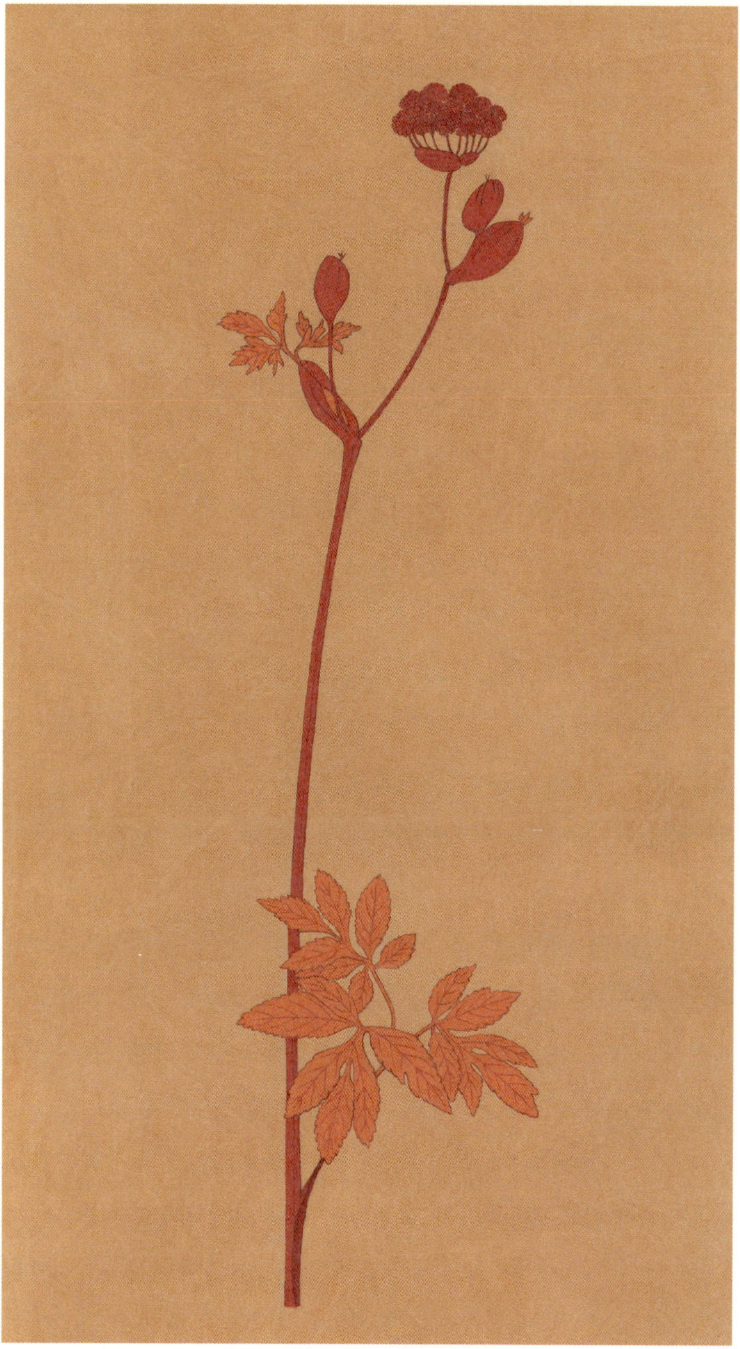

강유와 당귀, “위魏나라로 돌아와야 마땅하거늘”

소설 《삼국지》에서 가장 사랑 받는 사람은 아무래도 제갈량이 아닐까 합니다. 그가 중원을 정벌하러 떠나면서 남긴 출사표는 읽는 이의 심금을 울리는, 역사에 남을 명문이지요. 그러나 다섯 번에 걸친 북벌은 모두 실패로 끝나고 병이 깊어진 그는 오장원의 군막에서 별이 되고 맙니다. 중원을 회복하려던, 수십 년에 걸친 촉한의 절절한 소원이 절망으로 바뀌게 된 절체절명의 위기. 이 역사적 변곡점에서 극적으로 등장하여 그 비원을 이은 장수가 있었으니, 그의 이름은 강유姜維. 더할 나위 없는 충성심과 군사 지도자로서 그가 갖춘 탁월한 기량 덕분에 촉한은 존망의 기로에서 벗어나 예상과는 달리 무려 30년 동안 더 존속할 수 있었습니다. 그는 63세의 고령에도 아랑곳하지 않고 촉한 부흥을 위한 투쟁의 최전선에서 분투하다 전사합니다. 빛나는 생애의 전성기와 말년조차 불꽃처럼 살다간 '이름 없는 영웅unsung hero'에게 어찌 함부로 평석을 달 수 있겠습니까? 여기서는 당귀라는 약초와 얽힌 그의 사연을 소개하는 것으로 그치고자 합니다.

강유는 원래 촉나라 사람이 아니었습니다. 사정이 어쩌다 보니 위나라를 등지게 된 일종의 망명객 신세였지만, 제갈량이 아끼던 강유는 자신의 재능을 한껏 발휘하여 촉나라의 방패 역할을 훌륭하게 수행해 냈습니다. 손성孫盛이라는 사람의 기록에 따르면, 위나라에 살고 있던 그의 모친이 아들의 소식을 듣고 편지를 보낸 적이 있다고 합니다. 이때 노모는 당귀를 함께 보냅니다. “사랑하는 아들아! 어서 내게 돌아와야 한다”는 무언의 독촉이었겠지요. 이때 강유가 했다는 대답이 예사롭지 않습니다. “좋은 밭이 100경頃이라도 내 밭이 하나도 없으니, 다만 원지遠志가 있을 뿐 당귀當歸는 없습니다." 강유는 약초에도 조예가 깊었나 봅니다. 원지는 멀 '원遠'에 뜻 '지志'를 씁니다. 잘 알려진 총명탕에 필수적으로 들어가는 약재 이름이지요. 요즘은 기억력 증진과 치매 예방으로도 활용되고 있습니다.

강유는 짐짓 홀로 계신 어머니의 뜻을 거역해야 하는 상황이 무척이나 괴로웠을 것입니다. 하지만 그는 대의를 위해 결단하는 쪽을 선택했습니다. "촉한을 강성하게 하여 중원을 수복한다는 원대遠大한 뜻志을 세운 터라 돌아갈 수 없습니다." 완곡하지만 단호한 거부 의사를 표현한 것입니다. 어머니가 조조군에게 붙잡히자 효도를 명분으로 유비 진영을 떠나버렸던 서원직徐元直과는 매우 대조적인 행보였지요. 강유의 역사적 역할은 당귀 편지를 거역한 이후 본격화되었고, 서원직의 그것은 위나라로 떠나면서 종결됩니다. 가족을 돌보는 일과 나라에 충성하는 일 가운데 어느 것이 더 중요한가는 사람마다 다를 터. 옳고 그름의 문제가 아니라 가치관의 문제가 아닐까 합니다. 이런 문제로 논쟁하거나 다른 사람의 생각을 비난하지는 말아야겠지요.

남편이 당연히 돌아온다는, 당귀

강유의 고사에서 보듯이 당귀는 아무래도 한자의 의미 그대로 "돌아오느냐 마느냐"의 줄거리를 갖고 있습니다. 관련된 이야기의 흐름도 대개 두 가지로 나뉩니다. 혼인한 지 얼마 되지 않은 남편이 돈을 벌기 위해 외지로 가서 3년이 지나도록 돌아오지 않아 아내의 애를 태우는 것은 동일하지만 이후 전개가 약간 다릅니다. 하나는 기다리다 병이 든 아내를 마침

내 돌아온 남편이 당귀를 써서 고쳤다는 해피 엔딩이고, 다른 하나는 애써 돌아왔으나 이미 아내는 재혼을 하여 남의 아내가 되어 있었다는 조금은 구슬픈 결말이지요. 남편들은 약속한 귀가 시한을 지키지는 못했으나, 병든 아내들을 '당귀'의 힘을 빌어 건강한 상태로 돌려놓았습니다. 나의 아내는 물론이고 이미 남의 아내가 되어 버린 여인에게도 따뜻한 손길을 내밀었습니다.

당귀, 모든 여성을 위한 약초

당귀는 성질이 따뜻하고 정혈을 생성하네
심장을 보익하고 허한 곳을 북돋우며
어혈을 몰아낸다네✦

당귀는 '부인과의 성약'이라고 할 만큼 여성에게 좋은 약초입니다. 여성이 몸이 차거나 빈혈로 어지럽고 안색이 좋지 않으면 일단 당귀를 떠올리게 됩니다. 그만큼 당귀는 부인병에 효과적입니다. 게다가 당귀 삶은 물은 예로부터 여성의 피부를 희게 하는 약재로 유명합니다. 당귀는 차로 달여 마시면 향과 맛이 일품이어서 접대용으로도 매우 좋습니다. 임신했을 때 복용하면 태아를 안정시키는 효과도 있습니다. 출산 전후로 나타나는 여러 가지 증상 때문에 시달릴 때도 당귀가 썩 요긴하게 쓰입니다. 여성에게 당귀란 '마땅히 귀하게 여겨야 할當貴', 삼신할머니 지모地母의 선물이 아닐 수 없습니다.

당귀는 모든 혈증血證을 치료합니다. 혈증이란 혈액과 관련해 생기는 증상을 통틀어 일컫는 말이지요. 코피·각혈·변혈 같은 각종 출혈증, 여성의 생리, 부상이나 수술 등으로 생기는 어혈, 세균 등으로 혈액이 부패하여 발생하는 패혈증, 피가 부족하여 생기는 빈혈 등도 여기에 포함됩니다.

당연한 말이지만 당귀 뿌리를 그냥 달여 먹는다고 다 해결되지는 않습니다. 쓰임새에 맞게 가려 쓰고 적절히 물리적 화학적 변화를 가해야 합니다. 즉, 수치修治 또는 법제法製 해야 하지요. 예를 들어 당귀 뿌리 중 굵은 몸통은 당귀신當歸身이라 하고, 가는 잔뿌리는 당귀미當歸尾라 하여 구별해서 씁니다. 보혈에는 당귀신, 혈행을 촉진하고 어혈을 제거할 때는 당귀미를 쓰는 식입니다. 운동을 하다가 혹은 교통사고처럼 타박상이나 골절 등 부상을 입은 경우, 한방병원이나 한의원에서 자주 쓰이는 처방이 당귀수산當歸鬚散입니다. 수염처럼 가느다란 당귀, 즉 여기에는 반드시 당귀미를 써야 하는 것이지요. 혈이 좀 더 잘 돌게 하려면 프라이팬 등에 술을 부어 가며 볶아서 씁니다. 수치할 때의 용어로는 주초酒炒라고 합니다.

비정상의 정상화를 도모하는 당귀

약리실험으로 밝혀진 당귀의 효능은 매우 다양합니다. 마땅히 되돌릴 곳으로 보낸다는 말 자체의 뜻에 맞게 병적 상태에 빠진 몸을 건강한 시절로 되돌리려고 하는, 말 그대로 '비정상의 정상화'입니다. 비정상 상태에

✦ 當歸性溫主生血 / 補心扶虛逐瘀結

빠진 몸은 여러 병리현상을 보여 주는데, 우리 몸의 보배라 할 수 있는 혈액血에서도 예외가 아닙니다. 앞서 말한 각종 혈증이 그것이지요. 이때 당귀가 하는 역할은 현대 연구에서 상당 부분 입증되었습니다. 혈액 생성을 촉진하고 혈소판 응집을 억제하며 항혈전·혈중지질 강하작용 외에도, 진통·진정·혈압 강하·억균작용 등이 있습니다. 당귀에 들어 있는 비타민B12와 엽산 등은 적혈구가 골수에서 만들어지고 성숙할 때 꼭 필요한 물질입니다. 따라서 당귀는 철 결핍 때문에 생기는 빈혈과 혈색소량 감소, 저혈당 등에 좋은 효과가 있는 것이지요.

또한 당귀는 심장근육에 공급되는 산소량을 늘리고 산소의 소모량을 줄여 심근의 산소가 평형을 유지할 수 있도록 해 주어 협심증을 완해할 수 있습니다. 진존인은 혈액순환 장애 때문에 생기는 빈혈에는 당귀를 많이 써서 치료하는 것이 가장 적합하다고 말하기까지 했습니다. 당귀는 전통적으로 각종 출혈증에 사용되었듯이 간경화 때문에 생기는 상부소화관 출혈이나 생식기 출혈 등에도 쓰이며, 혈허증 또는 수술 후에 빈혈증세가 있다든가 면역기능이 저하되어 있을 때, 중년 여성들이 조기폐경이나 폐경기증후군으로 힘들 때 보혈제로 적용합니다. 여성들의 생래적인 고통이라 할 수 있는 월경곤란증에도 단미약재나 복방으로 당귀가 유효하게 쓰입니다.

각종 급성·만성 관절염에도 유효한데, 이 경우 약물 치료와 병행하면서 약침주사액을 만들어 관절 주위 혈자리에 주입하여 치료합니다. 당귀약침은 오십견 등 관절염에도 쓰이지만, 한 동물실험에서 넓적다리에 있는 '혈해'라는 혈자리에 당귀약침을 주사하여 마우스의 뇌허혈상태를 개선했다는 흥미로운 결과✦ 등을 보면 중풍 치료에도 응용할 수 있지 않을까 합니다. 폐포의 염증과 섬유화를 감경시켰다는 2006~2007년 중국의 실험 결과도 전통 본초학의 '윤조'✦✦ 효능을 구체화한 것이라 참고할 만합니다.

당귀는 일정한 항암 효과도 있는데, 이는 주로 다당체 구성요소들이 항암활성을 갖는 데 기인합니다. 에를리히종양이나 간세포암, 루이스폐암종, Sarcoma 180, B16 흑색종 등에 현저한 억제 효과가 있다는 사실이 실험적으로 입증되었습니다. 종양을 가진 실험동물이 상당 기간 독성 합병증에 노출되지 않고 생존할 수 있어서 장기적인 항암 치료약으로 활용될 가능성을 시사해 줍니다.✦✦✦

✦ 한상균 외, "당귀약침의 혈해 자입이 Intraluminal Filament 삽입술에 의해 유발된 백서의 허혈성 뇌손상에 미치는 영향", 〈대한침구학회지〉, 2004

✦✦ 潤燥, 건조한 곳을 촉촉하게 적심

✦✦✦ 화학요법에 쓰이는 여러 전통 항암제가 심각한 부작용 때문에 표적항암제, 면역항암제 등으로 대체되어 가는 추세다. 이런 점에서 전통 약재와 그 유효성분을 활용한 암 치료 전략의 도입이 통합의학의 시급한 과제로 대두되고 있다.

당귀, 이렇게 이용해 보세요

직접 기른 당귀로 요리하기

조선후기의 관료이자 실학자인 홍만선이 지은 《산림경제山林經濟》에는 당귀 재배에 관해 이렇게 말하고 있습니다.

> 당귀는 (음력) 3월에 심을 수 있다. 새순이 난 후에 이를 심어도 잘 자란다. 겨울에는 토막을 짓고 그 안에 씨를 뿌린다. 따뜻한 물을 주면 노란 싹이 나온다. 그것을 따서 먹으면 맛이 끝내준다.✦

읽기만 해도 군침이 돌지 않나요? 내친 김에 가까운 종묘상이나 농협예컨대 서울에서는 강서농협 등에서 당귀 모종을 사서 화분이나 텃밭에 심어 봅시다. 약초 체험을 위해 산에 올라가 귀한 약초를 캐는 시대는 지났습니다. 산에서 나는 약초는 눈으로만 감상하고 성에 차지 않으면 직접 재배하여 그 '아우라'를 마음껏 누려 보는 것이 더 좋지 않을까요? 내친김에 당귀떡을 해 먹거나, 승검초 주악찹쌀가루를 송편처럼 빚어 기름에 지진 떡이나 승검초 강정 등 당귀 가루를 이용한 음식을 해서 먹는다면, 당귀의 매력에 한 걸음 더 다가갈 수 있습니다. 만드는 법은 인터넷에 많이 소개되어 있으니 출출할 때 가족과 함께 별미로 만들어 보세요.

당귀차

《산림경제》를 후대에 개편한 《증보산림경제增補山林經濟》에는 "입춘 때 (겨우내) 움 속에서 키운 당귀 순을 채취하여 칼로 3푼 남짓 썰어 미지근한 꿀물에 넣고 (잣을 띄워) 마신다. 맑은 향이 입안에 가득하다"고 했습니다. 《임원십육지林園十六志》는 이 내용에다가 《어우야담》의 한 대목까지 소개합니다.

> 금강산의 스님이 당귀 줄기와 잎을 산포도·석청과 함께 나무통 속에 담갔다가 목구멍이 마르고 화닥증이 나면 마음 내키는 대로 마셨다.

참당귀라 하는 국내산 토당귀보다 왜당귀라 하는 일당귀가 향기가 좀 더 좋은 편입니다. 친환경적으로 재배한 일당귀 10~20그램을 물 1~1.5리터에 넣고 센 불로 끓입니다. 물이 끓으면 약불로 줄여서 원래의 물 양이 반 정도 남을 때까지 끓입니다. 그리고 불을 끄고 찻잔에 부어 마십니다. 더운 계절에는 남은 찻물을 냉장고에 넣어 두었다가 필요할 때 수시로 데워서 복용합니다. 기호에 따라 귤껍질이나 대추, 꿀 등을 넣어서 입맛에 맞게 만들어 보는 것도 좋습니다.

피부가 거칠고 검버섯 등이 많아 걱정이 된다면 세수할 때 당귀차 달이고 남은 물로 얼굴을 살짝 두드리면서 닦아 주는 것도 괜찮은 방법입니다. 당귀는 앞에서 미백 효과가 있다고 했습니다. 혈액순환이 원활하지 않아 여름에도 양말을 신고 잔다거나, 겨우내 손발이 얼음처럼 차가운 사람도 당귀차를 상시 복용하면 수족냉증을 완화시킬 수 있습니다.

이런 점은 주의하세요

고열이 나거나 대변이 묽다면 신중히 사용해야 합니다.

✦ 三月可種 / 生荓後種之亦活 / 冬作土宇 種於其中 / 以溫水灌之 / 黃芽苗長 / 食之極美

천궁川芎

당귀와 천궁, 환상의 콜라보

약초의 브로맨스? 워맨스?

아주 옛날에는 약재 관련 지식이 깊지 않아서 한 가지 약재만 쓰는 경우가 많았습니다. 그러나 질병은 대개 복잡한 모습과 과정을 띠고 있기에 한 가지만으로 대응하는 데 한계가 있다는 사실이 곧 드러났지요. 그래서 여러 약재를 동시에 쓰는 경우가 많았습니다. 그러다 보니 어떤 약과 어떤 약을 쓰면 효과가 좋고 어떤 약과 어떤 약을 쓰면 오히려 역효과가 난다는, 이른바 약대론藥對論이 발전하게 되었습니다. 약을 같이 쓸 경우 더욱 좋은 효과를 보는 경우를 상수相須, 같이 써서는 안 될 경우를 상반相反이라고 합니다. 인삼과 여로, 감초와 톳처럼 같이 써서는 안 될 경우는 피하는 것이 좋겠지요. 반하는 독성이 있어서 생강으로 그 독성을 다스려 쓰는 것이 좋습니다. 이럴 때는 상오*라고 하는데, 어찌 보면 상수와 뜻이 통하는 점이 있습니다.

인간관계도 이와 같습니다. 성격이 판이한 데도 손발이 잘 맞고 배짱이 서로 통하는 사람들이 있습니다. 특별히 남자들 사이의 우정을 미화하여 '브로맨스'라고 하지요. 프리미어리그 토트넘에서 활약하는 손흥민과 해리 케인 선수는 전생에 부부가 아니었을까 의심될 정도로 찰떡

궁합을 과시합니다. 이에 맞서 여성들 사이의 우정은 '워맨스'라고 하는데, 스피드스케이팅에서 세계 최고를 놓고 겨루었던 이상화와 고다이라 나오 선수의 사례가 떠오릅니다. 두 사례 모두 경쟁하면서도 한 단계 더 발전하기 위해 서로를 필요로 하는 '상수相須'라 할 수 있습니다.

약왕과 두루미

지금부터 1500여 년 전, 중국 당나라에는 의사이기도 하고 도사이기도 한 손사막이라는 분이 살았습니다. 그는 도교의 수련이 깊어 나중에 신선이 되었다고도 합니다. 당시 사서의 기록에 따르면 무려 141세까지 살았다고 하는데, 신선은 아니더라도 도가에서 말하는 진인眞人의 경지는 될 것 같습니다. 그래서인지 흔히 손진인이라고 부릅니다. 손진인은 의약 분야에서도 당대 최고의 실력자로 인정받아 '약왕'이라는 별명이 있을 정도입니다. 당연히 그가 남긴 많은 족적이 전설이 되어 오늘날까지 전해 내려오고 있습니다. 언젠가 손진인은 제자들과 함께 사천성이라는 험한 곳으로 약초 채집을 하러 갔다가, 병든 두루미가 약초를 먹고 건강을 되찾는 것을 목격하게 됩니다.

> … 더 깊은 계곡으로 들어갔더니 며칠 전에 보았던 약초가 무성하게 자라고 있었다. 손사막은 이 약초 덕분에 두루미의 위급한

✦ 相惡, 서로 싫어함

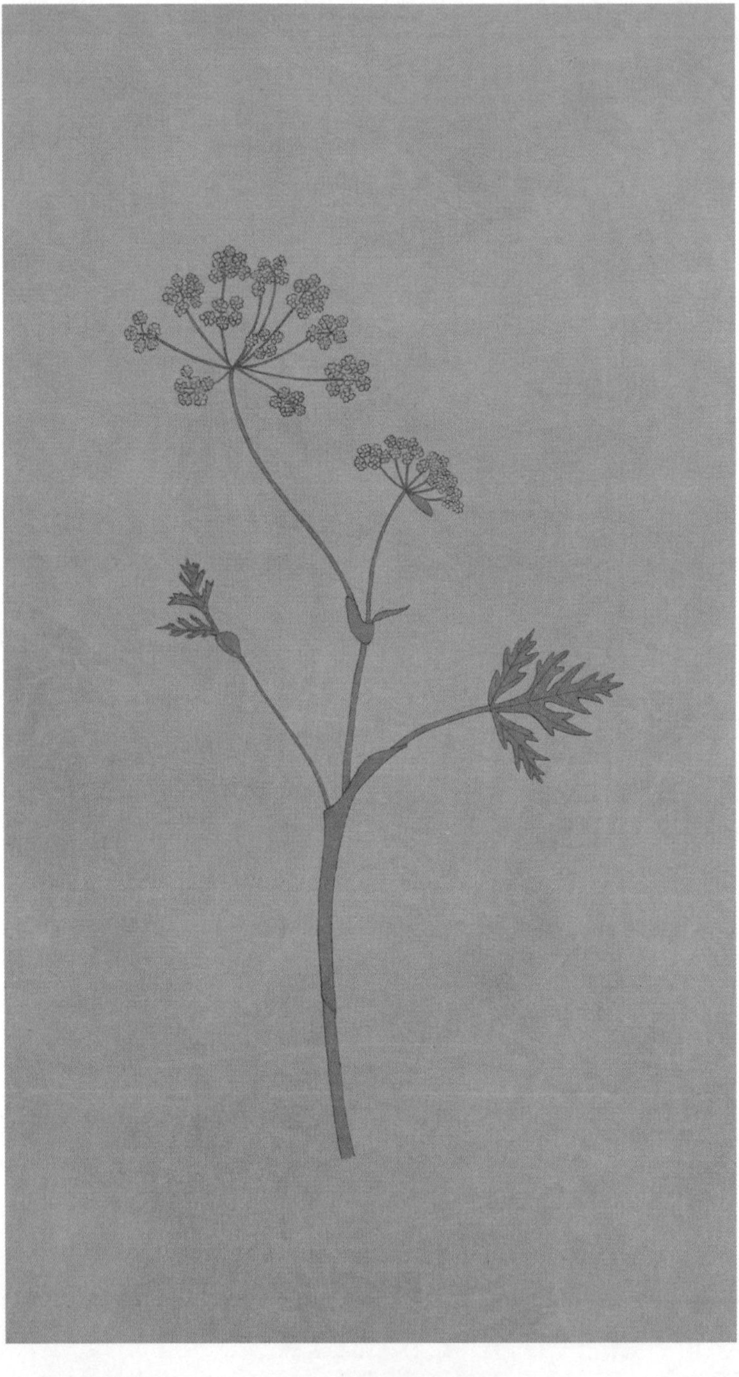

병이 나았다고 생각하여 그 약초를 가지고 여러 가지 실험을 했다. 그 결과 이 약초는 혈액의 흐름을 좋게 하고, 경락을 소통시켜 주며, 떨림 증세를 낫게 하고, 통증을 멈추게 하는 신기한 효과가 있었다. 약왕은 이를 보고 기쁨에 넘쳐 시를 지었다. 이로부터 '사천성에서 나는 궁궁이풀'이라 하여 '천궁川芎'이라는 이름이 나오게 되었다.

사천요리의 본고장인 중국 사천은 삼국지의 유비와 제갈량이 활약했던 촉한 땅으로, 천혜의 자원 보고였고 지금도 마찬가지입니다. 예전부터 좋은 약재가 산출되는 곳으로 유명하지요. 천오두, 천초, 천패모 등 이름에 '천川'이 붙은 약재가 대부분 이곳에서 산출된다고 봐도 될 정도입니다. 우리나라에서는 그냥 '궁궁이'라고 했습니다. 순수한 우리말이 아니라 천궁의 옛 이름 '궁궁芎藭'이 그대로 전해진 것입니다.

그런데 이 궁궁이는 실제 약재로 쓰이는 천궁과는 다릅니다. 궁궁이는 당귀와 같은 당귀속*Angelica*이고 천궁은 기름당귀속*Ligusticum*으로 엄연히 다른 식물입니다. 이런 착오를 바로잡고자 많은 분이 애쓴 바 있지요. 그중 흥미로운 연구가 있어 소개해 봅니다. 서울대학교 규장각에 보관되어 있는 《조선왕조실록》에서 500년 묵은 약재의 잎사귀가 발견되었는데, 전자현미경까지 동원해 유전자 검사를 해 보니, 궁궁이가 아니라 중국산 천궁이었다고 합니다. 실록의 보존을 위해 천궁과 석창포를 가루 내어 주머니에 넣어서 군데군데 비치해 두는 전통이 있었다고 하는데요. 습기를 말리고 항균하는 천궁의 약성을 이용한 것으로 짐작됩니다. 이 잎 조각이 발견되어 당시의 천궁이 현재 토천궁으로 유통되고 있는 식물과 다르다는 점이 밝혀졌습니다.

어떤 이유인지는 모르겠지만 500년 전 약초를 잘 아는 누군가가《조선왕조실록》 사이사이에 꽂아 둔 천궁 잎사귀가 기원 식물에 대한 열정적 연구의 소재가 되리라고는 잎을 꽂아 둔 분도 아마 상상하지 못했을 것입니다. 어찌되었든 역사의 귀중한 기록물을 소중히 하려는 그의 정성이 긴 시간의 장벽을 뛰어넘어 후대와 소통하는 데 성공한 셈입니다.

정수동과 불수산

조선 후기에 정수동이라는 사람이 있었습니다. 돈과 명예에 집착하지 않고 평생을 자유롭게 살았던 시인이기도 했지요. 남편이 자유롭게 살수록 그 부담을 더 많이 지는 사람이 누구겠습니까? 당연히 아내일 수밖에 없지요. 한말의 언론인 장지연이 지은 《일사유사逸士遺事》와 구전되는 민담을 보면서 정수동과 그 아내 사이에 있었던 불수산佛手散과 관련된 유명한 일화를 재구성해 보았습니다.

> 어느 날 만삭이 된 정수동의 아내가 출산을 앞두고 배가 아파왔다. 이 한량은 평소 집안일에는 나 몰라라 했지만 이번만은 도저히 그럴 수가 없었다. 그는 아내의 순산을 돕기 위해 한약방으로 달려갔다. 당시에는 출산을 앞두고 '불수산'이라는 약을 지어먹는 관습이 있었다. 불수산은 출산을 앞두고 복용하면 '부처님의 자비로운 손바닥으로 아이를 잘 받아 준다'는 뜻처럼 출산을 쉽게 할 수 있다는 유명한 약이었다. 그런데 제 버릇 누구 못 준다고, 약을 지으러 가는 도중 우연히 금강산 여행을 떠난다는 친구를 만나게 되었다. 산통으로 고생하는 아내의 모습은 갑자

기 사라지고 금강산의 절경만 떠올랐는지 정수동은 그만 약을 지어야 한다는 생각을 까맣게 잊고 말았다. 그렇게 금강산으로 난데없는 유람을 떠난 정수동은 여기저기를 더 돌아보다가 절에서 불상의 손을 보고 불수산이 떠올라 그제야 귀가를 서둘렀다. 집에 돌아오니 아내는 벌써 아기를 낳고 몸조리를 하고 있었다. 반쯤은 출산의 기쁨으로 웃고 있었지만, 반쯤은 섭섭한 표정이 역력했다. 정수동은 내심 멋쩍어하면서도 겉으로는 이렇게 말했다. "부인! 참 성질도 급하시구려. 불수산을 짓기도 전에 아이를 낳다니."

스스로 면구스러워서 둘러댄 말이었지만, 아이 아버지로서는 빵점짜리가 아닐 수 없습니다. 이 이야기에 등장하는 불수산은 당귀와 천궁 두 가지만으로 이루어진 매우 간단한 처방입니다. 한 첩에 들어가는 분량은 대개 당귀 여섯 돈, 천궁 넉 돈입니다. 각각 24그램, 16그램 정도라, 가짓수는 적어도 상대적으로 꽤 많은 양이 들어갑니다. 시급성을 요하는 처방이기에 구성은 간단하지만 약량은 많아진 것이지요. 《동의보감》에 이르기를, "임신부가 해산을 앞둔 달에 이 약을 먹으면 태아가 여의어서 쉽게 출산을 하니 자연스럽게 난산을 피할 수 있다"고 했습니다. 대표적인 축태이산縮胎易産 약인 셈입니다. 요즘도 난산을 겪다가 불행히도 목숨을 잃는 산모가 없지 않은데, 변변한 병원도 없던 당시에야 얼마나 위험한 사례가 많았겠습니까? 이때 불수산이 수행한 역할은 진정 '부처님의 손'이라는 뜻에 합당했으리라 여겨집니다.

활혈행기活血行氣를 위한 약초
천궁의 현대 응용

천궁은 따뜻한 성질로 두통을 멎게 하네
신선한 피를 만들어 내고 울혈된 건 풀어 주네✦

천궁의 성질은 따뜻하고, 맛이 매우며, 독이 없다. 오래된 죽은 피를 흩어지게 하고, 신선한 피를 생겨나게 하며, 코피와 혈변 등을 멎게 한다. 피가 부족해서 오는 두통을 치료하는 데 아주 좋다. 정수리와 뇌가 아플 때에는 반드시 천궁을 써야 한다.

-《동의보감》 탕액편

이것을 요샛말로 풀면 "혈액순환을 활발하게 하여 두통, 어지럼증, 생리통 등을 낫게 한다"는 뜻이 되겠지요. 천궁은 현대에 와서도 다양하게 적용되고 있습니다. 우선 천궁은 여러 약리실험 결과, 혈관을 확장하여 혈액순환이 잘되도록 돕고, 혈소판 응집을 막아 준다는 사실이 밝혀졌습니다. 이는 활혈행기活血行氣라는 전통 의약학의 이해를 뒷받침해 주고 있습니다. 또 시험관 실험*in vitro*에서 혈전 형성을 억제하며 혈전의 무게를 감소시켰습니다. 구성 성분 중의 하나인 페룰산阿魏酸, ferulic acid이 주로 나타내는 이러한 특징은 뇌출혈이나 뇌경색 때문에 한쪽 팔다리를 제대로 못 쓰는 편마비가 왔을 때도 응용할 수 있는 근거가 됩니다. 중풍이라는 병은 기본적으로는 혈관과 그 안에서 이동하는 혈액의 문제이기 때문입니다. 그런 의미에서 천궁은 관상동맥질환 등으로 생기는 협심증에도 다른 약재와 함께 사용된다면 충분히 치료 효과를 발휘할 수 있습니다. 천궁과 홍화 두 가지 약재를 써서 84명의 협심증 환자에게 적용한 결과 78

퍼센트가 넘는 유효율을 보였고, 그중 니트로글리세린을 복용하던 60명 중에 20명은 중단해도 될 정도로 호전되었다는 중국의 임상시험 보고가 있습니다.

최근의 연구에 따르면 산화 스트레스 등 각종 원인 때문에 발생하는 뇌손상을 막아 주는 보호작용도 있다고 합니다. 대사활동의 결과 불가피하게 발생되는 활성산소 때문에 인체는 각종 염증에 시달리거나, 당뇨·동맥경화·암 등을 앓게 되며, 노화가 촉진되기도 합니다. 또한 대뇌 흑질의 신경세포가 손상되면 도파민 분비가 제대로 되지 않아서 파킨슨병을 일으킬 수 있습니다. 2001년 일본의 《동양의학회지》에 따르면, '천궁다조산'이라는 처방을 파킨슨병 환자에 적용한 결과, 한 달 후 운동능력 측정에서 치료 전과 비교해 총점수가 향상되었다고 합니다. 이는 부작용이 우려되는 도파민 제제를 대체할 수 있는 가능성을 보여 주었다는 점에서 평가할 만합니다.

천궁의 항암 효과도 점차 밝혀지고 있습니다. 천궁을 구성하는 유효성분인 테트라메틸피라진은 시험관·생체 내 실험에서 세포자살과 자가포식작용을 유도하여 HepG2 간암세포의 성장과 증식을 용량의존적✦✦으로 억제했습니다. 그런가 하면 천궁에 들어 있는 다당체는 특정 간·자궁경부·유방암세포에 농도의존적으로✦✦✦ 세포살해와 세포자살을 유도해 항암 효과를 보여 주었다고 합니다.

✦ 川芎性溫止頭疼 / 養新生血開鬱升

✦✦ 용량이 많아지면 더 효과가 좋아진다는 의미

✦✦✦ 농도가 짙으면 더 효과가 좋아진다는 의미

이런 점은 주의하세요

성질이 신온辛溫하고 향이 강한 편이라 오랫동안 섭취해서는 안 됩니다. 많은 양을 복용하면 구토나 어지럼증을 일으킬 수 있습니다. 각종 출혈증이나 지나치게 기운을 빼서 열이 나고 입이 마르는 경우, 식은땀이 나는 경우도 맞지 않습니다.

익모초

익모초益母草 엄마에게 좋은 약초

영원히 여성적인 것이 우리를 구원하리라

600조에 이른다는 사람의 세포에는 일종의 에너지 공장인 미토콘드리아가 있습니다. 핵 안에는 부계와 모계로부터 반씩 물려받은 유전자가 있는데, 난자로부터 유래한 세포질 안에 있는 미토콘드리아의 DNA는 모계 쪽만 물려받습니다. 과학자들이 이런 원리를 이용하여 인류의 조상을 거슬러 올라가니 20만 년 전 아프리카에 살았던 한 여인이 있었습니다. 이름하여 '이브'라 불린 이 여성이 모든 현생인류의 조상인 셈이지요. 이렇게 보면 종족이나 민족, 씨족 등으로 나뉘어 다투는 일이 참으로 허망하게 느껴집니다. 원조 할머니인 이브가 보시기에 얼마나 가슴이 아프겠습니까?

1만 년 전부터 시작된 인간의 문명은 많은 진보를 가져왔지만, 한편으로는 소유와 지배를 둘러싸고 만인의 만인에 대한 투쟁으로 얼룩져 왔습니다. 모계사회가 끝나고 가부장 중심으로 사회집단의 구성이 바뀌어 가면서 일어나는 현상이지요. 자식을 잘 먹이고 길러 다른 사람들과 조화를 이루며 살아가기를 바라는 모든 어머니의 소망은 맹수와 싸우면서 먹을거리를 구하고, 다른 종족과 다투면서 소유물을 늘려 나가던

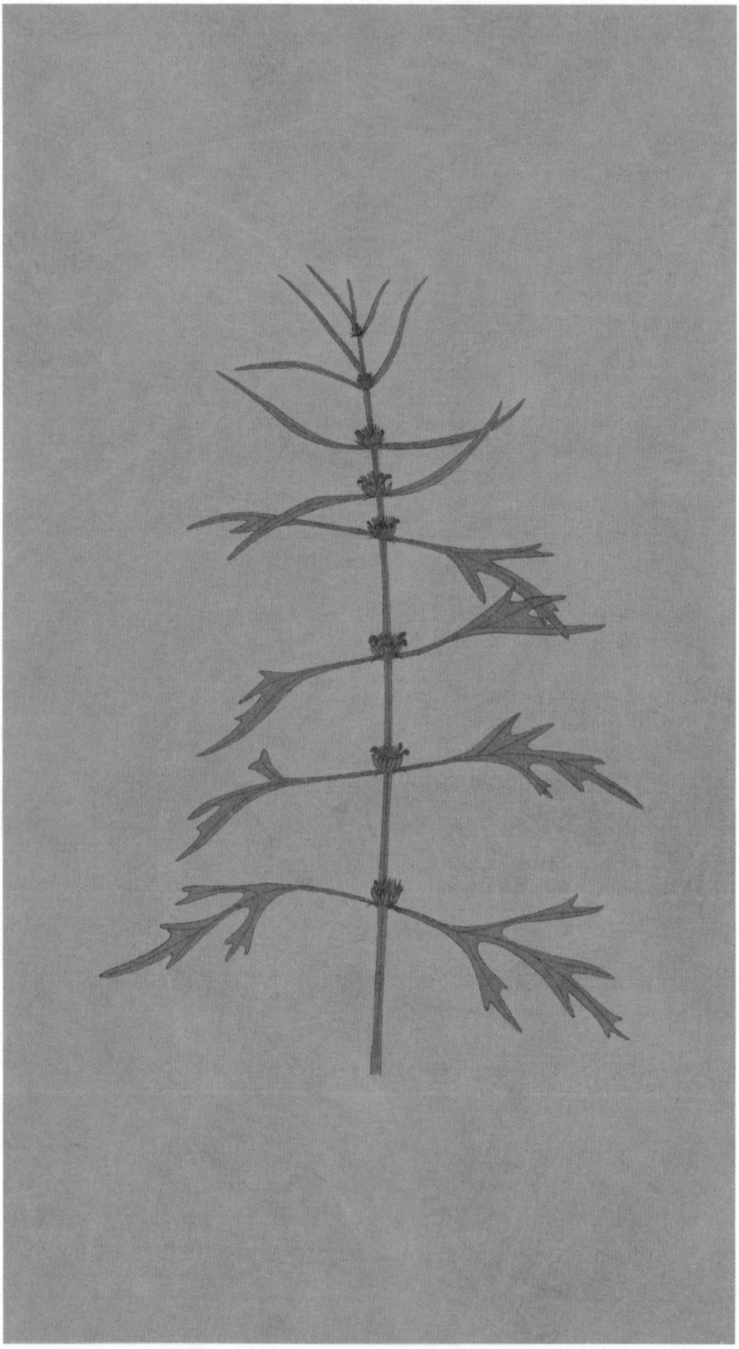

남자들의 그것과는 다를 수밖에 없습니다. 그래서 괴테는 파우스트의 입을 빌어 이렇게 말했는지도 모릅니다. "영원히 여성적인 것이 우리를 구원하리라!"

유달리 별명이 많은 익모초

한약재로 쓰이는 익모초는 꿀풀과에 속하는 한해살이 또는 두해살이풀인 익모초의 지상부로, 여름철 잎이 무성해지고 꽃이 피기 전에 캐서 햇볕에 말려 사용합니다. 익모초는 다른 약초처럼 오랜 역사를 지나오면서 여러 가지 별명이 붙은 대표적인 약초입니다. 《시경詩經》에 '퇴蓷'라고 나오는 것이 익모초입니다. 익모초는 눈을 밝게 만든다고 해서 익명益明이라고도 했으며, 곧게 뻗은 사각형 줄기 때문인지 '야천마野天麻'라고 불리기도 합니다. 지금은 거의 씨를 말할 때만 쓰이는 '충울茺蔚'도 있습니다. 여름에 시든다고 해서 '하고초夏枯草'라는 이름도 있는데, 다른 꿀풀과 식물인 하고초와 헷갈리니 써서는 안 되지요. 《본초강목》에서 이시진은 "저마猪麻라고도 하는데, 돼지가 잘 먹는다고 해서 이런 이름이 붙었다"고 합니다. 붉은 꽃을 가진 쑥이라 해서 '홍화애紅花艾'라고도 하지요. 참고로 일본에서는 월년초越年草라 쓰고 '메하지키'라고 부릅니다.

이번에는 우리말 표현을 볼까요? 익모초는 우리말 표현이 이미 고려시대에도 존재했을 만큼 친숙한 약초입니다. 한글이 만들어지기 전이라 한자와 이두로 표기할 수밖에 없었는데, 지금 '목비야차目非也次'라고 전해집니다. 대략 '눈비얏' 정도로 읽으면 될 것 같습니다. 왜냐하면 《표준국어대사전》에 따르면 조선조의 표기로는 '암눈비앗' '암눈비엿', 제주도 방언으로는 '눈벨레기낭' '암눈비애기쿨'이라 하기 때문입니다. '쿨'은 제주도 말로 씨를 가리킨다고 하니, 익모초와 그 종자인 충울자✦를 함께 가리키는 경우라 하겠습니다. 눈벨레기는 '가피안茄皮眼'이라 해서 "눈꺼풀이 뒤집힌 눈을 가진 사람"을 말합니다. 실학자 이가환 부자가 지은 《물보物譜》✦✦에 "茺蔚萑 눈비약이"라고 한 것을 보면, 익모초의 줄기 옆구리에 다닥다닥 붙은, 붉은 입술처럼 생긴 꽃부리 모양이 마치 '눈벨레기'를 보는 듯해서 그렇게 이름 붙인 것이 아닌가 합니다. "눈에 좋은 약초"라는 뜻에서 그렇게 붙였다는 일부의 해석도 전적으로 배제하기는 어렵겠지요. '암'은 '수'와 대비되는 여성을 의미하고, 언어의 기원으로 볼 때 엄마, 어머니의 '엄'과 상통하는 것으로 보입니다. 그러니 조상님들도 익모초가 산모나 여성에게 좋다는 사실을 이미 숙지하고 있었던 것 같습니다. 지금도 일부 지방에서는 단옷날에 익모초를 따서 그늘에서 말린 후 상비약으로 보관했다가 필요할 때 쓰는 풍속이 남아 있다고 합니다. 익모초는 쑥과 함께 전통 민속 아이템에 자주 등장하는 약초의 하나입니다.

은혜 갚은 노루와 효자 이야기, 익모초의 '데뷔'

익모초라는 말의 유래로 여겨지는 익히 알려진 전설이 있습니다. 지금은 어느 곳인지 특정하기 어렵지만 중국의 대고산이라는 곳의 산자락에 살았던 '수랑'이라는 여성과 노루가 주인공이지요. 수랑이 사냥꾼에게 쫓기는 노루를 구해 주었더니, 나중에 시집가서 첫 아이를 낳을 때 노루의 도움으로 극적으로 난산을 이겨 냈다는 전형적인 해피 엔딩의 약초 유래 민담입니다. 실제로 노루가 갖다 주었을 리는 없고, 아마 노루 눈을 닮은 의사가 익모초를 써서 이런 통쾌한 치료 실적을 많이 올렸기 때문에 후인들이 가탁해서 지어낸 이야기가 아닌가 싶기도 합니다.

다음에 보는 이야기는 좀 더 현실적입니다. 우리나라의 민담 중에 나오는데, 중국에도 정교금程咬金이라는 사람이 등장하는 비슷한 내용의 민담이 전해지고 있어서, 그 줄거리가 우리나라에 전래되어 토착화하지 않았나 생각됩니다.

어느 시골 마을에 엄마와 아들만 단출하게 살고 있는 집이 있었다. 엄마는 출산할 때 너무 고생을 한 나머지 아이가 다 크도록 늘 뼈마디가 쑤시고 아랫배가 아파서 제대로 일을 하기 어려울 정도였다. 이제 어엿한 청년으로 자란 아들은 어머니를 위해 힘들게 번 돈으로 의원에 가서 두 첩 분량의 약을 지어 왔다. 약을 복용하고 어머니는 한결 좋아졌지만, 하루치를 복용해서는 아무래도 부족한지라 약초꾼에게 물어 직접 눈여겨보았던 약초를 찾아 나섰다. 하지만 초보에게 그게 쉬운 일이겠는가? 하루 종일 헤매다 허탕을 쳤지만 궁즉통窮則通이라고 문득 한 가지 꾀가 떠올랐다. 의원이 약초를 캐러 산으로 갈 때 몰래 따라간 아들은 드디어 약초가 있는 곳을 알아냈다. 캐 온 약초의 반은 마당 한편에 심고, 반은 말려서 어머니에게 정성껏 달여 드렸다. 아들

✦ 茺蔚子, 충위자라고도 한다.

✦✦ 사물의 족보라는 의미. 1000여 개가 넘는 사물의 한자 명칭과 한글 이름을 병기한, 근대 국어 연구에 소중한 자료가 되는 어휘집이다.

의 지극한 정성 덕택인지 어머니는 십수 년을 앓던 산후풍을 다 떨치고 건강을 회복했다. 아들은 기뻐하면서 이 약초를 익모초라 불렀다. '엄마를 이롭게 하는 풀'이라는 뜻이었다.

엄마를 이롭게 하는 풀,
뽀얀 피부를 선물하는 풀

앞서 보았듯이 익모초는 말 그대로 '엄마를 이롭게 하는 풀'이라는 뜻입니다. 이름만 들어도 엄마들의 고통이 저절로 줄어들 것 같지 않습니까? 수랑 이야기에 나와 있듯이 아이 낳는 일은 정말 산모의 목숨이 걸린 중대한 일이었습니다. 더구나 예전에는 산부인과가 아니라 집에서 아이를 낳았기 때문에, 순산할 수 있도록 적절한 한약을 쓰는 일이 매우 중요했습니다. 그렇다고 해서 앞의 민담처럼 익모초 하나만으로 해결되는 경우는 거의 없을 것입니다. 그만큼 순탄한 출산이라는 문제는 시대와 상황을 떠나 여전히 어렵기 때문입니다. 그래서인지 《동의보감》에는 난산 과정에서 어혈이 잘 생기거나 산도가 막히는 문제를 해결하기 위해 달생산이나 불수산과 같은 기본 처방에 익모초를 가하여 쓰는 방법이 나옵니다.

익모초는 피부질환에도 외용제로 쓰였습니다. 무측천의 사례가 유명하지요. 그녀는 중국의 오랜 역사에서 유일한 여자 황제였습니다. 황제의 부인인 황후, 황제의 어머니인 모후에 만족하지 않고 아예 스스로 최고의 지위에 올라 웬만한 황제보다 훨씬 강단 있게 통치를 했다고 합니다. 이런 대단한 권력자도 아름답고자 하는 뭇 여성과 같은 마음을 품었는지, 전해지는 이야기로는 미용에도 꽤 많은 관심을 기울였다는군요. 무측천은 늘 팽팽하고 윤기 흐르는 피부를 간직했고 혈색도 젊은 사람 못지않게 좋았다고 하는데, 그 비결이 바로 익모초였습니다. 이것을 달여 여러 해 동안 아침저녁으로 씻으니 4~50대 부인의 얼굴과 피부가 마치 15세의 소녀와 같았다고 합니다.

익모초의 쓰임새는 어떻게 변해 왔나?

《방약합편》의 '약성가'는 이렇게 말합니다.

> 익모초의 단맛은 여성에게 딱 맞춤이네
> 어혈을 없애고 새 피를 만드니 산전 산후에 좋다네✦

익모초는 쓴맛으로도 유명해서 '약성가'의 표현은 부인과에 특화된 성질을 강조하기 위해 의도적으로 단맛을 강조한 것으로 보입니다. 지금의 정설은 "쓰고 매운 맛, 약간 찬 성질이며 간·심·방광 경락으로 들어간다"입니다.

《동의보감》에는 "익모초의 줄기와 잎은 임신과 출산 후 여러 병을 잘 낫게 하므로 이름을 익모라 하며, 임신이 되게 하고 월경을 고르게 한다. 모두 효과가 있으므로 부인들에게 좋은 약이다"라고 설명하고 있습니다. 얼핏 보아도 주된 효능이 여성과 출산에 맞추어져 있습니다. 하지

✦ 益母草甘最宜婦 / 去瘀生新産前後

만 이 외에도 익모초의 효능은 여러 가지입니다. 이미 익모초는 생리통과 생리불순을 완화시켜 줄 뿐만 아니라, 생즙으로 짜서 더위를 먹어 생긴 병에도 쓰였습니다. 피를 잘 돌릴 뿐만 아니라 소변을 잘 나가게 하여 몸이 붓는 경우나 몸 안에 노폐물이 쌓이는 여러 가지 증상에 쓸 수 있지요. 진존인 선생은 익모초가 자궁에 직접적인 흥분작용을 하여 자궁의 긴장과 수축을 정상화시킨다고 했고, 급성 신염 때문에 생기는 부종과 소변 감소증에도 현저한 효과가 있다고 했습니다. 최근의 많은 연구는 익모초가 LDL콜레스테롤은 낮추고 HDL 콜레스테롤은 높이는 효과,✦ 항산화 효과, 유방암이나 자궁암 등에 항암 효과도 있다는 결과를 보여 줍니다.

주요 약리 활성 성분으로는 레오누린, 스타키드린, 레오시비린, 레오누리딘, 루틴이 있으며, 야맹증과 안구건조증을 막아 주는 비타민A는 물론, 몸 안에 생기는 암모니아의 독성을 없애 주고 혈관을 넓혀 주는 아르기닌 등도 있어서 익모초의 효능을 더욱 풍부하게 해 주고 있습니다.

✦ 잎보다 씨가 좋다고 한다.

익모초, 이렇게 이용해 보세요

익모초차

튼튼한 자궁을 위한 차입니다. 말린 익모초줄기와 꽃 부분은 빼고 잎만을 넣는 것이 좋습니다 5그램을 물 1리터 정도에 넣고 10분 정도 끓입니다. 말린 익모초를 살짝 볶아서 3그램 정도씩 찻잔에 넣어 음복해도 좋습니다. 몸의 부기를 내리고 오줌이 잘 나오게 하는 효과도 있습니다.

익모초달걀탕

생리통에 써 볼만한 음식입니다. 익모초잎 15그램과 달걀 한 개를 적당량의 물에 넣고 같이 끓입니다. 달걀이 익으면 찬물에 식히고 껍질을 벗겨 천천히 씹어 먹습니다. 그 다음 익모초 탕액을 조금씩 마시면 됩니다.

이런 점은 주의하세요

익모초는 약간 차가운 성질이기 때문에 평소 몸이 냉한 사람이나 심하게 마른 사람, 아랫배가 찬 사람은 주의해야 합니다. 불임 치료에 쓸 수 있으나 일단 임신이 되면 복용하지 말아야 하지요. 월경량이 너무 많은 경우에는 병의원에서 진단부터 받는 것이 순서입니다.

쑥

애엽艾葉

한겨레의 동반자,
힐링 약초

흔하다고 반드시 천한 것은 아니다

경제학 용어에 '희소성'이라는 말이 있습니다. 인간의 물질적 욕망에 비해 그 충족 수단이 상대적으로 부족한 상태를 이르는 말입니다. 가치를 판단할 때 여러 가지 기준이 있겠지만, 너무 흔한 것은 대개 쉽게 구할 수 있어서 가격이 저렴한 경우가 많습니다. 금이나 다이아몬드는 일단 드물기 때문에 가치가 높습니다. 그렇지만 공기와 물처럼 사람이 살아가는데 소중한 필수재도 어떤 의미에서는 흔합니다. 없는 곳이 거의 없고 늘 우리 주변에서 구할 수 있지요. 그렇다고 공기와 물의 가치가 낮은 것은 결코 아닙니다. 다만 다른 재화에 비해 희소성이 낮기에 가격이 비교적 낮게 책정되는 것 뿐입니다.

여러 식물 중에서 쑥처럼 주위에서 쉽게 찾아볼 수 있는 풀도 드뭅니다. 쑥의 왕성한 생명력은 다들 알아줍니다. 원자폭탄으로 잿더미가 된 히로시마와 나가사키에서도 제일 먼저 살아난 풀이라는 이야기도 있습니다. 척박한 토양에서도 잘 자라고 변덕스런 날씨에도 잘 버팁니다. 우리나라 전국 각지에 없는 곳이 없을 정도입니다. 그러나 쑥은 그 누구도 '잡초'라 부르지 않습니다. 고조선의 건국신화에서는 동물을 인간으로 승

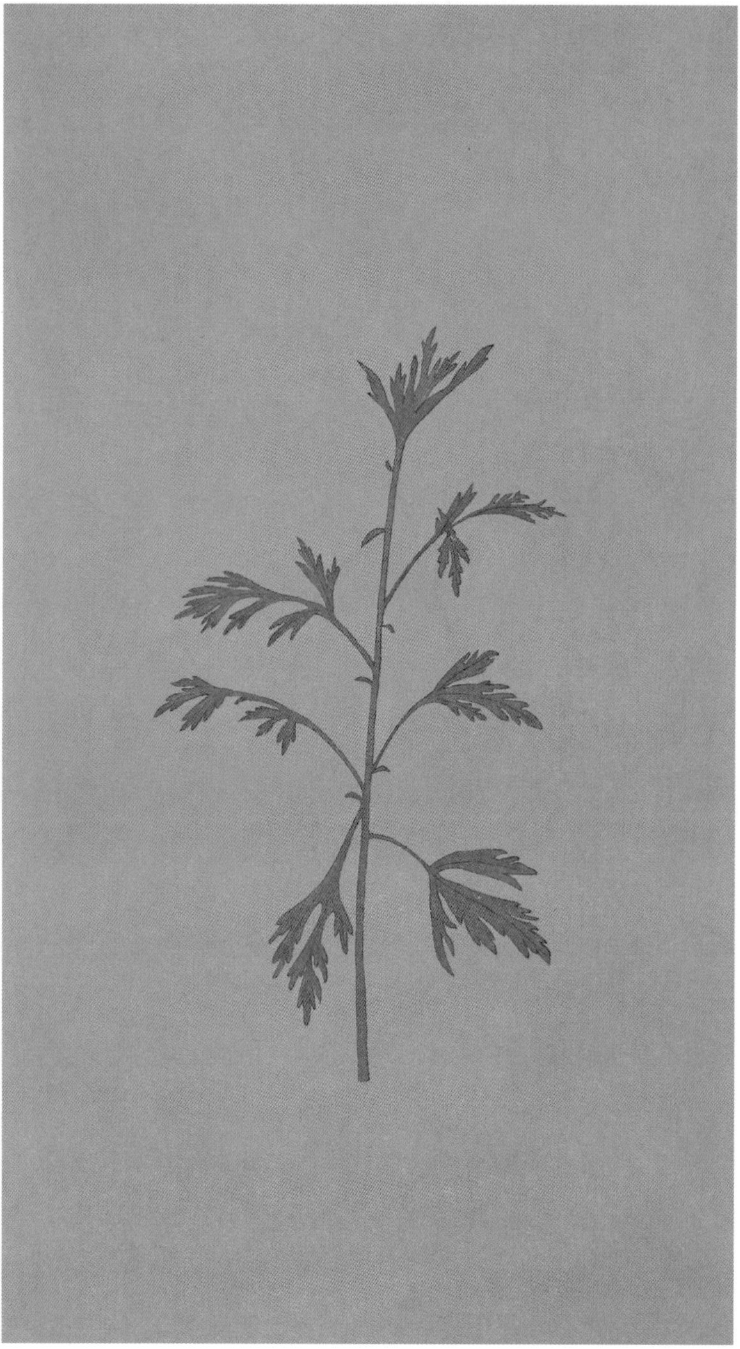

화시키는 영험한 풀로 나올 정도입니다. 이렇게 보면 쑥은 희소성이라는 기준으로 가치매김하고 재단할 수 없는, 공기와 물처럼 흔하지만 더할 나위 없이 귀중한 인류의 공동자산이 아닐까 합니다.

한겨레의 탄생과 함께한 영험한 약쑥靈草

쑥의 한자어는 애艾입니다. 풀의 일종이라 당연히 풀 '초++, 草'가 의미부고 '乂예'가 소리부입니다. 여기서 '乂'는 '베다', '가지치기하다', '병을 다스리다'는 뜻이 있습니다. 그래서 '애'는 '(역)병을 물리치는 효능을 가진 풀'이라는 뜻이 됩니다.✦ 문자가 생길 때부터 쑥은 치료를 위한 약초라는 숙명을 타고 났던 것이지요. 과거 대표적인 온열치료법인 뜸의 쓰임새로부터 나온 구초灸草, 의초醫草라는 별명도 다 그런 전통을 잘 보여 줍니다. 단군신화에 나온 홍익인간의 이념을 잘 드러내는 약초가 바로 쑥 아닐까요.

쑥은 좋은 약초일 뿐만 아니라 민족문화의 상징이기도 합니다. 한민족의 시원이라고 할 수 있는 고조선 건국신화에서 쑥은 단순한 약초에 그치지 않고, 아예 종을 바꿔 버리고 변신시킬 수 있는 영초靈草의 지위에 오릅니다. 물론 마늘과 함께이지요. 마늘에 관해서는 이론의 여지가 많습니다. 대산이 아니라 소산 즉 '다래'라는 것이 정설입니다.✦✦

본초학의 관점에서는 마늘이냐 다래냐도 중요할 수 있습니다만, 왜 하필 수많은 먹을거리 가운데 쑥과 마늘이었는가도 궁금한 주제입니다. 짐승이 사람으로 변신하는 엄청난 일인데, 흔한 먹을거리를 가지고 가능하다는 말인가? 뭔가 신비한 영약, 예컨대 '해리 포터' 시리즈에 나오는 폴리주스 변신 약 같은 게 아니고, 주변에서 흔히 보는 마늘과 쑥이란 말인가? 이런 의문.

물론 마늘과 쑥은 일상적으로 먹는 밥과 같은 음식은 아닙니다. 음식이라기보다는 약의 상징으로 쓰였다고 보아야겠지요. 앞서 말했듯이 쑥은 무엇보다도 강한 생명력이 있습니다. 또한 아주 오래 전부터 쑥은 제단의 향으로 쓰였습니다. 제사는 정성스레 신을 모시는 의식입니다. 나쁜 기운을 없애고 부드러운 향내로 주위를 정화시키는 쑥은 이런 자리에 잘 어울립니다. 쑥의 치료 효능도 빠질 수 없습니다. 쑥을 말려 인체의 혈자리에 놓고 치료하는 뜸요법에 필수적인 재료입니다. 아픈 이들은 뜸이 주는 불세례를 받고 건강체로 거듭납니다. 이전과는 다른 상태의 인간으로 업그레이드됩니다.

쑥은 이런 많은 요소가 합쳐져 새로운 생명의 탄생을 촉진하는 신비로운 영약으로 단군신화에도 등장했다고 봅니다. 뭔가 특별한 '레어템'이 아니라 흔하디흔한 풀이 엄청난 '포텐'을 발휘하는 영초로 등극하는 이 순간이 바로 홍익인간을 이념으로 하는 한겨레의 시작을 알리는 서막이 됩니다.

✦ 하영삼, 《한자어원사전》, 2021, 518쪽

✦✦ 김종덕, 《한의학에서 바라본 농산물Ⅰ》, 부경대학교, 2005

다재다능한 쑥의 효능

> 성질은 따뜻하고 맛은 쓰며 독이 없다. 오래된 여러 병과 부인의 출혈증을 낫게 하며, 태아를 안정시키고 복통을 멎게 하며, 이질을 낫게 한다. 여러 출혈증과 피부의 부스럼을 낫게 하며, 새살이 돋아나게 하고, 몸을 따뜻하게 하여, 임신에 도움이 된다.
>
> -《동의보감》 탕액편

단군신화에서도 곰이 쑥을 먹고 여자로 변신하듯이, 쑥은 여성과 떼려야 뗄 수 없는 사이입니다. 여성질환의 치료에도 많은 역할을 하고 있지요. 아랫배가 찬 여성은 변비나 만성적인 설사에 시달리기 쉽고, 임신도 잘 안 되는 경우가 적지 않습니다. 이럴 때 아랫배에 왕뜸을 한다든지 쑥뜸에 불을 붙인 후 그 연기를 쬐어 아랫배와 자궁의 질환을 치료하는 좌훈요법을 한다면 좋은 효과를 볼 수 있습니다. 언젠가 만성 변비에 시달리던 중년 아주머니가 한의원에 오셔서 중완혈과 관원혈에 왕뜸을 해드린 적이 있습니다. 그분이 다음날 시원하게 배변을 하고 나서 환한 표정으로 인사하던 기억이 납니다. 시술한 저도 뜸의 빠른 효과에 새삼 놀랐던 사례입니다.

우리 땅 어디에서나 쉽게 볼 수 있는 쑥은 예로부터 사람들이 즐겨 사용했던 약초입니다. 현대로 와서도 이러한 특성은 그대로 유지되어 매우 다양한 분야에서 응용되고 있습니다. 일상생활 속에서도 쑥의 독특한 향기와 벌레 쫓는 효과를 이용하여 이불·요·베개 등에 활용하고 있습니다. 향수·비누·샴푸 등에도 쓰입니다. 이처럼 쑥은 실생활에서도 많은 효용이 기대되는 약초입니다. 정유성분에는 진해·거담·항알레르기 작용이 있으며, 항바이러스작용도 하기 때문에 앞으로도 다양하게 활용될 여지가 큽니다.

몇 년 전부터 '천연물 신약'이라 하여 한약재나 한약처방을 기반으로 캡슐이나 알약 같은 편리한 제형으로 만드는 시도가 이루어지고 있습니다. 병·의원에서도 자유롭게 처방할 수 있도록 개발한 천연물 신약 중에 스티렌정이라는 알약이 있습니다. 급성·만성 위염 치료제로 쓰이고 있는데, 위장약 처방전에서 심심찮게 목격하는 이름입니다. 이것은 오직 쑥만을 원료로 해서 만들어진 전문의약품입니다. '전문의약품'이라면 그냥 약국 가면 구입할 수 있는 일반의약품과는 달리 반드시 의사의 처방전이 필요하다는 뜻입니다. 이 약 한 종의 제약사 매출이 많을 때는 900억 원에 달할 정도로 실로 많은 스티렌 처방전이 발행되고 있습니다. 제약회사에 베풀어 주는 단군 할아버지의 은덕일지도 모릅니다.

그런가 하면 쑥에는 비타민A·B_1·B_2·C와 철분, 칼슘 등이 들어 있습니다. 보릿고개 시절 먹을거리가 없어서 들판의 쑥을 캐러 다녔던 시절이 있었지요. 쑥의 영양 조성을 보니 그럴 만하다고 충분히 이해됩니다. 일종의 비상식량 구실도 톡톡히 했던 셈입니다. 영양학적 측면에서도 다양한 연구와 활용법이 나오고 있습니다. 쑥은 21세기 현대에서도 새로운 신화를 만들고 있습니다.

쑥, 이렇게 이용해 보세요

쑥차

평소 아랫배가 차고 냉대하가 있거나 생리가 좋지 않은 여성은 따뜻한 쑥차를 자주 마시면 혈액순환이 좋아지고 몸이 따뜻해진다는 것을 느낄 수 있습니다. 어린 쑥을 따서 솥에 넣고 녹차 덖듯이 덖어야 제맛이 납니다제조법은 《1일 1차》(허담, 가온북스, 2015) 참조.

쑥떡

이른 봄에 올라오는 어린 순을 따서 재료로 사용합니다. 삶아서 쌀가루와 함께 빻아 쑥떡이나 개떡을 해 먹습니다. 쑥떡은 밥맛이 나게 하고 피를 잘 돌게 하는 효과가 있습니다.

쑥뜸

음력 5월 5일 단옷날 해가 뜨기 전에 일어나 뜯은 쑥을 잘 말립니다. 이 말린 쑥을 찧어서 체에 거른 후 푸른 찌꺼기를 버리고 솜털 같은 흰 부분만 받아 적당한 크기로 뭉치면 뜸봉이 됩니다. 집에서 보양술로 시행할 경우에는 처음부터 끝까지 화상을 피하고 화재사고가 나지 않도록 주의해야 합니다. 치료 목적이라면 안전하게 가까운 한의원을 이용하세요.

이런 점은 주의하세요

몸이 마르고 진액이 부족하여 쉽게 갈증을 느끼는 사람이나, 열병 등으로 고열이 뜨는 사람은 맞지 않습니다. 사상의학으로 보면 소음인에게 적합한 약입니다만, 복용약과 달리 외치로 쓰는 경우는 좀 더 폭넓게 응용할 수 있습니다. 복용할 때는 위장에 염증을 일으킬 수 있어서 많은 양을 쓰지 않도록 해야 합니다. 전탕할 때는 오래 끓이지 않아야 좋은데, 약효가 있는 방향성분이 날아가 버리기 때문입니다.

능소화

능소화凌霄花 귀족의 품격

아랫것들이여! 감히 넘보지 말지어다!

꽃은 식물의 생식기관입니다. 자손을 길러 자신의 유전자를 영원히 지켜내기 위해 식물은 과감한 노출 전략을 씁니다. 문명화된 인간들이 옷이나 장식, 때로는 정조대 등으로 꼭꼭 감추는 것과 대비됩니다. 잘 노출될수록 번식의 기회는 늘어나기 때문에 꽃은 많은 경우 화려하고 예쁜 모습을 하고 있습니다. 벌과 나비가 쉽게 찾아올 수 있도록 외모도 도드라져야 하고 짙은 향기 또한 멀리까지 흩날리게 해야 합니다. 이럴 때 겸손을 추구하는 것은 조상들에게 죄를 짓는 것이지요. 대개 꽃이 흐드러지게 피어나는 봄철이 되면 마치 누가 더 예쁜지 경쟁이라도 하듯 서로가 자신만의 풍염함을 자랑합니다. 식물 세상에서 펼쳐지는 생존 경쟁이라 할 수 있습니다. 이런 다툼을 한발 떨어져 관조하듯 즐기면서, 우리 인간들은 꽃에게 자신이 생각한 특징으로 이름을 붙여 줍니다. 예컨대 화려한 자태는 장미꽃, 순백의 아름다움은 목련꽃, 흐드러지게 나무 전체를 물들이는 집체적 아름다움은 벚꽃, 요염한 모습의 양귀비꽃, 청순한 제비꽃, 아이의 순박한 미소처럼 해맑은 개나리꽃 등.

흔하게 이야기되지는 않지만 이 명단에서 빼놓을 수 없는 것이

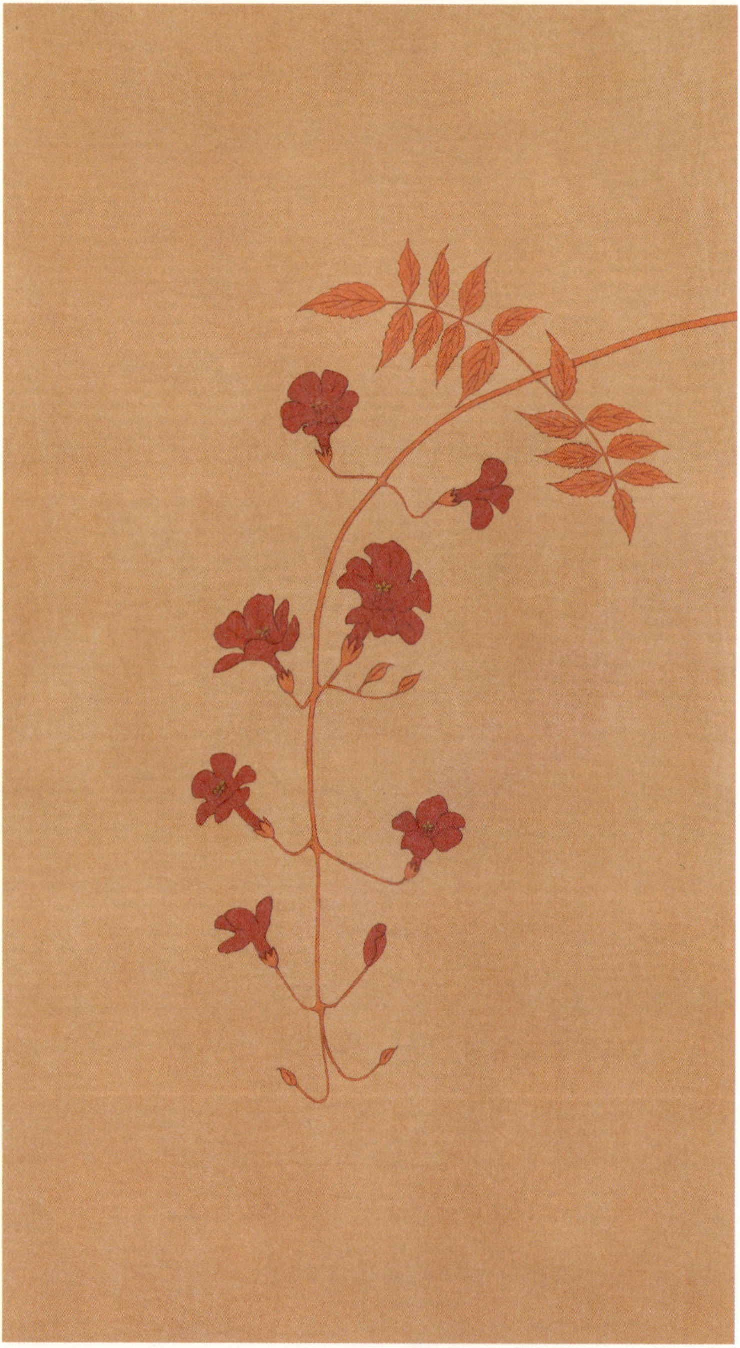

바로 산과 들, 마을 어귀나 근처 공원에서도 심심치 않게 발견되는 능소화꽃입니다. 옛사람들도 크게 다르지 않은 듯, 능소화를 '양반화'라고도 불렀다는 이야기가 전해 옵니다. 양반처럼 높은 신분에 어울리는 꽃이라 하여, 서민은 심지 못하게 했다는데, 정말 그렇게까지 했을까 하는 생각도 듭니다. 하지만 요즘 고급 아파트를 중심으로 일종의 배타적인 성채를 형성하여 특권을 공고히 하는 풍습이 여전함을 볼 때 충분히 있을 만한 일이라고 생각됩니다. 그런데 한국 사람들은 이미 조선 후기 때부터 이 양반 저 양반 하면서 양반을 2인칭 대명사로 써 버리는 파격을 구사해 온 민족입니다. 당시에 이미 80퍼센트에 이르는 사람들이 양반으로 분류되었다는 통계도 있다고 합니다. 한때 "쓰레기통에서 장미 피기를 기대하라"고 조롱받았던 한국이 이제는 민주화의 모범이 되었습니다. 다 그럴 만한 내력이 있는 것이지요.

능소화가 어사화?

전해 내려오는 이야기에 따르면, 전통 사회의 출세길인 과거시험에 합격한 행운아에게 왕이 직접 능소화로 만든 화관을 하사했다고 하는데, 고증할 만한 문헌은 없습니다. 아마도 능소화의 모양과 어사화의 길게 늘어진 종이꽃 모양이 유사한 데서 온 것으로 보입니다. 결혼식이나 회갑연, 또는 장례식 등의 행사에서 장식이든 치장이든 생화를 이용하는 일은 전통 사회에서는 보기 힘듭니다. 궁중에서도 가화假花를 썼다고 하니 능소화가 생화로 장식된 어사화라는 설정은 분명 후대의 추측일 가능성이 높습니다.

능소화꽃이나 모란꽃이 중요한 게 아니라 과거 급제자는 이제 꽃길을 걷게 될 것이라는, 꽃이 축복과 선망의 대상이 되었다는 사실을 상징한다는 점이 중요합니다. 3일 동안이나 풍악을 울리고 거리 행진을 하면서 시험관, 부모님, 친지를 찾아다니면서 감사의 인사를 드리는 일은, 이제 무명 서생에서 양반 신분에 본격 진입해 고급관리가 되었다는, 사회적으로 공인받는 절차인 것입니다. 이런 점에서 고증 여부의 정확성을 떠나 능소화가 거론되는 것은 분명 우리 사회와 맺어 온 이 식물의 역사에서 어느 정도의 진실성을 갖습니다.

능소화의 학명은 *Campsis grandiflora*인데, 위키피디아는 이 항목을 이렇게 설명합니다. "습기가 많고 영양이 풍부한 땅에서, 해바라기처럼 양지바른 곳에서 지지대에 의존하여 자라는, 성장이 빠른 낙엽성 덩굴식물deciduous creeper." 여기서 'deciduous'라는 단어는 '늘 푸른evergreen'과 반대되는 개념입니다. 문학적 맥락에서는 '덧없는' 또는 '무상한'이라는 의미를 갖는다고 알고 있습니다. 튼튼한 버팀목에 기대어 안락한 환경에서 화려한 꽃을 피우며 빛나는 여름을 보내지만, 가을이 되면 잎을 떨어뜨려야 하는 숙명이 느껴집니다. 그런 점에서 소년 급제하여 출세가도를 달리는 양반 관료의 생태계와 놀랄 만큼 흡사합니다. 개혁의 상징으로 떠올랐지만 수구세력의 반격으로 일거에 몰락해 버린 조광조 등 조선 중기 사림파의 비극이나, 뛰어난 재주를 제대로 쓰지 못하고 역적으로 내몰려 아깝게 스러져 간 허균, 3일 천하 김옥균 등이 오버랩되는 것은 저만의 생각이 아닐 것입니다.

능소화의 잎은 전문용어로는 기수우상복엽✦으로, 가장자리가 톱니처럼serrate 생긴 모양입니다. 무릇 경쟁이라는 것은 위로 상승할수록 더욱 치열해지는 경향이 있고, 심하면 때로는 목숨을 위협하는 경우도 있을 것입니다. 가차 없이 경쟁자들을 베어 내는 무자비함이 없다면, 출세하기 힘들 수도 있지요. 경쟁자나 아랫사람을 날카로운 톱니로 제거하지 않으면 오히려 당할 수도 있는 이 아비지옥의 세상에서 단단히 무장하지 않으면 쥐도 새도 모르게 도태될 수 있습니다. 이러한 위기의식은 아마도 평민보다는 귀족에게 더할 것입니다. 그러고 보면 사람들의 '이름 짓기' 감각은 실로 대단합니다. 이게 다 집단지성의 힘이 아닐까 합니다.

신분을 초월한 사랑 이야기, 능소와 명전

이제 다시 옛날이야기를 한 토막 꺼내 보도록 하지요. 우리나라도 신분을 초월한 사랑 이야기는 많습니다. 전형적인 것이 '바보 온달과 평강공주'쯤 되려나요? 소설 《토지》의 서희와 길상도 있지요. 영국 왕실의 러브스토리에도 가끔씩은 등장합니다. 능소화와 관련해서는 부잣집 딸 능소와 머슴 명전 사이에 슬픈 사랑 이야기가 있습니다.

> 중국 서쪽 땅 어느 마을에 동씨 성을 가진 부자가 살고 있었다. 그 집에는 능소라는 이름의 딸이 있었는데, 그림 그리기와 시 짓기를 잘하여 부모님의 사랑을 듬뿍 받았다고 한다. 능소가 어느덧 결혼할 나이가 되자 여기저기서 좋은 신랑감을 추천해 왔다. 하지만 그녀에게는 이미 둘도 없는 연인이 있었다. 유명전이라는

✦ 奇數羽狀複葉, 깃털 모양의 잎이 홀수로 나는 것

> 부지런하고 헌걸찬 젊은이였는데, 태생이 불우해서인지 동씨 집에서 머슴 일을 하고 있었다. 사랑에 빠지면 그까짓 신분의 차이야 뭐가 대수겠는가! 능소는 명전을 위해 틈틈이 새 옷을 짓거나 예쁜 그림을 그려 주곤 했다. 진심으로 사랑하던 두 사람은 천지간에 어떤 일이 있더라도 절대로 헤어지지 말자고 두 손 꼭 부여잡고 굳게 약속했다.

그러나 이러한 행복한 시절은 그리 오래 가지 못했지요. 결국 둘의 관계가 알려지고 분노한 동부자는 명전에게 몰매를 주어 결국 숨지게 합니다. 명전이 묻힌 곳에서 버드나무가 자라났는데, 슬픔을 이기지 못한 능소도 이곳을 찾아 자진하고 맙니다.

> 그녀의 몸은 어느덧 한 그루 등나무가 되어 나무를 감싸 안으며 위로 뻗어 나갔다. 마치 버드나무와 한 몸이 된 듯 얽힌 등나무 줄기 위에서는 붉은 꽃이 활짝 피어났다.

이후 사람들은 능소가 변한 꽃이, 피를 잘 돌게 하고, 독소를 풀어 주고 부은 곳을 가라앉게 해 주는 효과가 있다는 것을 알아냈다고 합니다. 그런 효과가 있으니 관절염이나 부상으로 생긴 상처 등을 치료할 수 있었지요. 그 덕분에 여러 가지 질병이 낫게 된 사람들은 그 꽃의 이름을 능소의 이름을 따서 능소화라고 했답니다. 그녀를 향한 고마움과 미안함, 요샛말로 하면 '지못미'의 마음일 것입니다.

월경통에 효과가 있는 능소화

능소화는 추위를 흩트리고 월경곤란에 쓴다네
자궁출혈과 대하, 아랫배가 적취로 아플 때도✦

오직 여성만이 겪는 월경은 임신을 위한 필수 과정입니다. 태아의 착상을 위해 증식·분화되었던 자궁내막이 탈락되면서 나타나는 성주기의 표지로, 많은 태생동물 중에서도 오직 인간을 정점으로 한 영장류에서만 나타납니다. 출생 시 두 개의 난소에는 모두 40만 개의 원시난포가 있지만, 이 중에서 완전히 성숙하여 배란되는 것은 가임기 3~40년 동안 400개 정도에 불과합니다. 배란된 난자가 제때 배우자의 정자와 결합되지 못하면 임신은 못다 이룬 사랑이 되어 불필요해진 자궁내막은 버려지게 됩니다. 그 결과 흘러나오는 선홍빛 피는 이러한 실패를 최종적으로 알려 주는 표지인 동시에 다음 기회가 다시 온다는 희망의 신호이기도 하지요.

이러한 과정은 병적인 것이 아니라 자연스러운 생리에 따른 것입니다. 그래서 월경을 그냥 '생리'라고 하기도 합니다. 그런데 월경 때만 되면 진통제를 달고 사는 여성이 꽤 많습니다. 월경곤란증, 보통 생리통 때문입니다. 이렇게 되면 이는 더 이상 '생리현상'이 아니고 병리현상이므로 치료를 받아야 합니다.

한의학에서는 월경통의 원인을 크게 불통즉통不通則痛, 불영즉통不營則痛, 이렇게 두 가지로 봅니다. 일반 통증의 경우도 같습니다. '불통즉

✦ 凌宵散寒 調經痛 / 崩中帶下 癥瘕痛

통'이란 장기의 폐색 때문에 생기는 통증, 한마디로 기혈의 자연스런 흐름이 막혀 이를 뚫어 내고자 하는 내 몸의 노력 때문에 통증이 발생한다는 것이지요. '불영즉통'은 일종의 허혈성 통증, 우리 몸의 대사활동에 반드시 필요한 혈액이나 호르몬, 영양소 등의 부족 때문에 발생하는 통증입니다. 월경통 중에서 불통즉통의 메커니즘에 의한 기체혈어氣滯血瘀, 즉 월경 유출 폐쇄 등으로 인해 생기는 통증에만 능소화를 쓸 수 있습니다. 기력이 약하고 장부기능이 떨어져서 생기는 경우에는 쓰면 안 됩니다.

능소화꽃은 햇볕에 말려서 약재로 씁니다. 열을 내리고 어혈을 없애는 작용을 하며, 피부 가려움에도 쓸 수 있지요. 월경이 막히고 통증이 심한 경우, 자궁에서 피가 나오는 경우, 두드러기나 주사비酒齇鼻, 코 홍조 등 피부병에도 쓰입니다. 《동의보감》에는 온몸이 풍으로 가렵거나 두드러기가 돋은 것을 치료하는 능소화 단방을 소개하고 있습니다. "말린 능소화를 가루 내어 4그램 정도를 술에 타서 마시면 즉시 효과를 본다"✦고 했는데, 의원이나 약방에 접근하기 어려웠던 전통 사회에서 능소화를 집 울타리에 키우고 있는 집에서는 시도해 봄직한 일이었을 것입니다.

현대 연구를 보면, 혈관 속에 생기는 피떡을 억제하는 항혈전 효과와 세균을 억제하는 항균작용 등이 밝혀져 있습니다. 아쉽게도 실제 임상에서는 거의 쓰이지 않습니다. 게다가 《본초강목》에서 이시진은 "코로 꽃향기를 맡을 경우 뇌가 상할 수 있고, 꽃 위에 맺힌 이슬이 눈에 들어가면 눈앞이 아득해진다"✦✦고 주의를 촉구합니다. 그러나 원로 본초학자인 안덕균 교수의 설명에 따르면 "건조시킬 경우 무독하며, 유독 성분이 있다고 해도 탕전하면 독성이 모두 소실되기 때문에"✦✦✦ 적절한 사용법을 익힌다면 염려하지 않아도 됩니다.

능소화, 이렇게 이용해 보세요

심한 월경곤란증에 시달리는 여성은 우선 타이레놀 같은 진통제를 복용하는 경향이 있습니다. 타이레놀은 많은 장점을 가진 약이지만, 대개의 다른 약물처럼 주의해서 써야 합니다. 오랫동안 과량 섭취한다거나 음주 후에 복용할 경우 간 손상이 올 수 있습니다. 이 경우에 한약이 훌륭한 대안이 될 수 있지요. 월경 때마다 허리나 아랫배가 아프지만, 다른 질환은 없고 자연의학과 약초의 활용에 관심이 많다면 능소화차를 리스트에 올려놓아 봅시다. 대략 다음의 순서로 만들되, 자기의 상황에 맞는 레시피를 만들어 보면 더 좋겠지요.

우선 능소화꽃을 봉오리째 채취한 다음 그늘에서 1주일 정도 말립니다. 말린 꽃을 프라이팬에서 살짝 볶습니다. 이것을 밀폐 유리 용기에 담아 냉장고에 보관합니다. 말린 꽃 한 송이를 찻잔에 담고 끓인 물을 약간 식힌 다음 잔에 붓습니다. 몇 분 정도 우러나기를 기다려서 꽃 찌꺼기를 걸러 내고 마십니다.

✦ 治遍身風痒癮疹 / 爲細末酒下一錢立止

✦✦ 花不可近鼻聞 / 傷腦 / 花上露入目 / 令人昏蒙

✦✦✦ 《임상한약대도감》 현암사, 2012, '능소화' 항목

6. 심신 안정과 뇌 건강에 좋은 약초

연꽃·연밥·연뿌리

연근蓮根　　보는 것만으로도
연자육蓮子肉　　약이 되는 꽃
연화蓮花

이제염오離諸染汚 **향원익청**香遠益淸

내 홀로 연꽃을 사랑하노라
진흙탕 속에서 피어나지만 물들지 않고
맑은 물살에 씻겨도 요염하지 않음을
줄기 속은 비었으나 밖으로는 곧게 서고
덩굴로 뻗지 않고 가지치기도 안하면서
향기는 멀수록 더욱 맑도다
우뚝 선 깨끗한 자태여
그저 멀리서 바라볼 뿐 범접해서는 안 되리✦

오랜 세월동안 연꽃을 아껴 온 동양인의 정신세계에 주돈이의 이 시만큼 영향을 끼친 작품은 아마도 없을 것입니다. 11세기 북송대의 사상가였던 주돈이는 불교의 영향을 받아 태극도설을 비롯한 성리학의 중심 사상을 정초해 왔습니다. 그의 시 '애련설愛蓮說'은 옛 중국에서는 어릴 때부터 외우는 시가이기도 했다지요. 우리나라도 선비와 문인화가 들이 여기서 영감을 많이 얻은 것 같습니다. 근세에는 최북과 강세황이 아예 '애련도愛

蓮圖', '향원익청도香遠益淸圖'라는 그림까지 그렸습니다. 일본의 국보급 유물 가운데 가노 마사노부라는 화가의 '주무숙애련도周茂叔愛蓮圖'가 있는 것도 결코 우연이 아니겠지요. 저 멀리 인도부터 가까운 일본에 이르기까지 동양적 정신세계의 교류 지점에 이 연꽃이 자리 잡고 있습니다. 연꽃이 지향하는 평화와 현실에 토대한 이상세계를 꿈꾸는 사람들이 더욱 많아졌으면 좋겠습니다.

향기를 훔치는 도둑

연꽃하면 유학자들은 주돈이의 '애련설'이 생각날 수도 있지만, 일반인은 아무래도 불교를 떠올리게 됩니다. 부처님오신날을 앞두고는 사찰마다 진입로에 연등을 걸어 축제 분위기를 조성하지요. 연꽃은 불교 설화에도 숱하게 등장하는 꽃입니다. 아무래도 연꽃이 많이 피는 인도의 자연환경 때문이기도 하겠지만, 물 위로 피어나는 아름다운 자태와 시든 다음의 초췌한 모습, 연근·연밥·연잎 등 인간을 위해 아낌없이 주는 자기희생적인 모습 등이 종교적 서사에도 잘 어울리는 대상이기 때문일 것입니다. 불립문자不立文字, 이심전심以心傳心의 대명사가 되다시피 한 '염화시중의 미소'에도 연꽃이 등장하는 것은 이미 잘 알고 계시겠지요. 그런데 약간

✦ 予獨愛蓮之 / 出於泥而不染 / 濯淸漣而不夭 / 中通外直 / 不蔓不枝 /
香遠益淸 / 亭亭淨植 / 可遠觀而不可褻翫焉
주돈이, '애련설愛蓮說' 중에서

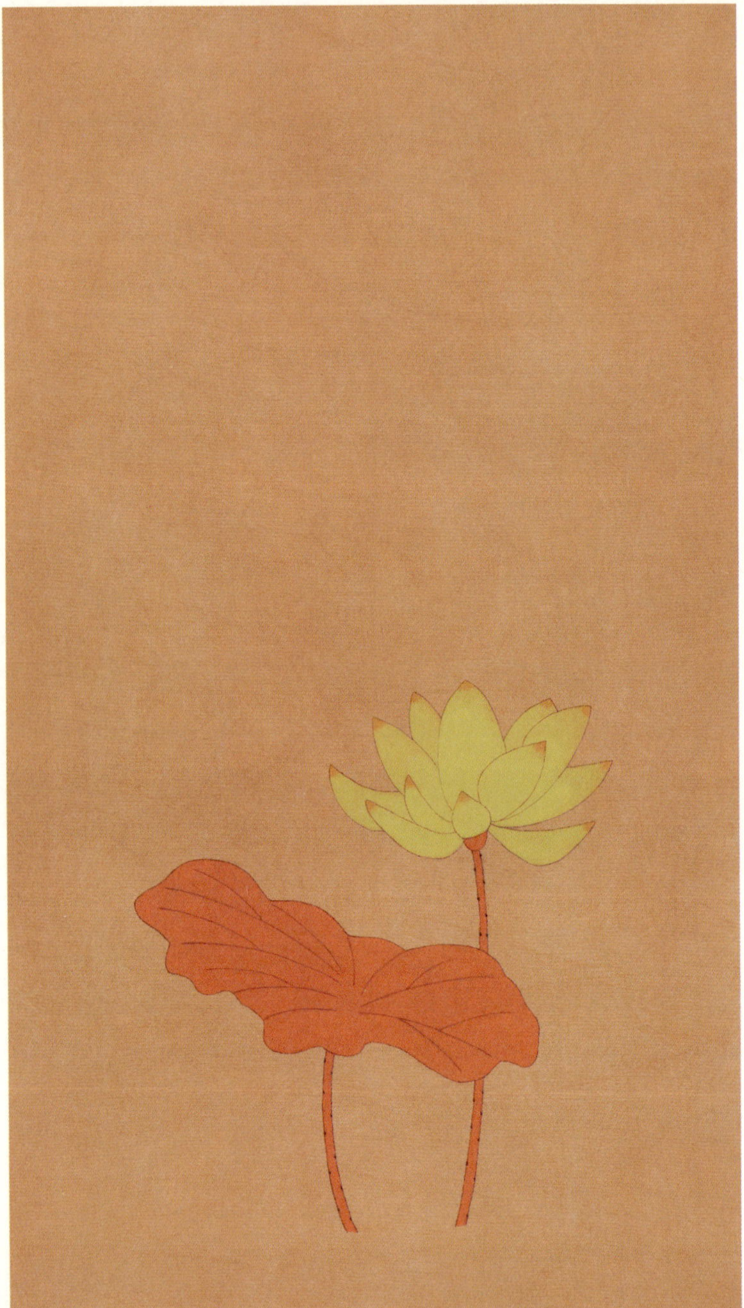

색다르게도 석가모니의 전생 이야기라 할 수 있는 '자타카本生經'에서는 연꽃의 향기를 매개로 젊은 수행자가 깨달음을 얻어 가는 과정을 우화처럼 소개하고 있습니다.

한 젊은 수행자가 코살라의 숲에 머물렀을 때의 이야기다. 여느 날처럼 탁발을 마친 그는 자기도 모르게 맑은 향기에 이끌려 어느 연못가에 다가갔다. 오랜만에 부드러운 향에 마음이 차분해지면서 머리도 맑아지는 것을 느꼈다. 지저귀는 새 소리를 한귀로 들으며 나무 사이로 스미는 따스한 햇살을 느낄 수 있는 감미롭고 편안한 오후였다. 연못가로 다가간 그는 활짝 핀 연꽃에 가까이 다가가 코를 벌름거리면서 좀 더 그 향기를 맡고자 했다. 그때였다. 고목에 뚫린 커다란 구멍에서 숲을 지키는 야차가 소리쳤다. "누가 당신에게 연꽃 향기를 주지도 않았는데, 자기 맘대로 맡고 있단 말이오? 그건 도둑질과 마찬가지요. 향기를 훔치는 도둑이란 말입니다." 이 말에 흠칫 놀란 젊은 수행자는 갑작스런 힐난에 스스로를 항변하지 않을 수 없었다. "꽃을 따지도 않고, 줄기를 캐지도 않았으며, 꽃이 풍기는 향내만을 맡았을 따름인데 어찌해서 내가 도둑이란 말입니까?" 주위를 둘러보니 마침 몇몇 사람들이 연못가 한쪽에서 예쁜 꽃을 꺾거나 연뿌리를 마구 파헤치고 있었다. "저길 보시오. 저렇게 포악스런 짓을 하는 사람들은 그대로 두고, 연꽃에는 아무런 피해도 주지 않고 그저 향기만 맡고 있는 내게만 뭐라 하는 것은 도저히 이해가 되지 않습니다." 야차는 이렇게 대답했다. "이미 때가 묻은 거친 사람이나 성정이 원래 흉악한 사람이라면 내가 뭐라 한들 무슨 소용이 있겠습니까? 흠결이 없는 사람은 늘 청정함을 지켜야 하기 때문에 티끌만한 악행도 태산처럼 큽니다." 이 말을 듣고 수행자는 자신의 잘못을 깨달았다. "숲의 정령이시어! 그대의 가르침이 참으로 소중합니다. 혹시 제가 다른 잘못을 하게 된다면 그대가 잘 이끌어 주시길 바랍니다."

대개의 충고는 그리 흔쾌히 수용되지 않지만 이 청년은 이내 잘못을 깨닫고 더 많은 가르침을 원했다. 하지만 이 숲의 정령은 고개를 설레설레 흔들더니 이렇게 답했다. "나는 그대에게 고용된 사람도 아니고 후견인도 아닙니다. 깨달음으로 가는 길은 그대가 스스로 찾아야 하는 법. 결코 내 일이 될 수는 없지요." 이 말을 들은 수행자는 야차의 높은 지혜에 감복하여 바른 수행자가 되고자 더욱 정진했다.

약초 향기가 세상을 뒤덮게 하라

고전이나 경전이 현대인에게도 살아 있는 지혜를 전하는 이유가 여럿 있겠지만, 시대적 한계를 넘어 인류 보편의 가치를 설파한다는 점이 그중 하나가 아닐까 합니다. 그런 의미에서 이 향기 도둑이 주는 교훈은 매우 초현대적입니다. 이미 지적재산권 등의 무형물이 법적 소유물로 인정되고 있고, 향기의 치료 효과를 이용한 아로마요법 등이 각광받고 있지요. 향기 또한 무수한 입자로 구성되어 있어서 사실 무형물로 보기 어려운 측면도 있으나, 눈에 보이지 않기 때문에 무시되는 것도 현실입니다. 그러나 수행자의 높은 경지에 서면 보이지 않는 것도 명백하게 현존하는 실체라는 사실이 쉽게 간파될 것입니다. 깨끗하고 향기로운 대기가 있어야 우리는 살아갈 수 있으며, 이런 점에서 숲의 야차가 설파한 '향기도둑설'은 환경 위기에 봉착한 인류사회에 큰 울림을 줍니다.

산소를 포함한 대기야말로 가장 풍요로우면서도 중요한 인간의 약물입니다. 반대로 대기오염만큼 엄청난 독은 없다고 할 수 있습니다. 그러기에 인간이 숨 쉬는 산소의 1/3을 공급한다는 아마존 유역의 열대림 등을 보호하지 않고 어찌 생존권과 문명의 영속을 기대할 수 있겠습니까? 환경보호자들이야말로 어떤 의미에서는 지구의 질병을 치료해서 인류를 구하고자 하는 큰 의사大醫입니다.

연의 전통적 쓰임새

연밥 맛은 달고 비위를 좋게 하네
설사를 멈추고 정을 지키며 심기를 키운다네
연뿌리 맛은 달고 찬 성질이 있어서 열을 내리고
술독 풀고 번갈 없애며 여러 혈병을 치료하네✦

'아낌없이 주는 식물' 연✦✦은 꽃·뿌리·종자·잎 모두 약으로 쓸 수 있습니다. 연의 꽃 부분은 마음을 안정시키고 몸을 가볍게 하는 효능이 있지만 약재로는 잘 쓰이지 않습니다. 아무래도 우절藕節이라고 하는

✦ 蓮肉味甘健脾胃 / 止瀉澁精養心氣 / 藕味甘寒能淸熱 / 解酒消煩治諸血

✦✦ 蓮, 정명은 연꽃 *Nelumbo nucifera*

연뿌리 줄기의 마디 부분이나 연의 씨인 연자육이 많이 쓰입니다. 연근은 지혈작용이 있으면서도 어혈이 생기지 않게 해 준다는 장점이 있지요. 그래서 각종 내출혈이나 토혈과 각혈 등의 혈병에 쓰입니다. 쉽게 구할 수 있고 약력이 부드러운 편이라 고려시대를 제외한 전통 사회에서는 자주 사용되었다고 합니다. 고려는 아무래도 불교를 국교로 삼은 나라여서 그런지 연의 활용에 적극적이지 않았던 것 같습니다. 중국인 서긍徐兢의 고려사회 탐방기록인 《고려도경高麗圖經》에도 "연뿌리와 연밥은 아무도 감히 따지 않으니, 고려 사람들이 이르기를 부처님의 발자취가 어려 있기 때문이라고 한다"✦고 기록되어 있습니다.

연자육은 달면서도 약간 떫은맛이 있고 무독합니다. 비위를 도와 설사를 멎게 하고, 신장의 힘을 보태어 정액을 잘 간수하게 합니다. 게다가 심장의 기운을 북돋우어 마음을 안정시키는 효과가 있으니 가슴이 이따금 두근거리거나 불안하고 초초해서 잠을 못 이룰 때 쓰면 좋지요.

화병 치료에 쓰이는 연자육

화병이라는 말은 우리 일상에서 쉽게 접할 수 있는데, 놀랍게도 영어 단어hwabyung까지 생겨날 정도로 널리 인식되고 있는 질환입니다. 미국정신의학회에서 편찬한 DSM-IV라는 분류가 정신질환의 진단과 통계의 기준으로 많이 인용되고 있는데, 여기에서도 문화 관련 증후군의 하나로 화병이 등장합니다. 화병이란 "한국의 민속증후군으로 분노의 억제 때문에 발생하며 불면, 피로, 공황, 다가올 죽음에 대한 두려움, 우울감, 소화불량, 식욕부진, 호흡곤란, 빈맥, 전신통과 상복부 이물감 등의 증상을 나타낸다"고 규정하고 있습니다. 서양인이 겪는 분노증후군과는 다른, 다분히 한국적인 문화와 전통에서나 볼 수 있는 특수한 병인과 진행 양상을 보인다는 것이지요. 우리 주변에서 흔히 볼 수 있듯이 한국인은 "감정 표현을 억제하는 것이 미덕"이라는 교육을 받고 자라는데, 이 때문에 발산되지 못한 감정의 내면화가 진행되고, 이것이 신체화되는 과정에서 화병이 생겨난다는 설명입니다.

어쨌거나 발병의 배경이 전통문화와 연관되어 있으니 이러한 화병의 치료 또한 전통 의학인 한의학의 대상이 된 것은 지극히 당연한 일입니다. 화분노가 치성한 초기에는 시급히 불을 끄는 약이 필요하니 간화나 심화를 내리는 청열제인 시호, 황련이나 치자 등이 주로 쓰이겠지요. 이것이 점차 갈등과 체념으로 흐르다가 마음의 병이 몸의 병으로 바뀌는 후기로 가면 지친 마음을 토닥이면서 차분하게 오장의 기운을 올려 줄 수 있는 약재가 필요해지는데, 이때가 바로 연자육이 등장할 시점입니다.

《방약합편》에는 '청심연자음清心蓮子飮'이라는 처방이 나오는데, 바로 연자육이 군약으로 인삼·황기·적복령 등과 함께 심화가 타올라 입이 마르고 갑갑증이 나고 소변이 붉고 찔끔거리는 증상을 다스립니다. 사상의학의 창시자 이제마 선생은 연자육과 산약을 군약으로 해서 '청심연자탕清心蓮子湯'이라는 처방을 만들어 냈었는데, 태음인의 화병에 쓰입니다. 이름은 비슷하나 구성 약재는 연자육과 맥문동만 같고 나머지는 전혀 다릅니다. 무엇이 더 적당할지는 환자의 체질과 증상을 보고 판단할 일입니다.

✦ 蓮根花房 / 皆不敢擷 / 國人謂其爲佛足所乘云

연의 연구와 응용 어디까지 왔나

연은 잎·뿌리·꽃·열매, 모두 약으로 쓰일 수 있을 만큼 엄청난 가능성을 보여 주고 있는, 본초 연구의 블루오션이라 할 수 있습니다. 동양의 여러 나라뿐만 아니라 전 지구적 차원에서 많은 연구가 이루어지고 있는 약초 가운데 하나지요. 연근에는 타닌산, 아스파라긴, 전분, 비타민C 등이 함유되어 있습니다. 연근은 지혈에 효능이 있어서 각종 출혈증에 쓰이는데, 약력이 비교적 약한 편이라 흔히 쓰이지는 않습니다. 그 밖에 혈당을 낮추어 주며 해열작용도 있습니다.

연잎은 현대에 들어와서 더욱 다양하게 활용되고 있습니다. 각종 건강기능식품이나 식이요법을 위한 재료, 식욕을 자극하는 장식, 더운 날씨에 음식을 오랫동안 보관하기 위한 보존제로도 널리 쓰이고 있습니다. 여러 연구가 연잎이 가진 항산화, 항균, 체지방 억제, 혈청지질의 LDL콜레스테롤 수치 강하 효과 등을 밝혀냈기 때문에 연의 쓰임새가 학술적으로 뒷받침되고 있습니다.

최근의 흥미로운 연구로는 연잎을 사료로 해서 폐기 처분 직전의 노계老鷄를 건강하게 살려 낸 실험을 바탕으로 작성된 김경일 스님의 박사학위 논문을 꼽을 수 있겠습니다.✦ 스님은 강화도와 연을 향한 지극한 사랑으로 과학적 진리 탐구의 수레바퀴를 굴려 멋진 연구 업적을 내놓았습니다.✦✦

✦ 김경일, 〈노계육의 사료 효율과 계육 패티의 품질 특성에 미치는 연잎의 효과〉, 건국대학교대학원, 2020

✦✦ 옆에 언급한 선원사 탐방 글 참고

연, 이렇게 이용해 보세요

전통 사회에서 백성은 늘 배가 고팠을 것입니다. 흉년이나 보릿고개 같은 시기에는 더욱 그랬겠지요. 조선 선조 때 간행된 《의림촬요》에서는 이렇게 말하고 있습니다. "(연밥은) 쪄서 먹는다. 식량 대신 먹기에 가장 좋다. 연자의 껍질과 심을 제거하고 쪄서 가루 낸 다음 납밀蠟蜜과 반죽하여 환을 만든다. 하루 30환씩 복용하면 허기지지 않는다." 그러나 지금은 오히려 너무 많이 먹어서 문제인 시대가 되었습니다. 따라서 비만 치료 등의 약효나 미식가의 고급 취향을 만족시키기 위한 용도가 더 중요하게 생각됩니다.

연근차

누군가 연근차는 "코피가 잘 나는 아이, 업무 스트레스가 많은 아빠, 생리양이 많은 엄마를 위한 차"라고 했다는데 매우 적확한 표현인 것 같습니다. 연근차를 만들기 위해서는 우선 연근 20그램을 물 1리터에 넣고 끓입니다. 물이 끓기 시작하면 약불로 20분 정도 더 끓입니다. 그냥 얇게 자른 연근 두서너 조각을 찻잔에 넣고 뜨거운 물을 부어서 우려 마셔도 좋습니다.

강화 선원사지 탐방

대몽항쟁기의 역사를 품고 있는 선원사를 찾아가 봅시다. 비록 지금은 절터만 남아 있지만, 당대 제2선찰의 웅장한 면모가 아른거립니다. 운이 좋은 분은 스스로 '연승蓮僧'임을 자부하는 농학박사 스님으로부터 직접 연잎차 대접도 받고 연에 관한 정보도 들을 수 있습니다. 잠시 절터 주위를 둘러보며 여기저기에 핀 연꽃을 감상할 수도 있고, 주변 식당을 소개받아 연근과 연잎으로 만든 다양한 음식을 맛볼 수도 있습니다.

이런 점은 주의하세요

연자육은 배에 가스가 많이 차거나 변비가 있으면 쓰지 않습니다.

오미자五味子

두뇌를 좋게 하는
천연 비타민

다섯 가지 맛의 신비를 간직한 오미자

오미五味는 산고감신함酸苦甘辛鹹 즉, 신맛·쓴맛·단맛·매운맛·짠맛을 말합니다. 이 다섯 가지 맛이 조화를 이루는 식생활이라야 사람이 건강하게 살아갈 수 있습니다. 어느 한 가지 맛을 지나치게 즐기다 보면, 그 맛을 좋아하는 장부에도 무리가 되고, 다른 장부에도 좋지 않은 영향을 미치게 되어 병이 생깁니다.

예를 들어 단맛은 비위를 이롭게 합니다. 그러나 너무 지나치게 단맛을 즐기다 보면 어찌 될까요? 영양 과다로 살이 많이 찌겠지요? 몸에 당분이 많아지면 이것을 혈액 속에서 근육 속으로 옮겨 주는 인슐린이 많이 필요하게 됩니다. 그러면 인슐린을 만들어 내는 췌장에도 무리가 가고, 이게 잘 조절이 안 되어 당뇨병이 생기면 끈끈한 피를 오줌으로 힘들게 걸러 내면서 콩팥도 망가질 수 있습니다. 우리 몸은 이런 장부 하나하나가 자기 역할을 잘해야 할 뿐만 아니라, 서로에게 부담되지 않도록 누이 좋고 매부 좋은 식으로 잘 협력해야 합니다. 그렇지 않으면 마치 도미노처럼 연이어 같이 무너질 수 있습니다. 그래서 '음식 골고루 먹기'는

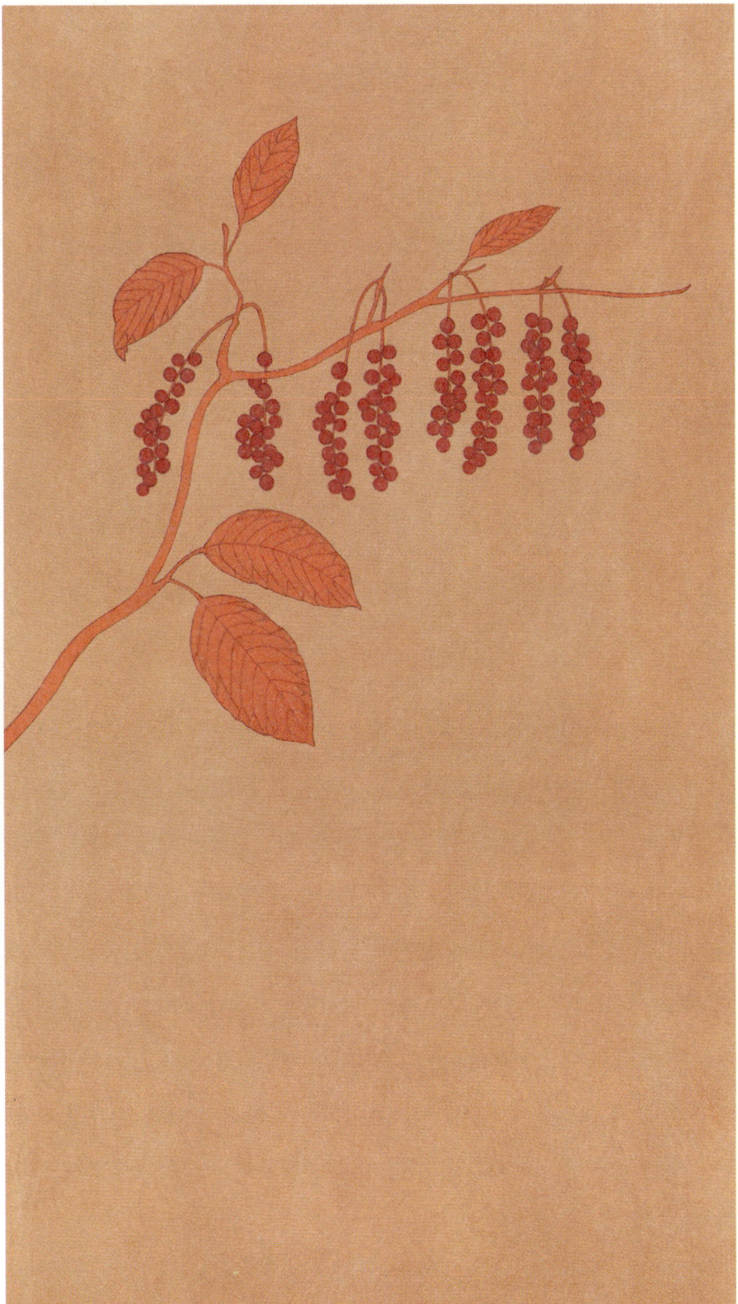

동서양 모두 건강을 지키기 위한 기초적인 상식이지요.

음식물을 색깔별로 골고루 섭취하되 자신의 약점을 보강하는 방법을 택한다면 더욱 효과를 볼 수 있습니다. 예컨대 청색은 간, 적색은 심장, 황색은 비장, 흰색은 폐, 흑색은 신장의 기운을 보태 줍니다. 붉은색 토마토를 예로 들어 봅시다. 토마토에는 혈관을 튼튼하게 하고 심장에 좋은 라이코펜이 많이 들어 있습니다. 따라서 병원에 가서 치료 받을 정도는 아니지만 평소 심장기능이 약하다고 생각되는 사람은 토마토를 늘 열심히 먹는 것이 건강 유지를 위한 하나의 방법입니다.✦

오미자, 대를 이은 의술의 길

대개 약초 이야기는 아픈 사람이 약초 덕택에 병을 고치게 되었다는 치유 체험에서 나온 경우가 많습니다. 그러다 보니 화타나 편작, 손사막 같은 저명한 의사가 주인공으로 등장하곤 하지요. 그런데 만주 지방의 오미자 이야기에는 이름이 밝혀져 있지 않은 오씨 성을 가진 의사가 나옵니다. 아마 전래 되는 과정에서 이름이 사라졌을 수도 있고, 오미자의 다섯 '오五'자가 부각되면서 오씨라는 성만 남았을 수도 있습니다. 오의사는 괴이한 병에 걸린 마을 사람들을 치료하다가 애석하게 숨지고, 그의 유지를 받아 아들 삼형제가 함께 약초를 찾아다니다 붉은 열매를 발견했고, 그 덕에 병마에서 잘 회복되지 않았던 마을 사람들이 쾌차하게 되었다는 이야기입니다.✦✦

…그 약 덕택이었는지 며칠 후에는 더 이상 아픈 사람이 남아

있지 않았다. 마을 사람들은 삼형제의 노고를 기리기 위해 이 열매를 오미자吳味子라 불렀다. 그러다가 이 열매에는 신맛뿐만 아니라 쓴맛 등 다섯 가지 맛이 모두 들어 있다는 뜻에서 누군가 오미자五味子라고도 했고, 지금은 이 이름으로 쓰이고 있다.

비록 오씨 성은 세월이 흐르면서 지워졌지만 아픈 이들을 정성껏 치료해 준 오씨 집안 부자의 마음씨는 영원히 기억될 것입니다. 저희 한의원에서는 코로나 후유증 치료에 한의사협회의 권장 처방인 생맥산을 응용해 오고 있습니다. 쾌차한 환자들에게 좋은 평가를 받을 때마다 오의사가 남겨 준 오미자를 떠올립니다.

기침약, 정력제 등에 쓰인 오미자

오미자는 시고 따뜻하여 목마름을 그치게 하고
오랜 기침, 허로, 폐와 신장의 기운이 마를 때 쓴다네✦✦✦

✦ 그렇다고 붉은색 음식이 심장에 좋으니 맹목적으로 먹으라는 의미는 아니다. 붉은색을 띠는 소고기를 지나치게 많이 먹으면 심장이 튼튼해지기보다 오히려 동맥경화, 암이나 당뇨병 등 성인병이 생기기 쉽다. 따라서 붉은색 음식을 먹는다고 모두 다 심장이 튼튼해지고 혈액 순환과 신진대사가 왕성해지며, 면역력이 높아진다고 말할 수는 없다. 왜 붉은색을 띠는지 원인부터 잘 살펴야 한다.

✦✦ www.culturecontent.com, 오미자조, 이용득 구술

✦✦✦ 五味酸溫能止渴 / 久嗽虛勞金水竭
허로는 몸이 점점 수척해지고 쇠약해지는 증상을 말한다.

《동의보감》은 오미자의 효능을 이렇게 말합니다. "몸시 여윈 것을 보하며, 눈을 밝게 하고, 신장을 덥히고, 양기를 세게 한다. 남자의 정을 도우며, 음경을 커지게 한다. 소갈증을 멈추게 하고, 번열을 내리며, 술독을 풀고, 기침이 나면서 숨이 찬 것을 치료한다."

앞에서도 언급했듯이 남성 정력제로 오미자가 쓰였던 것은 그리 놀라운 일이 아닙니다. 불임의 원인으로 여러 가지가 거론되지만 적지 않은 비율이 남성불육男性不育, 즉 남성 정자에 문제가 있어서 임신이 안 되는 경우입니다. 이에 대한 인식이 분명하게 존재했던 전통 사회에서는 치료약으로 오자연종환五子衍宗丸 등을 처방했습니다. 자손이 번창하기를 바라는 것은 예나 지금이나 다를 바가 없어서 요즘도 불임 치료는 많은 부부의 관심사가 되고 있지요. 특히 갈수록 결혼 연령이 늦어지다 보니 상대적으로 옛날보다 아이 갖기가 쉽지 않은 경향이 있습니다. 늦은 나이에 결혼해 정자의 활동력을 확신하기 힘든 경우 지금도 오자연종환이 종종 쓰입니다. '오자'는 오미자, 사상자, 구기자, 차전자, 복분자를 말합니다.

현명한 독자들은 쉽게 간파했겠지만, 끝말이 '자'로 되어 있는 걸로 보아 다섯 가지 씨 또는 열매를 약재로 삼았다는 것을 알 수 있지요. 정자도 결국은 씨 아니겠습니까? 씨란 생명체의 에너지를 압축시켜 놓은 것이고 여기서 후손이 발아되어 나오는 것은 자연의 이치입니다. 따라서 여성 불임에는 월경을 고르게 하고 자궁을 따뜻하게 하는 사물탕 가미방인 조경종옥탕이나 '기린아를 키우는 진주'라는 뜻의 육린주毓麟珠 등을 쓰지만, 남성불육을 치료하는 데에는 씨나 열매가 많은 오자연종환이나 고본건양단固本健陽丹을 써야 합니다.

오미자는 역시 한국산이 좋아요

《신농본초경》에서 시작된 동양의 본초학은 여러 나라로 전파되어 갔습니다. 먼저 지리적으로 가까웠던 한반도에서는 삼국시대와 고려, 조선 왕조를 거치면서 토착화되었고, 그 성과는 《동의보감》 탕액편과 《방약합편》 등에 온전히 실려 있습니다. 일본도 한반도와 중국 본토로부터 전해진 본초 지식을 익혀 많은 의가가 임상에 적용했습니다. 예를 들면 일본 의학사에 우뚝 솟은 봉우리라 할 수 있는 요시마스 도도吉益東洞는 고방파古方派라 하여 중국의 상한론傷寒論을 금과옥조로 여기는 학파의 대표적 인물입니다. 그는 명·청대에 와서 더욱 풍부해진 처방후세방을 백안시하는 경향이 있었습니다. 오미자를 예로 들면, 상한론을 엄밀하게 분석해 오미자는 기침하면서 어지럼증이 있는 경우에 써야 한다고 했습니다. 그래서 폐肺를 수렴하고 신腎을 보한다는 표현 자체를 병을 고치는 의사가 할 표현이 아니라, 음양오행설에 따른 억측이라고 강하게 비판했습니다. 아예 치료에 도움이 되지 않으니 따르지 말라고 못 박으면서.

이러한 고증학적 접근은 동전의 양면을 다 가지고 있습니다. 좀 더 정밀한 약징✦을 밝혀내 치료에 대한 형이상학적 접근을 피할 수 있다는 것은 큰 장점입니다. 그렇지만 오미자가 갖는 효능은 오늘날에 이르기까지 상당 부분이 새롭게 밝혀지고 있으며, 그 내용은 장부론과 상생상극론에 기초한 전통적 견해를 완전히 부정한다기보다는 좀 더 현대적 용어로 구체화시키고 있다고 할 수 있습니다.

그래도 요시마스의 단호한 일갈이 마냥 모난 것으로만 들리지

✦ 藥徵, 약물을 쓰는 근거

는 않습니다. 임상에서 뛰어난 성과를 많이 보여 주었기 때문일 것입니다. 약간 '국뽕'이 있는 제 눈에도 그가 그리 밉지 않아 보이는 이유는 오미자에 대한 그의 정당한(?) 평가 때문일지도 모릅니다. "오미자는 조선에서 나는 것이 상품이고, 중국산이 다음, 일본산은 조금 품질이 떨어진다." 《본초강목》에도 이와 비슷한 이야기가 실려 있습니다. 도홍경이라는 도사이자 의사가 오미자의 품질을 평한 대목인데, 첫째가는 오미자는 고려, 즉 고구려에서 나며, 육질이 풍부하고 맛이 시면서 달다고 했습니다. 그리고 중국의 청주 기주에서 나는 오미자를 다음으로 치는데 지나치게 신맛이 난다고 했습니다.

이렇게 볼 때, 우리 땅에서 나는 오미자의 좋은 품질은 일본뿐만 아니라 중국에서도 널리 인정받고 있었던 것으로 보입니다. 조선의 왕들은 중국의 명나라나 청나라에 보내는 사신에게 여러 가지 공물을 딸려 보냈는데, 대표적인 약재가 인삼과 오미자, 잣이었다고 하지요.

다섯 장부에 좋은 다섯 가지 맛,
오미자를 괄목상대하라!

오미자에는 비타민C, 사과산, 유기산, 주석산 등이 많아 피로회복에 좋고, 세포의 산성화를 막아 노화를 억제하는 효과가 있습니다. 혈당을 내려주니 당뇨병에도 좋고, 뇌세포의 단백질 합성을 촉진하여 머리를 좋게 하니 건망증이 있는 사람이나 공부하는 학생에게 필요한 약재이면서, 치매 예방과 치료에도 응용되고 있지요. 앞에서 본 옛날이야기처럼 오랜 병을 앓고 몸이 약해져서 헛땀이나 식은땀이 나는 경우에도 좋습니다. 오줌이 너무 자주 마렵거나 잘 참지 못하는 경우에도 쓸 수 있지요.

그런가 하면 오미자는 강심작용이 있어서 심장의 수축력을 올리고 이완이 잘되도록 도와주는 효과가 있습니다. 대표적인 여름 보약 생맥산에서도 헛땀을 멎게 하고 진액을 보충하는 작용 외에 더위에 지친 심장의 활력을 올리기 위해 오미자가 중요한 역할을 맡고 있습니다. 간세포 보호작용도 있어서 황달을 동반하지 않은 만성 간염이나 지연성 간염에도 사용되지요. 오미자환으로 신경정신과 약물로 유발된 간수치 상승을 치료하여 ALT가 모두 100 이하로 떨어졌다는 중국의 임상 사례도 있습니다.✦ 그런가 하면 한 동물실험에서 이산화규소로 유발된 폐 손상에 일정한 보호작용이 있음이 밝혀지기도 했지요. 이러한 연구를 살린다면 대표적인 산업재해라 할 수 있는 규폐증 치료에도 응용할 수 있겠습니다. 이상 몇 가지 사례만 보더라도 간심비폐 등 중요 장기에 영향을 미치는 오미자의 효능을 실감할 수 있지 않을까요?

골치 아픈 콜레스테롤 조절과 항암 효과가 있는 오미자

성인병의 지표가 되고 있는 고혈압, 당뇨, 이상지질혈증은 역시 풍요로운 현대가 낳은 문명병입니다. 건강하게 오래 살려고 엄청난 노력을 들여 각종 운동과 건강기능식품, 약품 등에 아낌없이 투자하는 현대인은 영양결

✦ ALT=SGPT, 정상 수치는 대략 40 IU/L 이하

핍이나 의약품 부족에 시달렸던 전통 사회의 백성과는 달리 모두가 왕족 아니면 귀족과 유사한 생활을 하고 있는 것은 아닐까요? 현대인은 오미자가 비만이나 이상지질혈증에 혹시 도움이 되지 않을까 하고 많이 생각할 것이고, 바로 이 점에서 오미자는 우리를 실망시키지 않습니다. 오미자는 2008년 발표된 중국의 동물실험 연구에서 비만 모델 마우스의 체중과 저밀도지단백LDL, 혈당, 총 콜레스테롤 수치를 낮추고, 좋은 콜레스테롤이라고 하는 고밀도지단백HDL은 올려 주는 결과를 나타냈습니다. 한국에서는 유사한 실험에서 약간 다른 결과가 나왔는데, 체중은 내려 주고 HDL은 올려 주었는데 LDL은 별 차이가 없었다고 합니다.✦ 양쪽의 실험 설계 자체가 같지 않아서 약간의 편차는 있다고 여겨집니다.

여러 연구들은 오미자의 항산화작용, 면역세포인 림프구 DNA 합성 촉진작용, 세포 손상 억제효과, 백혈구 손상 억제작용 등을 밝혀냈습니다. 이는 모두 악성 종양에 대항하는 생명체의 투병에 도움이 되는 필요조건이라 할 수 있습니다. 국내에서는 일찍이 서울대학교 연구진이 오미자의 대장암세포주에 대한 항암 효과를 확인했고1994, 부산대학교 한의전의 논문 "인간전립선암 세포주 PC-3에 대한 성장 억제 효과"✦✦를 비롯하여 간암, 대장암, 유방암, 혈구암 세포주에 대한 연구로 오미자, 또는 오미자의 성분✦✦✦이 일정한 항암 효과를 갖고 있음을 확인했습니다. 화학항암제의 한계와 부작용을 극복하기 위해 노력하는 연구자들에게 힘찬 박수를 보냅니다.

✦ 한상환, "오미자 전탕액의 투여가 흰쥐의 혈청cholesterol 대사에 미치는 영향", 〈한방내과학회지〉, 1998

✦✦ 문정민 외, 〈대한본초학회지〉, 2012

✦✦✦ 대표적으로 쉬잔드린Schizandrin, 고미신Gomisin 등

오미자, 이렇게 이용해 보세요

오미자는 생맥산처럼 다른 약재와 함께 끓여서 여름날 건강음료로 마시면 좋습니다. 그러나 오미자만으로도 매우 다양하게 활용할 수 있는 방법이 많습니다. 오미자물, 오미자차, 오미자청 등 취향이나 목적에 따라 선택하여 만들 수 있습니다. 방법은 인터넷에 많이 알려져 있고 그리 어렵지 않으니 각자 자신에게 맞는 레시피를 개발하면 좋겠습니다.

이런 점은 주의하세요

감기 초기에 고열이 나거나, 초기 기침이나 홍역 초기에는 맞지 않습니다. 오미자는 수렴하는 성질이 있어서 나쁜 기운을 밖으로 발산해야 할 경우에는 쓰지 않습니다. 대개 신맛을 가진 음식을 먹으면 입에 침이 돌면서 몸을 움츠리는 반응을 합니다. 내부를 좀 더 다잡으려고 하는 모양새라 약물의 벡터 방향이 안으로 향합니다. 자칫 나쁜 기운도 이를 틈 타 안으로 파고들 수 있지요.

천마

수자해좃 하늘이 내린 삼麻

적전赤箭

천마天麻

관상은 과학이다?

천마는 참 특이하게 생겼습니다. 모양부터가 이 지상 세계에 속하지 않아 보입니다. 그래서 그런지 이름에도 하늘 '천天' 자가 들어가서 '하늘이 내린 삼'으로 불리기도 합니다. 이때 삼은 인삼의 '삼'이 아닙니다. 순수 우리말로 '삼베'할 때 삼입니다. '대마'의 '마'와 같은 글자입니다.✦

동양의학은 인체를 작은 우주에 비유합니다. 머리는 하늘이고 몸체는 땅이 되지요. 그래서 그런지 머리와 목 부위에는 '천天'이 들어간 혈자리가 꽤 많습니다.✦✦ 머리에 생긴 질병 중에 제일 심각한 것이 무엇일까요? 중풍이나 정신질환, 뇌종양 등이 떠오릅니다. 이 중풍은 '풍병에 맞았다'는 뜻입니다. 바람 풍風은 외부에서 인체 내부로 들어와 질병을 일으키는 병의 원인 중 하나입니다. 갑작스럽게 병이 생기고 증상이 쉽게 변한다善行而數變고 해서 바람의 속성을 닮았다는 것이지요. 그러나 중풍은 풍으로 불리는 많은 질환의 하나일 뿐입니다. 일반적으로 급작스럽게 마비나 경련, 어지러움을 동반하는 것을 풍병이라 하는데, 천마는 바로 이 풍병에 쓰이는 약재입니다. 그래서 바람을 멈추게 한다는 정풍초定風草라는 별명이 있지요. 갑자기 몸이 중심을 잃고 흔들리게 되면 사람들은 몹시 두려움을 느낍니다. 바람이 불 때 흔들리지 않고 몸을 꼿꼿이 유지하는 천마의 형상에서 희망의 싹을 보았을지도 모릅니다.

천마의 이름 이야기

약재 천마를 가리키는 우리말 표현은 약간 특이합니다. '수자해'라는 말은 17세경부터 기록에 나타납니다. 그 의미에 관한 정설은 없습니다만, 나름대로 추론을 해 볼 수는 있습니다. 수자는 한자로는 '豎子'라 생각됩니다. '더벅머리 총각'이라는 뜻이지요. '해'는 옛 표현으로 'ᄒᆡ'입니다. 두 가지 해석이 가능하다고 봅니다. 수자아해의 줄임말로 더벅머리를 한 아이라는 뜻으로 풀이되지요. 또 하나는 '수자의'라는 뜻으로 뒤에 나온 단어가 강하게 발음되는 경향이 있어서 '의'가 'ᄒᆡ'로 표기되었을 가능성이 있습니다.

천마 뿌리의 모양은 성인 남성의 생식기와 약간은 다른, 청소년기의 그것과 매우 흡사하다는 점이 옛날 약초꾼들이 뿌리를 감별할 때 매우 중요한 포인트가 되었을 것입니다. 요즘도 약재검사의 시작은 관능검사라고 해서 직접 보고, 만지고, 냄새 맡고, 잘라 보면서 물리적 성상을 1차적으로 살펴보는 것이 원칙입니다.

✦ 대마는 요즘 들어 합법화 논쟁에 휘말려 있지만 천마는 얼마든지 재배·판매·복용·약용할 수 있다. 대마와 천마는 처지가 약간 다르지만 공통점도 별로 없다.

✦✦ 천창, 천유, 천주, 통천 등

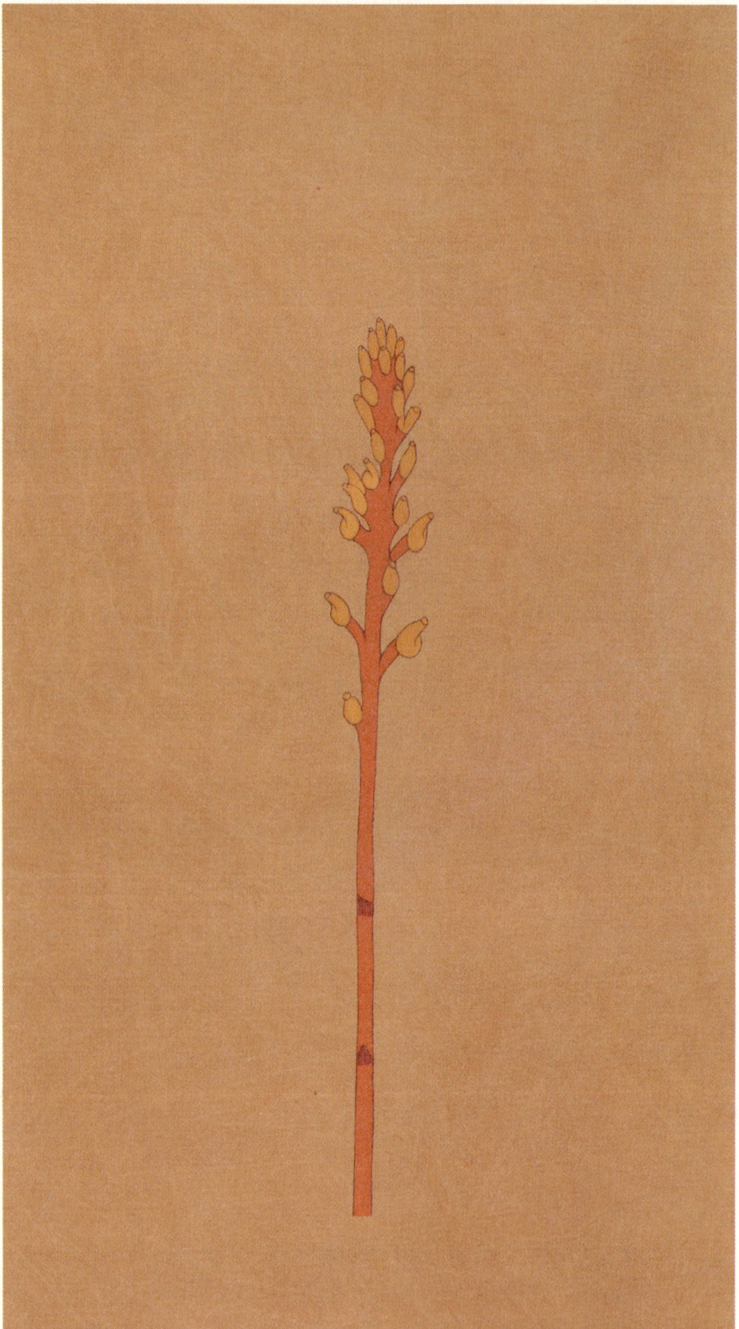

일본에서는 '텐마'라고 읽고 '오니노야가라鬼矢幹'라고도 합니다. '도깨비 화살'이라는 뜻이지요. 다른 말로는 '누스비토노아시盜人足' 즉, '도둑놈의 발'이라고 합니다. 모두 생김새를 묘사하는 표현이지요. 중국에서는 적전赤箭, 즉 '붉은빛의 화살'이라고 했다가 점차 그 효능이 인정되면서 '천마'라는 존엄한 명칭을 얻게 됩니다.

천마의 쓰임새

천마는 매운맛,
어지럼을 쫓아내니
아이의 간질 경련,
어른의 편마비에 쓴다네✦

《동의보감》에서는 천마를 성질이 따뜻하고, 매운맛이며, 독이 없다고 했습니다. 여러 가지 관절이 저린 증상과 팔다리가 오그라들 때, 어린이의 간질과 경풍을 다스리며, 어지럼증과 풍간으로 말이 잘되지 않고, 잘 놀라고 정신이 온전치 않은 것을 치료한다고 했고요. 근육과 뼈를 튼튼하게 해 주고, 허리와 무릎관절이 원활히 움직일 수 있도록 하니, 천마는 치료뿐만이 아니라 평소 건강을 위해서도 좋은 선택이 될 수 있겠지요.

한말의 언론인 장지연은 《일사유사逸士遺事》에서 정조의 치질을 고

✦ 天麻味辛 驅頭眩 / 小兒癎攣 及癱瘓

친 기인인 이동李同의 이야기를 소개하면서 "그가 소오줌, 말똥, 찢어진 가죽 따위를 가지고 단사,♦ 적전 같은 (귀한) 약재의 효과를 냈으니 참으로 기이하도다!"라고 했습니다. 이때 적전은 물론 천마를 말합니다. 그만큼 천마가 귀한 약재 대접을 받고 있었다는 말이 되겠습니다.

현대에 와서 천마는 새롭게 떠오르고 있는 약초입니다. 민간 건기식 시장에서 제법 주가를 높이고 있습니다. 주로 무주 덕유산이나 강원도 지방에서 많이 재배되어 치료보다는 보양 목적으로 소비되고 있는 것으로 보입니다. 약재로는 역시 한의원의 보험제제인 '반하백출천마탕半夏白朮天麻湯' 엑스제와 첩약용으로 많이 쓰이고 있습니다. 현대인에게 자주 발병하는 질병인 메니에르병이 있는데, 대개의 한의사들은 이 질환이나 유사 질환에 대한 처방으로 반하백출천마탕이나 그 가미방을 먼저 떠올릴 것입니다.

천마 자체는 약성이 그리 강력하지 않은 편입니다. 따라서 충분한 효과를 보려면 꾸준히 오랫동안 복용해야 합니다. 천마가 풍병에 쓰인다고 했지만 급격히 발작해서 순식간에 치명적인 경로를 거쳐 가는 중풍에 잘 쓰지 않는 이유이기도 합니다. 임상에서는 "여러 가지 허약 때문에 생긴 어지럼증에는 이 약이 아니면 없앨 수 없다"는 주단계朱丹溪의 말처럼 몸이 허해서 생기는 두통이나 어지럼증에 폭넓게 쓰입니다. 원나라의 나천익은 간풍내동♦♦ 때문에 생기는 어지럼은 천마가 아니면 고칠 수 없다고 말했습니다. 주단계보다는 나천익이 좀 더 정교한 접근을 한 것 같습니다.

메니에르병 등 원인이 뚜렷하지 않은 이명이나 어지럼증, 소화불량과 두통이 병발하는 경우, 간풍내동으로 보고 일단 반하백출천마탕이라는 전통의 명방을 쓸 수 있습니다. 물론 이 처방에서 천마는 한 첩당 5푼 즉 2그램 정도밖에 안 됩니다. 군신좌사君臣佐使라는 한약 처방의 규율이 있지요. 대개 가장 용량을 많이 넣어 주된 치료 효과를 내는 약을 군약君藥이라 하는데, 이 처방에서는 반하·진피·맥아가 각 한 돈 반대략 6그램이 들어가 일종의 트로이카를 구성합니다. 백출과 신곡은 한돈, 인삼·황기·천마 등이 5푼입니다. 처방의 이름만으로도 천마의 비중을 짐작할 수 있습니다.

이명 치료 말고도 천마의 항경련, 소염·진통·혈압 강하작용 등이 밝혀져 관상동맥경화 때문에 발생하는 고혈압·이상지질혈증 등에 응용되고 있습니다. 유명한 인터넷 마켓인 아마존에서도 'Gastrodia and Uncaria Decotion'이라는 이름으로 '천마구등음'을 판매하고 있더군요. 간을 편안하게 하고, 풍을 없애고, 열을 내려 주는 게 주요 작용이니 문자로 쓰면 '평간식풍청열平肝熄風清熱'입니다. 일종의 한방 고혈압약입니다.✦✦✦ 천마는 성인병 치료뿐만 아니라, 요즘 들어 일상적인 건강관리 차원에서도 주목받는 약재인데, 가장 이른 시기의 본초 서적이라 할 수 있는 《신농본초경》에 이미 잘 묘사되어 있습니다. "오래 복용하면 기력이 늘고, 음액을 기르며, 적당히 살찌우고, 몸을 가볍게 하고 수명을 연장시킨다."

✦ 丹砂, 수은을 법제하여 만든 한약

✦✦ 肝風內動, 열이 몹시 성하거나 음혈이 부족하여 온몸이 떨리고 어지러운 증상

✦✦✦ 송병용 외, "천마구등음 가감이 고혈압 유관인자 및 SHR병태모델에 미치는 영향", 〈대한한방내과학회지〉, 2011

천마, 이렇게 이용해 보세요

천마의 효능을 가장 쉽게 체감할 수 있는 방법은 차로 마시는 것입니다. 먼저 물 1리터에 천마 10그램을 넣고 10여 분 불린 후 중간불로 끓입니다. 물이 끓기 시작하면 약불로 줄이고 반 정도 남을 때까지 더 달입니다. 찌꺼기를 걸러 내고 남은 찻물을 식혀 하루 두세 번 정도 나누어 마시면 됩니다. 천마차는 약간 비린 듯 밍숭밍숭한 맛이 날 수 있기 때문에 취향에 따라 꿀 등을 타서 마셔도 좋습니다.

이런 점은 주의하세요

독성실험에서 무독함이 입증된 약물이니마우스에 주성분인 가스트로딘gastrodin을 경구 투여했을 때 5000mg/kg의 분량에도 중독 증상이 나타나지 않았습니다 일반적인 사용량인 성인 하루 24그램까지는 크게 꺼리지 않아도 됩니다.

7.

수분대사에 좋은 약초

율무

의이인薏苡仁

몸을 새털처럼 가볍게
피부를 진주처럼 곱게

다 함께 춤을 춥시다!

그림을 보고 있자니 율무가 마치 춤추는 사람처럼 여겨집니다. 가을이 되어 수확기를 앞둔 율무는 벼과 식물답게 무거워진 이삭을 이끌고 바람을 타고 흐느적거립니다. 문득 판소리 '흥보가'동편제의 한 대목이 떠오릅니다.

중중모리장단에 맞추어

"흥보 마누래 좋아라. 흥보 마누래 좋아라. 얼씨구나 절씨구!
영감이 엊그저끄 병영 길을 떠날 때 부디 매를 맞지 말고
무사히 돌아오시라 하나님 전의 빌었더니 매 아니 맞고
돌아오시니 어찌 아니 즐거운가. 얼씨구나 절씨구!
옷을 헐벗어도 나는 좋고 굶어 죽어도 나는 좋네.
얼씨구나 절씨구! 얼씨구 얼씨구 절씨구!"

아니리✦

흥보도 절굿대춤을 한번 추었겄다.
"여보 영감 이러지 말고 건넌 말 시숙한테 건너가서 죽게 된

자식 사정을 여쭈어 놓으면 다소간 전곡간에 줄 것이니
한번 건너가 볼라요?"
"내가 만일 건너갔다가 쌀을 주면 좋지마는 보리를 주면
어쩌꺼나."
"아이고 여보 영감, 없이 사는 살림에 보리라도 많이만 주면
좋지요."
"아 이 사람아 먹는 보리 말고 몽둥이 보리 말이여!"
"형제간 윤기가 있는디 그럴 리가 없으니 한번 건너가 보오."
흥보가 치장을 채리고 저의 형님댁을 건너 가는디.
(후략)

경제적으로 무능한 데다 욕심쟁이 형에게 눌려 곤궁해진 흥부는 결국 궁리 끝에 관가에 곡식을 빌리러 갑니다. 아전붙이가 선심 쓰듯 던져 준 매품팔이 제의를 선뜻 받아들인 그는 선금조로 닷 냥을 미리 당겨 받아 집으로 돌아오지만, 자식들에게 체면치레 하느라 호기 있게 그 돈을 써 버립니다. 그러나 옆집 꾀쇠 아비가 미리 선수를 치는 바람에 결국 30냥마저 날리고 허탈한 마음으로 돌아옵니다. 그래도 착한 아내는 남편이 모진 매질을 피할 수 있다는 것만 다행으로 여기고 기쁨의 춤을 춥니다. 부창부수夫唱婦隨라. 흥부도 이런 아내의 사랑에 감복했는지 같이 절굿대춤을 춥니다. 절굿대는 절굿공이를 말합니다. 관상화가 절굿공이처럼 생긴 국화과의 여러해살이풀 이름이기도 합니다.✦✦ 절굿대춤이란

✦ 이야기조로 막간에 줄거리를 이어 준다.

✦✦ 뿌리에 해열과 젖 분비 촉진 등의 효능이 있다. 한약재로는 누로漏蘆라고 한다.

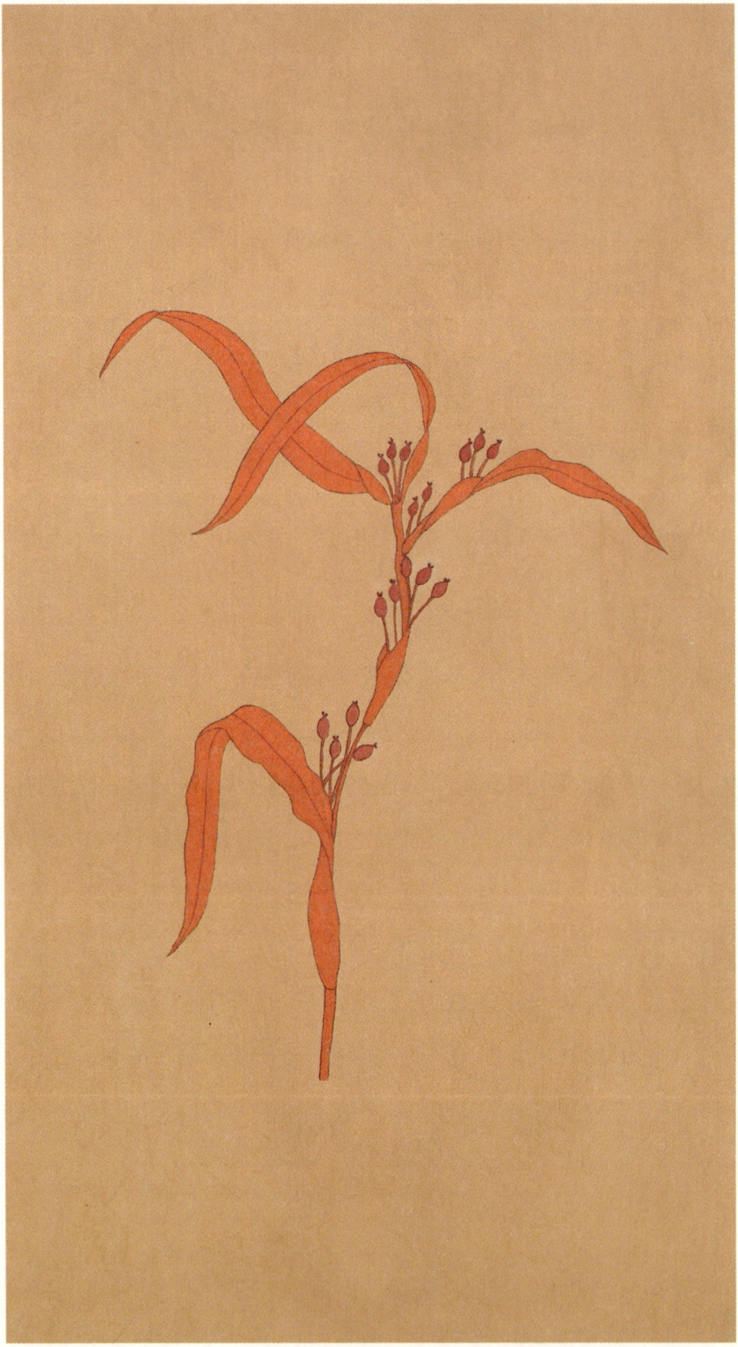

"허튼춤의 하나로 제 나름대로 동작에 멋을 부려 추는 춤"✦ 입니다. "팔만 벌리거나 몸의 관절만 움직이거나 아래위로만 움직이는 등 일정한 형식 없이 춤을 춘다"고 합니다. 요즘 말로 하면 로봇춤이나 막춤에 가깝다고 해야 할까요?

막춤의 낙천주의, 춤은 최고의 운동이다

완전히 밑바닥까지 몰락해 버린 극한의 생활고 속에서 피어오른 삶의 의지와 애틋한 사랑이 마구잡이 춤 동작으로 비어져 나옵니다. 공옥진 여사의 '병신춤'은 홀로 그 천형을 이겨 내려는 극한의 몸부림을 보여 줍니다. 그러나 절굿대춤은 비장한 아름다움과는 거리가 멉니다. 두 부부의 서툴지만 흥에 겨운 몸짓이 어우러지면서 한층 더 낙천주의로 흘러 밝은 미래를 암시합니다. 이쯤 되면 그 어떤 궁핍의 고통도 흥부네 가족을 단련시키는 순기능을 할지언정 결코 이들을 패배자로 만들 수는 없습니다. 그래서 제비가 물어다 준 박씨가 인생역전의 로또가 되는 해피 엔딩은 사실 꼭 필요한 장치가 아닐 수도 있습니다. 이 가족은 어떤 형태로든지 역경을 이겨 내고 승리의 역사를 썼을 테니까요.

팬데믹이 지구를 침탈한 지 벌써 2년이 넘어가고 있습니다. 길어지는 거리두기와 '방콕' 생활에 지친 사람들이 하나둘씩 우울감을 호소하고 정부의 방역 정책에 거부감을 나타냅니다. 운동 부족 때문에 생기

✦ 《고려대 한국어대사전》의 정의

는 신체기능 저하는 비만·관절염·근육통 등 심각한 건강 문제를 낳고 있습니다. 이럴 때 흥부네 부부처럼 절굿대춤이라도 추면서 이 엄혹한 겨울을 이겨 내는 것은 어떨까요? 스티브 잡스의 주치의였던 데이빗 아구스 박사는 이렇게 말합니다. "운동이야말로 유일하게 입증된 회춘법이다!" 춤은 운동의 최고 형태입니다.

복파장군과 율무

율무의 학명은 약간 복잡합니다. *Coix lachryma-jobi* L. var. *ma-yuen* Stapf입니다. *Coix*는 율무의 속명염주속이고, 종명인 *lachryma-jobi*는 '욥의 눈물'이라는 뜻으로 서양에서는 율무의 별칭입니다. L.은 학명을 제창한 린네를 말합니다. var.는 변종을 가리키며, *ma-yuen*은 아래 이야기에 소개되는 복파장군 마원馬援의 이름을 딴 것입니다. Stapf는 오스트리아의 식물학자 오토 슈타프Otto Stapf를 말합니다. 마원은 2000년 전의 인물이지만 학명에 들어가 있을 만큼 율무가 세상에 알려지는 데 큰 역할을 했습니다.

> 중국 후한 광무제 때 이야기다. 당시 한나라는 영토 확장에 힘써 남쪽으로 지금의 월남 땅까지 노리고 마원이라는 장군을 보낸다. 그런데 남쪽 지방은 기온이 높고 습기가 많아 부하 장병들이 이름 모를 병에 시달려야 했다. 당장 전투를 해야 할 병사들이 다리가 퉁퉁 붓는 이상한 병에 걸리자 마원은 당황했다. 잠시 생각하던 그는 그쪽 지방에 전해 내려오는 민간요법이 무엇인지 알아보라고 했다. 누군가 민간요법을 알려 주었고, 병사들에게

율무를 끓여서 먹게 하자 골치 아픈 병이 좋아졌다. 이렇게 율무의 힘을 깨닫게 된 마원은 전쟁을 승리로 이끌었다.

개선장군이 된 마원은 전리품으로 진주나 상아 등 진귀한 보물을 챙겨 오는 대신 율무만 마차에 잔뜩 실어 왔다. 마원이 죽은 후에 황제의 사위라는 자가 "복파장군이 진주로 보이는 귀한 보물을 황제에게 바치기는커녕 몰래 마차 속에 숨겨 왔다"고 모함을 했다. 그 말을 듣고 억울해 하던 마원장군의 부인은 그 진주 구슬이 율무라는 사실을 황제에게 보여 주면서 눈물로 호소했다. 비로소 오해가 풀린 황제는 마원의 충정을 기리고 명예를 회복시켜 주었으며 후하게 장례를 지내 주었다.✦

고지식한 장수의 입장에서 볼 때, 병에 걸려 고통 받는 병사를 치료해 준 율무보다 더 귀한 보석이 어디 있겠습니까? 황제 주위에서 아첨이나 일삼는 썩은 관리들이 눈에 불을 켜고 찾는 금은보화가 그에게는 다 허망한 것이겠지요. 《본초강목》에서도 베트남산 율무가 중국 것보다 크고 색깔이 좋아 현지인들이 '구슬'로 불렀다는 언급이 나옵니다. 그러니 율무를 싣고 온 수레를 보고 진주라고 오해할 만한 정황은 있었겠으나, 마원 장군의 청렴함과 훌륭한 공적을 부각시키기 위해 좀 더 극적인 장면을 활용한 듯합니다. 위인들의 전기에 흔히 등장하는 후광 효과라고 해야 할지도 모르겠습니다. 어쨌거나 복파장군 때문에 율무는 동아시아 문화권에서 본초의 하나로 확실하게 자리매김하게 된 것 같습니다. 다이어트를 위해 율무를 상용하는 분들은 잠시 감사의 묵념을.

✦ 범엽의 《후한서》 '마원전' 중에서

의이인의 효능

율무는 맛이 달고 풍습으로 생긴 저림을 없애 주네
폐농양과 위축, 근육 당김 따위를 낫게 한다오✦

율무의 성미는 달면서 담백한 맛이 나며 약간 찬 성질을 가집니다. 담백한 맛이 있어서 물길을 잘 돌리며 단맛은 중초✦✦를 보하지요. 미한微寒한 성질은 열을 내려 줍니다. 그러니 풍습으로 관절이 저리고 아플 때, 쥐가 날 때, 수습이 머물러 몸이 붓고 설사하며 소변량이 줄어들 때 쓰지요. 기침이 나면서 탁한 가래를 배출하는 폐위증이나 피를 토하는 폐농양에도 썼습니다.

마원 이야기에서 알 수 있듯이 당시에 다리가 붓고 아픈 각기병은 동남아 지역처럼 습열한 곳에서 흔히 볼 수 있는 유행병이었습니다. 현대에 와서 이 병의 원인이 비타민B1 결핍으로 밝혀졌습니다. 율무에는 비타민B1이 풍부하기✦✦✦ 때문에 각기병 예방과 치료에 율무를 쓰는 것은 과학적 근거가 있는 셈입니다.

비위가 약해서 설사를 하는 경우에도 의이인을 쓰는데, 이때는 살짝 볶아서 씁니다. 손발에 생기는 사마귀 치료에도 좋고, 기미와 주근깨를 개선해 주기도 합니다. 화농성 여드름에도 효과가 있어 얼굴 팩으로도 많이 사용합니다. 소화기를 튼튼하게 해 주어 건강식품으로도 손색이 없습니다. 혈당을 낮추는 효과도 있고, 소변을 잘 통하게 하지요. 습열을 없애는 효과도 뛰어나 비만 치료에도 도움이 됩니다. 비만한 사람은 식욕도 좋고 지나친 영양 섭취로 살이 찌는 것이니만큼 몸에 습열이 차 있는 경우가 많기 때문입니다.

최근에는 항암 효과도 밝혀지고 있어서 암환자에게 좋은 소식이 될 것 같습니다. 동물실험에서 에를리히종양과 자궁경부암 U14, S180 육종암과 H22 간암에 억제작용이 있다는 사실이 밝혀졌습니다. 또한 세포성·체액성 면역기능의 증강 효과가 있어서 소화기 종양, 폐암, 자궁경부암 등에 활용되고 있으며, 암환자가 묽은 변을 보거나 헛배가 부르고 식사량이 적을 때 황기·백출·당삼 등을 가미해 쓸 수 있습니다.

✦ 薏苡味甘除濕痺 / 治肺癰痿拘攣類

✦✦ 삼초三焦의 하나. 가로막 아래로부터 배꼽 이상의 부위로 비脾와 위胃의 장부臟腑를 포함한다.

✦✦✦ 100그램당 33밀리그램

율무, 이렇게 이용해 보세요

율무차

껍질을 벗기지 않은 율무 20그램 정도를 살짝 볶은 후 500밀리리터 정도의 물을 넣어 약불로 끓입니다.

율무팩

율무가루와 찹쌀가루를 큰 숟가락 하나 정도씩 넣고 우유를 부어 죽처럼 만듭니다. 흘러내리지 않을 정도면 됩니다. 꿀을 작은 숟갈로 하나 정도 넣어서 잘 섞어 주면 율무팩이 완성됩니다.

율무죽

멥쌀과 율무를 같은 양으로 해서 매일 먹으면 관절 통증이나 쥐가 잘 나는 경우, 노인성 설사, 말기암 환자의 식이요법 등에 효과를 볼 수 있습니다. 율무는 오랫동안 많은 양을 먹어도 될 정도로 부드러운 약재입니다.

이런 점은 주의하세요

자궁을 수축시키는 작용이 있어서 임신부는 피해야 합니다. 이뇨작용 등 몸속의 수분을 밖으로 빼는 작용을 하기 때문에 변비가 있는 사람도 맞지 않습니다.

질경이

차전초車前草 생존법에는 정답이 없다

민초民草 질경이

질경이의 약초 이름을 차전초라 합니다. '마차 앞車前'에서 흔히 발견되는 풀이라는 뜻인데, 좀 이상합니다. 바퀴 자국이 나는 곳은 풀조차 자라지 못하는 맨땅인 경우가 많은데, 이 풀은 마차가 지나다니는 길에서도 잘 번식합니다.

모든 생명체는 자신이 살아가기에 가장 적합한 곳을 찾아다닙니다. 질경이도 길가나 마차가 다니는 길에 뭔가 좋은 점이 있으니 그리하겠지요? 질경이씨에는 젤리 같은 물질이 있어서 물에 닿으면 부풀어 오르면서 잘 달라붙는다고 합니다. 질경이에게 사람이나 동물, 탈것이 많이 다니는 길은 더 멀리 자손을 퍼뜨릴 수 있는 좋은 장소인 셈이지요. 게다가 질경이는 뿌리에서 줄기를 거치지 않고 바로 잎이 뻗어 나오는 로제트 식물입니다. 줄기를 뻗어 잎을 내는 유형에 비해 거친 환경에서 생존하기에 유리하다고 합니다.

특히 추운 겨울에는 지면에 바짝 붙어 부채를 펼쳐 놓은 모양을 만듭니다. 이런 전략은 바람의 영향을 최대한 줄여 냉해와 건조를 막고, 잎이 최대한 태양 빛을 많이 받아 광합성에 유리하게 만들어 줍니다. 또

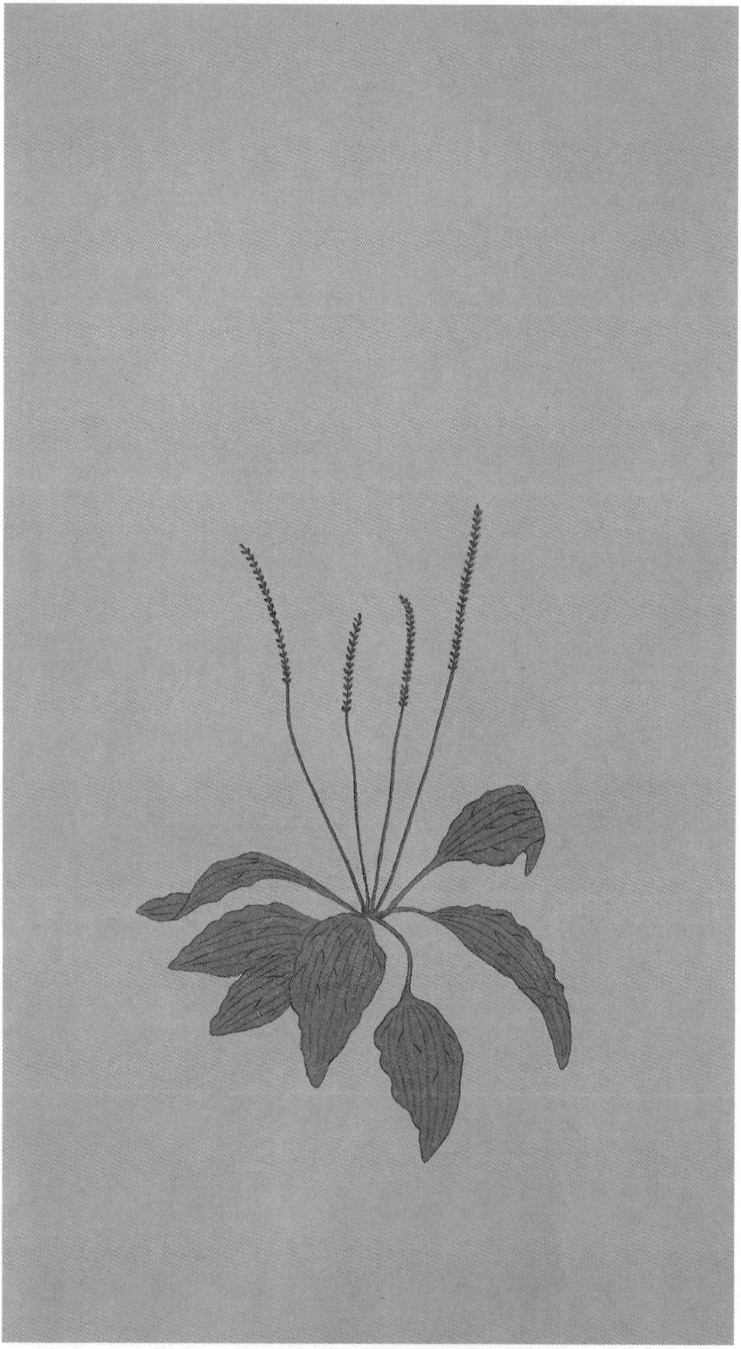

한 지열을 최대한 보존하고 이용할 수 있어서 '생존전략본부'인 뿌리를 지켜 내년 봄을 기약할 수 있게 됩니다. 이런 지혜와 강인함은 말 그대로 민초의 삶을 연상시킵니다. 어려운 환경에서는 최대한 납작 엎드려 스스로를 보존하고, 거친 세파에 때때로 찢기거나 찌그러들지언정 후손은 더 멀리 더 확실히 번성시키겠다는 질경이의 질긴 생명력! 그래서 이 땅의 민초들은 '질경이'라는 이름을 붙여 스스로와 동일시했을지도 모릅니다.✦

청년 장군 곽거병을 살린 풀

중국 역사는 북방 민족과 싸운 항쟁의 역사라고 봐도 지나치지 않습니다. 최초로 통일제국을 세운 진나라나 뒤를 이은 한 제국도 흉노와 대립하면서 많은 어려움을 겪습니다. 때로는 굴욕적인 협상을 감수하기도 했고, 조공을 바치거나 혼인 관계를 맺는 등 유화책에 매달리기도 했습니다. 그러다가 무제가 등장하면서부터는 상황이 역전됩니다. 흉노를 향한 강공 드라이브가 잇달아 성공을 거두면서 결국 흉노는 더 이상 중원을 위협할 수 없는 존재로 전락합니다. 이런 흐름을 주도한 청년 장군이 있었으니, 그가 바로 곽거병입니다. 곽장군이 흉노 원정 길에서 겪었던 이야기가 약초 전설로 전해지고 있습니다.

✦ 질경이의 '질'은 '질기다'라는 뜻이 아니고, '길'의 사투리라는 설이 있다. 주로 길에서 발견되니 꽤 설득력이 있고, 언어 변천사를 보더라도 이 주장이 그럴듯하다.

원정군은 씩씩하게 출발했지만 낯선 사막 지역에 이르렀을 때 그만 흉노의 대군에게 포위당하고 말았다. 때는 한여름에다가 비 한 방울 내리지 않았고 밤에도 이슬조차 보기 힘들었다. 땡볕의 행군에 지친 병사들은 차례차례 병에 걸려 쓰러졌다. 어떤 병사는 붉은색 오줌을 찔끔찔끔 싸면서 배를 움켜쥐고 퉁퉁 부은 얼굴로 아우성을 쳤다. 상황이 점차 심각해지자 곽거병은 애가 타기 시작했다. 그때 마침 누군가가 달려와 이렇게 말했다. "저쪽에 있는 말들은 멀쩡합니다. 뭔가 이유가 있는 것 같습니다."

곽거병이 말을 관리하는 군졸에게 그 이유를 물어보았더니 말들이 마차 앞에 자라는 이름 없는 풀을 먹었다는 답이 돌아왔다. 곽장군은 아픈 병사들과 말에게 이 풀을 먹이도록 명령을 내렸다. 얼마 후 앓던 병사와 말이 신통하게 낫기 시작했고, 이윽고 모두 건강을 되찾았다. 곽거병은 그 풀 한 포기를 뽑아 들고 이렇게 소리 질렀다. "하늘이 이 풀을 보내 우리를 도우셨구나!" 곽거병과 군사들은 힘을 되찾아 열심히 싸웠고, 마침내 흉노의 왕을 사로잡는 큰 전과를 올렸다. 승리를 가져다 준 약초는 바로 질경이, 차전초였다.

갓 스물에 원정군 사령관으로 임명된 곽거병은 이후 높은 벼슬에 올라 정치에도 관여했으나 곧 병사하고 맙니다. 흥미롭게도 곽거병은 우리나라 역사와 연결되기도 합니다. 곽거병의 승리는 한반도에도 큰 영향을 주었기 때문이었지요. 북쪽의 걱정거리를 해결한 한나라는 이제 동쪽으로 화살을 돌려 고조선을 겨냥합니다. 활발한 정복사업의 전개로 한나라와 국경이 맞닿게 된 고조선은 언제라도 중국을 위협할 수 있는, 동방 세력의 수장격이었습니다. 게다가 고조선은 한반도 동부의 예濊와 남부의 진辰이 중국과 직접 교역하려는 것을 막고 중계무역의 이익을 독점하려고 했기 때문에, 중국과 이해관계가 크게 충돌하는 상황이었습니다. 한제국의 침공에 맞서 1년 여에 걸쳐 항쟁했던 고조선은 지도층의 내분이 겹쳐 결국 망하고 맙니다. 기원전 108년의 일이었습니다.

만주에서 흥기한 고구려 때문에 낙랑군이 패망한 것이 서기 313년의 일이니, 한 제국으로 볼 때는 길게 잡아 400년 동안 한반도 북부와 만주 지역에서 흥기하는 토착 세력의 성장을 억누를 수 있게 된 셈입니다. 역사적 사실을 두고 가정을 하는 것은 허망한 일일지도 모르나, 만약 질경이가 없었더라면 우리나라 역사가 어떻게 바뀌었을까요. 들판에 나는 이름 모를 약초에도 대단한 공력이 깃들어 있음을 인정해야 할 것 같습니다. 또 다른 계기는 곽거병이 흉노 원정에서 선우의 아들 휴저왕을 포로로 데려왔는데, 그가 바로 문무왕비석에 신라왕의 조상이라 쓰여 있는 투후 김일제입니다. 만일 그가 진실로 신라 김씨 왕계의 조상이라면 곽거병과 차전초는 한국사에 실로 엄청난 '영향력'을 미친 셈입니다.

비뇨기 계통의 병에 특히 효험이 있는 차전자

차전자는 찬 기운, 안질에 쓰인다네
소변을 통리하며 대변을 실하게 하네✦

✦ 車前氣寒眼赤疾 / 小便通利大便實

설사·결석·비뇨기염증 등에 쓰이는 우수 민간약 질경이씨는 오줌이 잘 나가도록 해 주는 효능이 뛰어납니다. 요도가 감염되어 나오는 피오줌에도 응용할 수 있고, 결석을 녹이는 작용을 해서 신장이나 방광의 결석에도 효능이 있습니다. 뱃속에 머무르는 수분을 제거하는 효능이 있어서 설사를 멈추게 하는 지사제로도 쓰이고요. 간균과 포도상구균 등 각종 세균을 억제하고 눈을 밝게 하는 효능이 있어서 다래끼 등의 안과질환에도 쓸 수 있습니다. 게다가 혈압을 낮추는 작용도 있지요. 소화액 분비 효능이 있어서 어린이의 단순성 소화불량 치료에도 응용됩니다. 물론 최대의 효과를 보려면 증상에 맞게 다른 약재를 적절히 배합해서 써야 합니다. 곽거병의 기적은 쉽게 일어나지 않지요. 차전자에는 아데닌, 콜린, 점액질, 비타민A·B1과 플란타긴 등의 유효성분이 있어서 다양한 약리효과를 보이고 있습니다. 현저한 이뇨작용과 함께 요소, 요산 염화물 등의 배설량을 증가시킵니다.

그런가 하면 요즘 비만 치료에 널리 쓰이는 약재 중에 차전자피가 있습니다. 차전자피는 영어로는 'psyllium husk'라 하는데, 질경이씨인 차전자의 껍질입니다. 식이섬유의 대용품으로 대변의 양을 늘려 변비를 치료할 목적으로 사용되기도 합니다. 차전자피는 80~90퍼센트 이상이 식이섬유로 이루어져 있습니다. 차전자피의 식이섬유는 잘 소화되지는 않지만 장내 세균 때문에 약리학적으로 활성화된 단쇄지방산인 부티르산으로 바뀝니다.✦ 두 가지 식이섬유 중 수용성 식이섬유는 장내 찌꺼기를 흡착하고, 대변의 점도를 높여 대변의 이동성을 증가시키고, 불용성 식이섬유는 수분을 흡수하여 대변의 크기를 늘려 주고 대장 통과시간을 단축시켜 변비를 개선한다고 합니다.✦✦

참고로 약초로 쓰이는 질경이는 차전*Plantago asiatica*과 평平차전*Plantago depressa*, 인도산 난엽차전卵葉車前인 흰털질경이*Plantago ovata*입니다만, 팽

창성 하제bulk-forming laxatives로 변비를 치료하거나 콜레스테롤 저하작용이 높은 것은 흰털질경이입니다.[+++] 건강기능식품이나 약품으로 시중에 여러 종류가 나와 있는데, 꼼꼼하게 살펴보고 선택해서 써야겠습니다.

+ wikipedia, '*plantago ovata*' 참고

++ 약물백과, 약학정보원 참고

+++ 《중약대사전》, 정담출판사, 1998 참조

차전자, 이렇게 이용해 보세요

눈병이 자주 나거나 소변이 시원치 않은 사람은 다음 중 하나를 실행해 봅시다.

차전자차

여름부터 초가을까지 질경이씨를 채취하여 프라이팬에 볶은 다음, 이 차전자 10그램에 물을 2리터 남짓하게 붓고 물이 반으로 졸아들 때까지 달여서 하루 두세 번 식후에 마십니다.

차전자 가루

질경이씨를 프라이팬에 볶은 다음 분쇄기에 넣고 곱게 갑니다. 이렇게 얻은 분말은 입맛에 따라 생수나 요구르트에 넣어 저어 주면 잘 부풀어 오르는데, 수저로 떠먹으면 됩니다.

이런 점은 주의하세요

차전자는 정상적인 태위에 영향을 줄 수 있으므로 임신부에게는 쓰지 않습니다. 콩팥의 기능이 약해 소변이 적게 나오거나 몸이 붓는 사람은 신중하게 사용해야 합니다.

사철쑥

인진호茵蔯蒿 병든 간을 치료하는 쑥

쑥·개똥쑥·사철쑥, 부활하는 자매들

국화과 쑥 종류의 속명屬名은 아르테미시아*Artemisia*로 표시됩니다. 황해쑥은 *Artemisia argui*, 쑥은 *Artemisia indica*, 사철쑥은 *Artemisia capillaris*, 개똥쑥은 *Artemisia annua*입니다. 고대 로마의 정치가이자 학자인 플리니우스의 《박물지》에 따르면, 아르테미시아는 기원전 4세기경의 실제 인물인 카리아 여왕 아르테미시아 2세로부터 나온 이름입니다. 그녀는 스스로 병을 치료하기 위해 여러 약초를 연구했고, 쑥에다 자기 이름을 붙이게 했다고 하지요. 멀쩡히 통용되던 식물의 이름을 바꿀 만큼 명성에 집착이 심했다고도 볼 수 있는데요. 2000년이 넘어서도 그녀의 욕망을 한 번 더 충족시킬 사건이 생겼습니다. 청호, 즉 개똥쑥에서 추출한 아르테미시닌artemisinin이라는 성분이 말라리아 치료에 효과가 있다는 사실이 세계적으로 인정받았습니다. 중국 여성 과학자 투유유가 수십 년에 걸쳐 끈질기게 연구한 끝에 이 사실을 밝혀내 노벨상까지 받았습니다. 저렴한(?) 이름의 풀 한 포기에도 위대한 공력이 숨어 있음을 새삼 깨닫게 해 준 사건입니다.

쑥은 앞서 보았듯이, 예전에도 '의초醫草'라고 할 만큼 약재로 널리 쓰였고, 최근에도 스티렌 등 천연물 신약으로 개발되어 위장약으로 널리 활용되고 있습니다. 사철쑥도 예전부터 '황달' 하면 먼저 떠올릴 정도로 이름 있는 약초였습니다. 항바이러스 효과가 검증되어 A·B형 간염 치료에도 응용되는 등, 쑥 자매의 활약은 지금도 계속되고 있습니다. 좋은 약재지만 구하기 어려운 것도 아닙니다. 하천 변, 들판, 바닷가 모래밭 등 전국 어디에서나 흔히 볼 수 있습니다. 요즘은 어떤 이유인지 확실하지 않으나 군락지가 많이 줄었다는 안타까운 소식이 들립니다. 눈에 자주 밟힐 때, 소중한 약용자원을 잘 보존하고 활용하여 생태계의 선순환이 계속되기를 기원합니다.

명의 화타보다 뛰어난 사철쑥의 효능

사철쑥에도 화타의 그림자가 어려 있습니다. 어느 날 화타에게 황달을 앓던 환자가 치료를 받으러 왔는데, 쉽지 않은 병이라 화타 자신도 손을 들 수밖에 없었습니다.

> 그런데 우연히 다시 만난 그 환자는 완전히 다른 사람인 듯 건강한 모습을 하고 있어서 화타는 치료를 어떻게 받았는지 너무 궁금했다. 그저 산에서 나는 사철쑥을 캐서 먹었을 뿐이라는 말을 듣고 화타가 이 풀을 캐서 시험해 보았다. 그러나 별 효험이 없었다. 뭔가 짚이는 점이 있어서 다시 그 환자를 찾아가 언제 사철쑥을 캤는지 확인해 보니 음력 3월 무렵이었다고 했다. 무릎을 탁 친 화타는 봄이 되기를 기다려 새 쑥을 캐서 약을 만들었

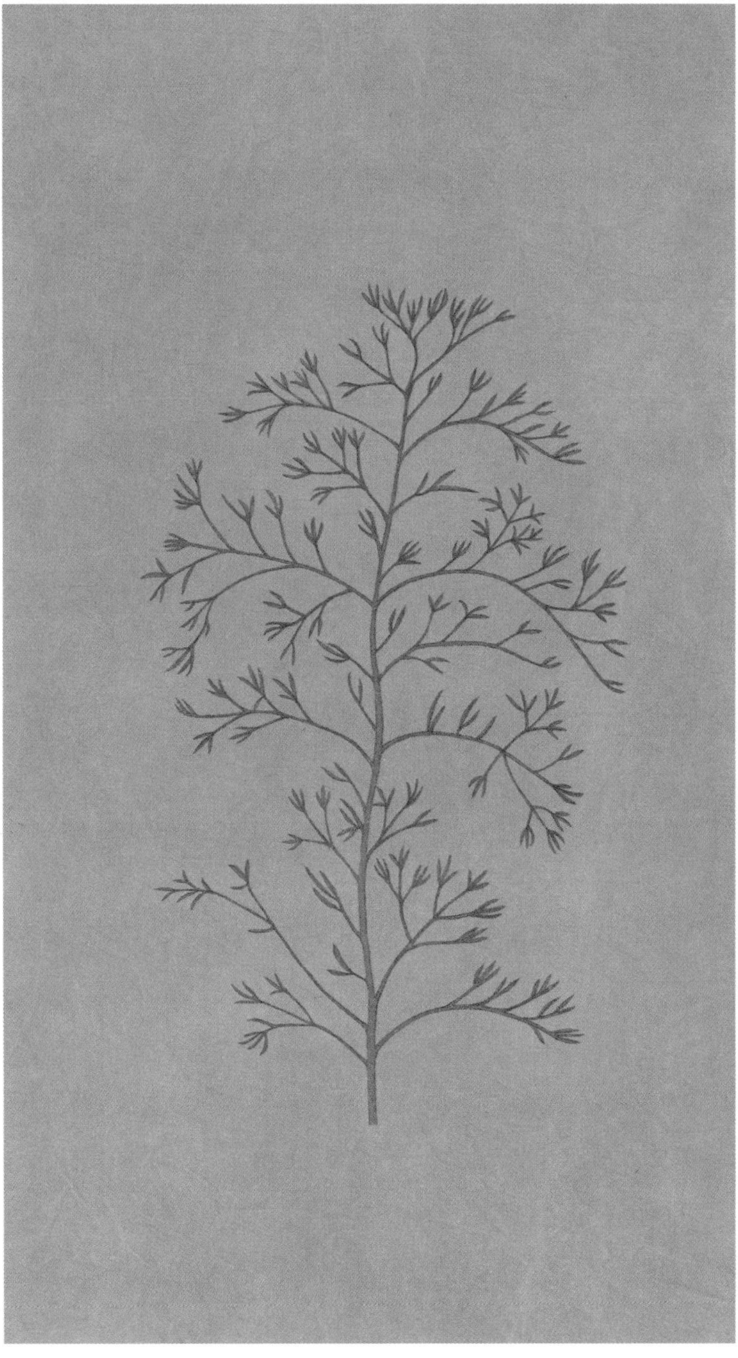

다. 이번에는 분명히 효과가 있었다.

똑같은 사철쑥인데 왜 이런 차이가 나는 것일까요? 사실 이런 의문은 당연한 것이지만 한편으로는 우문愚問입니다. 약효라는 관점에서 보면 봄의 쑥과 가을철의 쑥은 이미 다른 것이라 볼 수 있습니다. 봄이 되면 사철쑥은 겨우내 뿌리에 저장해 두었던 진액을 지상부로 한껏 끌어올립니다. 하지만 여름이 되면 꽃을 피우는 데 에너지를 소진해 버리죠. 여름 되기 직전이 바로 약쑥의 효능이 가장 높은 시기입니다. 때가 안 맞으면 아무리 좋은 상품도 떨이로 팔려 나갈 수밖에 없는 게 세상 이치지요. 그래서인지 다산의 아들인 정학유가 지은 '농가월령가'에서도 약초 캐는 일이 주로 2월✦에 배치되어 있습니다.

본초를 상고하여 약초를 캐 오리라
창백출, 당귀, 천궁, 시호, 방풍, 산약, 택사
낱낱이 기록하여 때 미처 캐어 두소
촌가에 기구 없이 값진 약 쓰울소냐

여기서 '기구 없이'라는 말은 요샛말로 '거리낌 없이'라는 뜻입니다. 시골 촌가에서는 비싼 비용을 치르고 약방에 있는 건재를 사 오기 힘드니, 미리미리 캐내서 집집마다 저장해 두고 필요할 때 쓰자는 조언입니다. 물론 사철쑥은 값진 약에 포함되지 않아서인지 열거된 약재에 들어가 있지는 않지만, 세종 때 나온 《향약채취월령》에서는 4월에 캔다고 나옵니다. 현재는 봄에 채취한 것은 면인진, 여름이나 가을에 채취한 것은 인진호라고 구별합니다. 더위지기는 한인진韓茵蔯, 사철쑥은 참인진이라 하여 구별하기도 하지요. 약재로 쓸 경우 면인진, 참인진이 더 효과가 좋습니다.

간담질환 치료에 광범위하게 사용되는 사철쑥

사철쑥은 쓴맛으로 황달을 물리치네
습열을 빼 주고 물길을 터서 열 끄는데 좋다네✦✦

인진호는 성질이 약간 차고서늘하다고도 한다, 맛은 쓰고 매우며, 독이 없다조금 있다고도 한다. 열이 몰려 황달이 생겨 온몸이 노랗게 되고 오줌이 잘 나오지 않는 것을 낫게 한다. 돌림병으로 열이 나면서 발광하는 것, 머리가 아픈 것과 장학✦✦✦ 등을 낫게 한다.
–《동의보감》 탕액편

《동의보감》에 적힌 이러한 내용은 용어는 다를지언정 지금도 별 차이 없이 적용됩니다. 임상에서 인진호는 황달이나 바이러스성 간질환을 비롯한 간담질환의 치료에 광범위하게 사용됩니다. 현대 연구에서는 항종양 효과, 간섬유화 억제 효과와 소염진통·항진균 등의 효과가 보고된 바 있습니다. 집토끼를 대상으로 한 실험에서 혈청 내 콜레스테롤을 낮추고, 내장의 지방 침착을 감소시켰다고 합니다. 인진호의 독성은 매우 낮은 편이지만 하루에 24그램 이상 사용하면 불량반응이 나타날 수 있습니다.✦✦✦✦

✦ 물론 음력이므로 초봄에 해당한다.

✦✦ 茵蔯味苦退疸黃 / 瀉濕利水淸熱良

✦✦✦ 장학瘴瘧은 악성 학질의 하나다.

✦✦✦✦ 김호철, 《한약약리학》, 2001 참조

인진호, 이렇게 이용해 보세요

이상지질혈증약 대신 약초를 활용하고 싶다면 인진호 10~15그램 정도를 물에 넣고 끓여서 매일 복용하는 것도 한 방법이 될 수 있습니다. 대개 1개월 이상 꾸준히 복용해야 콜레스테롤과 중성지방이 상당히 감소하는 효과를 볼 수 있습니다. 3개월 이상 복용해도 별 효과가 없다면 중단해야 합니다.

이런 점은 주의하세요

황달 중에서도 습열로 인한 증상에 적용합니다. 얼굴이 누렇게 변하고, 늘 피곤하나 열이 없고, 간 수치에 별 이상이 없는 경우를 음황陰黃이라고 하는데, 이 경우는 다른 약재와 배합하여 신중히 사용해야 합니다. 황달은 여전히 치료가 쉽지 않은 질병이기 때문에 전문가의 도움이 필요합니다.

8. 청열 해독 천연 항생제

민들레

포공영蒲公英

나도 남도 이롭게 하는
천연 항생제

자리이타自利利他,
민들레의 지혜로운 생존 방략

식물은 뿌리를 땅에 박고 그 자리에서 붙박이로 살아갑니다. 이리저리 움직일 수 있는 동물과 가장 큰 차이 중 하나입니다. 대부분의 식물은 쉬이 바뀌는 대기의 상태에 크게 기대지 않고 영원히 기댈 수 있는 언덕, 즉 땅속에 뿌리내리는 생존 전략을 선택했습니다. 민들레는 '앉은뱅이'라는 우리말 별명이나 '지정地丁'이라는 한자어 별칭처럼 땅에 콕 '박힌' 존재입니다. 뿌리를 깊이 튼튼히 내려 웬만한 바람이나 물결에도 끄떡없도록 단단히 기반을 잡고 있습니다.

모든 생명은 영속을 추구합니다. 자기의 DNA가 대대로 이어지기를 바랍니다. 기반 조성에 공들인 민들레는 이제 바람의 힘을 빌려 씨를 멀리 날려 보내고자 합니다. 어찌 보면 다른 식물보다 욕심도 많고, 그 욕심을 실현할 무기도 마련해 놓은 셈이지요. 그래서인지 민들레는 동네 어귀나 들판, 고속도로 갓길, 인적 드문 등산로 등 여기저기서 쉽게 찾아볼 수 있습니다. 이렇듯 민들레 사전에는 멸종이라는 단어가 없을 것 같습니다. 적절한 생존 전략을 택한 결과, 민들레는 자신의 삶도 이어 가고

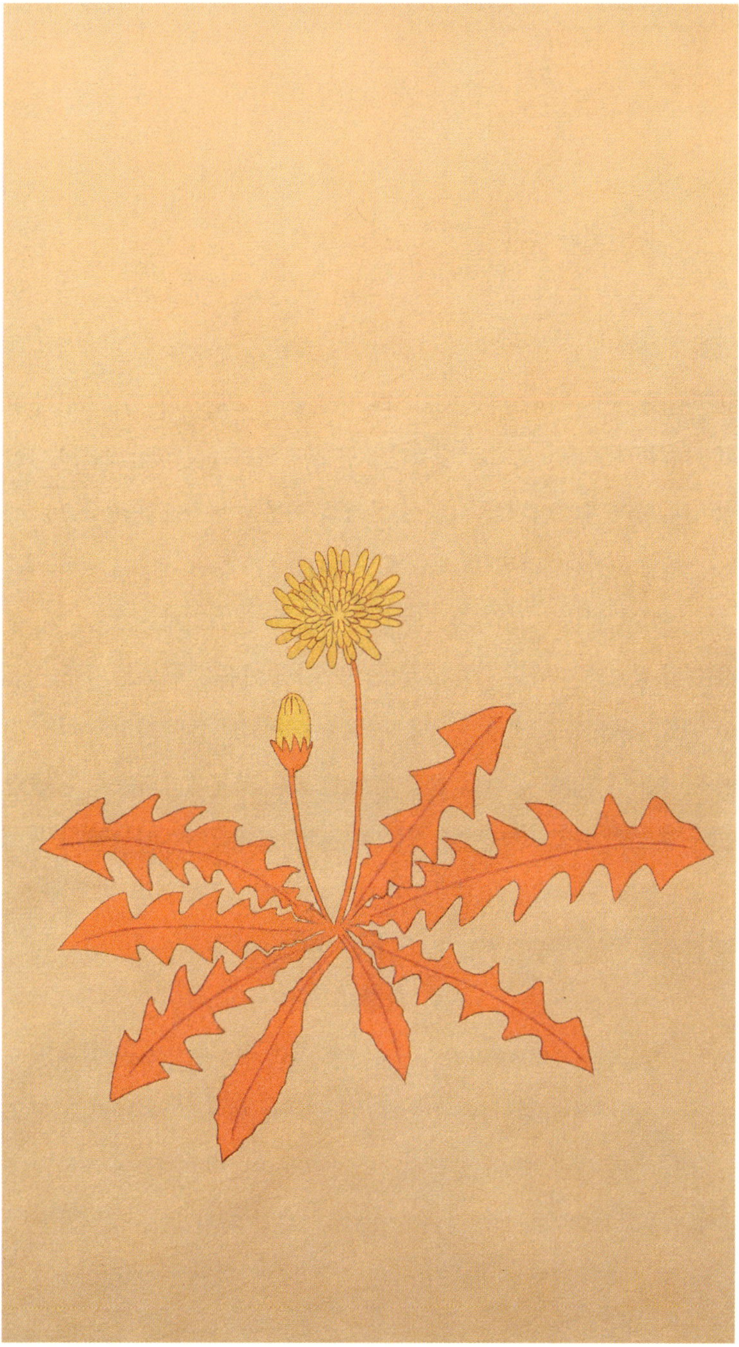

인간을 위해서도 아낌없이 내주는 자리이타自利利他의 약초가 되었습니다.

민들레와 덕이

'민들레'라는 말은 참 예쁜 우리말입니다. 옛말은 '므은드레' '므음둘네'라고 하네요. 《동의보감》에는 "포공초. 안존방이. 므은드레라고도 한다"고 나옵니다. 대표적인 로제트✦식물인 점을 생각하면 '앉은뱅이'처럼 바닥에 착 달라붙어 부챗살처럼 '밋밋한 둘레'를 이루는 민들레의 형상을 그린 말이 아닐까 합니다. 이러한 모습에 감응되었는지 경주 지방에 전해 내려오는 옛이야기에는 민들레와 덕이의 슬픈 사랑이 그려지고 있습니다. 둘 다 일찍 부모를 여의고 힘들게 살았지만, 착한 마음씨와 고운 자태, 성실한 일꾼의 모습을 잃지 않습니다. 큰 홍수를 계기로 둘의 사랑은 더욱 깊어져 이제 머지않아 부부의 연을 맺게 될 즈음, 북쪽에서 쳐들어 온 오랑캐의 강요로 아직 미혼인 민들레는 속절없이 끌려갈 처지가 됩니다. 덕이와 꿈꾸었던 모든 희망이 물거품이 되어 버리자, 민들레는 품속의 은장도를 꺼내어 자기 가슴을 찌르고 맙니다.

> …민들레의 여린 가슴에서는 붉은 피가 솟구쳐 올랐다. 눈 깜빡할 사이에 벌어진 이 충격적인 사태에 덕이와 할아버지는 통곡하지 않을 수 없었다. 하지만, 어찌하랴! 이미 기울어 버린 민들레의 생명을 돌이킬 수는 없었다. 다음 해가 되자, 그녀의 피가 스며든 땅에서 한 송이 노란 꽃이 피어났다. 사람들은 민들레 아가씨의 안타까운 영혼이 꽃으로 다시 살아난 것이라고 믿고 그

꽃 이름을 '민들레'라고 불렀다.

왠지 기시감既視感이 듭니다. 고려 때는 거란족·몽고군대·홍건족이, 조선시대는 여진족과 왜구가 침입하여 수많은 사람을 노예로 삼기 위해 끌고 갑니다. 지금부터 불과 100여 년 전에도 다시금 바다 건너 일본의 침략을 받으면서 민들레와 덕이 일가와 같은 무고한 민초들의 고통은 확대·반복됩니다. '정신대', '근로보국대' 등의 이름으로 어린 소녀들을 꾀거나 강제로 납치하여 머나먼 중국 땅이나 동남아 열대 숲으로 끌고 갔습니다. 저들이 이용했던 강나루가 보이는 언덕배기에도 한 떨기 민들레가 피어 있었겠지요.

유옹 치료제에서 천연 항생제로

포공영은 맛이 쓰고 식독을 없애 주네
붓기를 없애면서 단단한 멍울도 잘 풀어 준다네✦✦

변변한 항생제가 있을 턱이 없는 옛날 전통 사회에서는 약초가 큰 역할을 했습니다. 아이를 출산한 후 젖가슴이 불어 터져 염증이 생기는 유옹乳癰, 요즘의 유선염의 경우 요긴하게 쓰이던 흔한 풀이 바로 민들레였습니다.

✦ 뿌리에서 나온 잎들이 방사상으로 퍼져 땅위를 덮듯이 나는 것
✦✦ 蒲公英苦 除食毒 / 消腫潰堅 結核屬

민들레는 잎·줄기·뿌리를 모두 '포공영'이라는 약재로 씁니다. 각종 단백질과 지방, 탄수화물, 미량원소와 비타민 등이 함유되어 있지요. 지금까지 알려진 현대 약리 연구에 따르면 포공영은 질병을 일으키는 여러 세균과 바이러스를 물리치는 작용을 합니다.

1928년 영국의 플레밍이 페니실린을 만들어 내면서 항생제는 엄청난 속도로 개발되어 왔습니다. 그러나 세균도 그냥 당하고만 있지는 않았습니다. 잘 아시다시피 최신 항생제를 무력화하는 슈퍼박테리아까지 출현하자 의료계는 당황한 기색을 숨기지 못하고 있습니다. 앞서 말했듯이 생물체에서 얻어 내는 천연 항생제가 화학 항생제의 대안으로 그 영역을 넓혀 가고 있습니다. 이런 의미에서 포공영 연구는 시의적절해 보입니다.

지금의 시각에서 보면 유옹도 젖가슴의 상처 난 곳에 세균이 침입하여 각종 염증 증상을 일으킨 것이라 할 수 있습니다. 대개 염증이 생기는 곳은 염증의 5대 증상이라 하며 벌겋게 변하고, 붓고, 아프고, 열이 나며, 심하면 그 부위를 못 쓰게 되지요. 아이는 젖 달라고 보채는데 퉁퉁 부은 젖을 물리지 못하는 옛날 어머니들의 안타까운 모습이 떠오릅니다. 이런 고통의 순간을 위해 대지의 여신 지모가 손쉽게 따거나 캐서 이용할 수 있는 천연 항생제를 미리 준비해 놓은 것이니 어찌 고마운 마음이 들지 않겠습니까?

포공영은 항균이나 항바이러스 효과가 있는 만큼 감기 등 상기도 감염, 눈의 결막염, 유행성 이하선염, 유선염, 위염, 이질, 간염, 담낭염 급성 충수염, 요도염, 방광염 등 각종 염증질환에 폭넓게 응용할 수 있습니다. 다만 이러한 질환을 다스리기 위한 처방은 포공영 단방으로 이루어지는 예는 매우 드물고, 다른 약재와 같이 환자의 병증에 맞게 주의 깊게 적용되어야 합니다.

민들레, 이렇게 이용해 보세요

민들레 약차

말린 민들레포공영 약재 75그램을 깨끗이 씻어서 약탕기에 넣고 물 1리터를 부어 약재가 물에 잠기도록 합니다. 센불로 끓인 후 뚜껑을 닫고 한 시간 가량 약불로 졸인 후 찌꺼기를 거르고 식혀서 찻잔에 부어 마십니다. 열감기가 잘 안 떨어질 때, 종기가 오랫동안 치료되지 않을 때, 항생제 부작용이 심할 때, 전문가의 도움을 받아 응용할 수 있습니다. 평소 몸이 차다든지 위장이 약한 사람에게는 권하지 않습니다.

민들레 약액

민들레꽃을 넣고 물을 적당히 부어 끓인 전탕액을 식혀 얼굴에 바르면 고름이 생기는 종기나 기미 치료에 도움이 될 수 있습니다.

이런 점은 주의하세요

포공영은 맛이 쓰고 찬 성질을 가진 약재라서 오랫동안 많은 양을 복용하면 복통과 설사를 일으킬 수 있습니다.

쇠비름

마치현馬齒莧

길가에서 구하는
천연 지사제

잡초와 약초의 구분

그 흔하디흔한 쇠비름이 마치현이라는 약초라는 사실을 아는 순간 우리는 잠시 혼란스러움을 겪을지도 모릅니다. 도대체 무엇이 약초이며 무엇이 잡초인가? 사실 이 질문에 답을 하지 못할 수도 있습니다. 이름 모를 잡초라도 어느 훌륭한 본초학자나 과학자 혹은 농부가 그 효과를 밝힌다면 그때부터는 약초라 불리게 되니까요. 따라서 엄밀히 말하면 인간이 그 존재 가치를 인정한 풀이 약초고, 아직 인정받지 못한 풀이 잡초라 할 수 있습니다.

민초도 마찬가지입니다. 현대를 풀뿌리 민주주의 시대라 부르기도 합니다. 보통선거 제도에서는 성인이면 누구나 소중한 한 표를 행사합니다. 득표에 목이 마른 정치인들은 한 사람 한 사람에게 매달려 호소합니다. 자신이 권력을 잡기 위해서는 누구나 없어서는 안 될 소중한 존재이지요. 그러나 민초들이 제각각 이해관계에 따라 나뉘어 있다면, 늘 타락해지기 쉬운 권력을 감시하지 않으면, 주권자로서 자신의 역할을 방기하고 있다면, 탐욕스러운 권력자의 눈에는 그저 잡초에 불과해집니다. 민초들이 자기의 직분을 다하면서 정당이나 풀뿌리 조직에 참여하여 공동

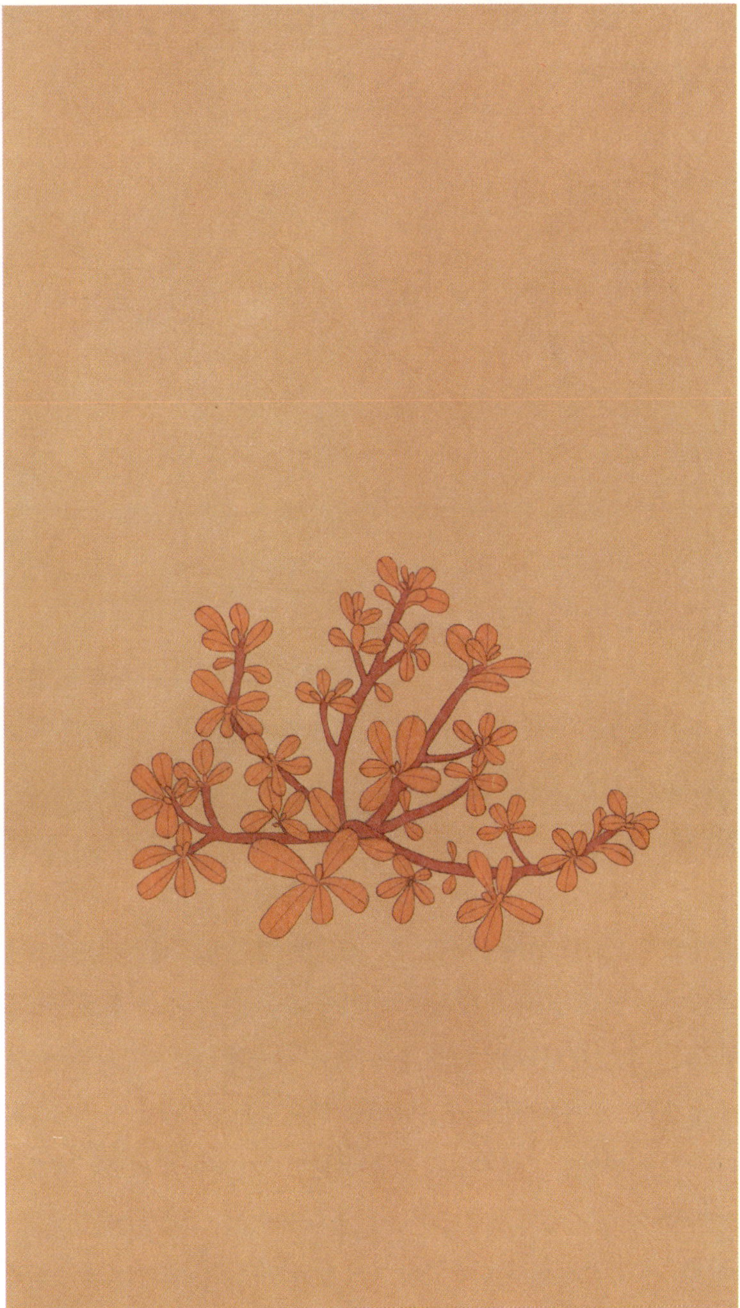

체에 꼭 필요한 사람임을 입증한다면 사회의 온갖 질병을 치료해 주는 약초로 거듭나게 됩니다.

비록 땅바닥에 뒹굴지만,
다 갖춘 풀

쇠비름을 마치현이라 하는 이유는 잎 모양이 말의 치아처럼 생겼기 때문이지요. 만화영화에 등장하는 말의 웃는 모습을 떠올려 보면 됩니다. 쇠비름은 전국 곳곳에서 왕성하게 잘 자랍니다. 진액을 많이 담고 있어서 더운 여름철에도 생존력이 강하고 잘 마르지 않습니다. 그래서 장명長命이라는 이름도 있습니다. 마치현은 오행초라고도 합니다. 잎은 푸르고, 줄기는 붉은데, 꽃은 노랗고, 뿌리는 희며, 씨는 검어서 청·적·황·백·흑의 오행五行을 다 갖춘 풀이라는 뜻입니다. 그 자체로 완전한 소우주를 이루고 있습니다.

쇠비름은 전국 각지에 없는 곳이 없습니다. 그래서 그런지 쇠비름에 얽힌 민담도 쉽게 찾아볼 수 있습니다. 아무래도 전통 사회는 3대가 모여 사는 대가족제도가 일반적이어서 '흥부전'에 나오는 형제간의 갈등이나 '심청전'에서 보는 효행, '장화홍련전'에 등장하는 계모의 악행, 약방의 감초처럼 끼어드는 고부간의 갈등 등이 주된 줄거리를 이루고 있습니다. 약초 전설도 크게 다르지 않습니다만, 위기 속에서 새로운 약초를 발견하게 된다는 해피 엔딩이나 민초 영웅의 숭고한 희생 이야기로 수렴된다는 게 차이가 있다고 할까요? 전해 오는 민담에는 가난한 집 출신이라고 구박을 받던 막내며느리가 전염병에 걸려 버림받았으나, 쇠비름의 효능을 발견해 온 가족을 살려 낸 이야기가 있습니다. 집에서 쫓겨나 산 속 움막에서 죽을 날만을 기다리다 "에라 모르겠다! 아무 풀이라도 먹어 보자" 하고 주위에 깔린 쇠비름을 먹고 설사병을 고쳤다는 이야기인데, 이 며느리는 자기를 학대했던 손위 동서들의 병까지 고쳐 줍니다. "원수를 사랑하라"는 성경 말씀처럼 이 며느리의 선행은 쇠비름의 정령이 되어 먼 훗날까지 기억될 만합니다.

"개똥도 약에 쓸려면 없다"라는 속담이 있습니다. 우리 주위에 흔하게 볼 수 있는 물건도 막상 필요할 때 구할 수 없다는 말로, 흔하다고 해서 그 가치가 낮을 것이라 생각해서는 안 된다는 뜻이기도 합니다. 쇠비름이 바로 그런 경우입니다. 어쩌면 우리 주위에 흔하게 볼 수 있는 것들이 우리가 살아가는 데 가장 소중한 존재일지도 모릅니다.

이질과 설사에 쓰이는 천연 항생제, 쇠비름

쇠비름은 차가운 성질,
종창과 이질을 없애 주네
소갈, 오림, 해독, 살충에 모두 이롭다네✦

✦ 馬齒莧寒消腫痢 / 渴淋毒蟲皆得利
오림五淋은 다섯 가지 임증을 의미한다. 임증은 소변이 잘 나가지 않으면서 아랫배가 아픈 증상이다.

마치현은 이질균·포도상구균·아메바균에 억제작용이 있어서 급성·만성 세균성 이질의 치료에 효과가 좋고 안전성이 높습니다. 많은 양을 오랫동안 사용해도 독성을 발현하지 않는다고 합니다. 항바이러스작용도 있어서 전염성 간염에도 효과를 볼 수 있습니다. 해열·소염·지혈 효과가 있어서 대장염이나 치질 때문에 생기는 항문 출혈, 급성 신우염, 방광염 때문에 생기는 혈뇨에도 쓰입니다. 습진이나 접촉성 피부염 등으로 진물이 날 때도 즙액으로 씻거나 붙이거나 내복하면 좋은 효과를 볼 수 있습니다.

예전만큼은 아니지만 피부질환에 널리 사용되었던 '이명래고약'에도 마치현이 들어가 있습니다. 화농성 여드름으로 악취와 고름에 시달리던 백인 여성을 침과 약, 이명래고약으로 석 달 가까이 치료하여 여드름 지수를 32점에서 20점이나 낮추었다는 흥미로운 증례 보고도 있습니다.✦ 물론 마치현이 이러한 치료 과정에서 어느 정도의 역할을 했는지는 불분명합니다만, 전통적인 사용례를 보면 무시할 수 없는 몫을 해냈을 것이라는 생각이 듭니다.

✦ 나순경 외, "백인 여성 여드름 환자의 한방치험 1례", 〈대한한의진단학회지〉, 2013

마치현, 이렇게 이용해 보세요

쇠비름 생즙

여드름 때문에 고민이 많지만 여러 가지 이유로 피부과 진료가 내키지 않거나 약초 활용에 관심이 있다면, 갓 캐낸 쇠비름의 생즙을 짜서 환부에 발라 보는 것도 한 방법입니다. 농포膿疱, 피부병에 생기는 고름집가 생겨 진물이 나오는 경우라면 아무래도 전문 의료인의 도움을 받아야 합니다. 돋아난 구진丘疹, 피부 표면에 돋아나는 작은 병변이 있지만 농포가 없는 대신 열감이 있고 가렵다면 깨끗한 환경에서 자란 쇠비름을 캐서 활용해 봅시다.

이런 점은 주의하세요

이시진은 《본초강목》에서 마치현의 주요 효능 중 하나를 이장활태利腸滑胎라고 했습니다. 장운동을 원활하게 하고 유산시키는 작용을 하므로 비위가 약한 사람, 과민성 대장염 환자, 임신부는 복용해서는 안 됩니다.

약모밀

어성초魚腥草　　　　　뒤늦게 온 전성시대

꽃과 잎사귀의 콜라보

어성초의 우리말 이름은 약모밀입니다. 꽃이 메밀꽃과 비슷해 이름에 '모밀'이 붙었고, 메밀은 주로 식자재로 쓰이지만 어성초는 약재로 쓰이기 때문에 특별히 '약'이라는 말이 붙은 것 같습니다. 잘 보면 둘 다 잎사귀 모양이 심장처럼 생겼습니다. 뭔가 심장을 튼튼하게 만드는 데 도움이 될 것 같습니다. 그런가 하면 꽃은 좀 특이해서 구멍을 청소할 때 쓰이는 솔처럼 보입니다. 허파를 이루고 있는 수많은 폐포와 기관지를 수리하기에 딱 알맞은 모양입니다. 꽃잎처럼 보이는 하얀색 십자형 꽃의 턱잎은 꽃이 아니라 꽃을 받치는 포苞입니다. 반란군에 쫓기는 왕을 위해 스스로 왕의 옷을 입은 시종처럼, 꽃을 보호하기 위해 이렇게 스스로를 내세우지 않았을까요? 그림으로는 약초 냄새를 맡을 수 없습니다만 이미 우리는 생선 비린내가 나서 이름이 '어성초'가 되었다는 사실을 잘 알고 있습니다.

식물의 생존 전략이라는 측면에서 바라보면 이해가 됩니다. 익지 않은 과일에는 보통 독성이 있습니다. 채 씨가 익기도 전에 동물들이 다 먹어 버리지 않도록 스스로를 보호하기 위한 방법이지요. 어성초도 이런 목적으로 비린내를 갖게 되었다고 보는 것입니다. 달콤한 꿀과 향기로 벌

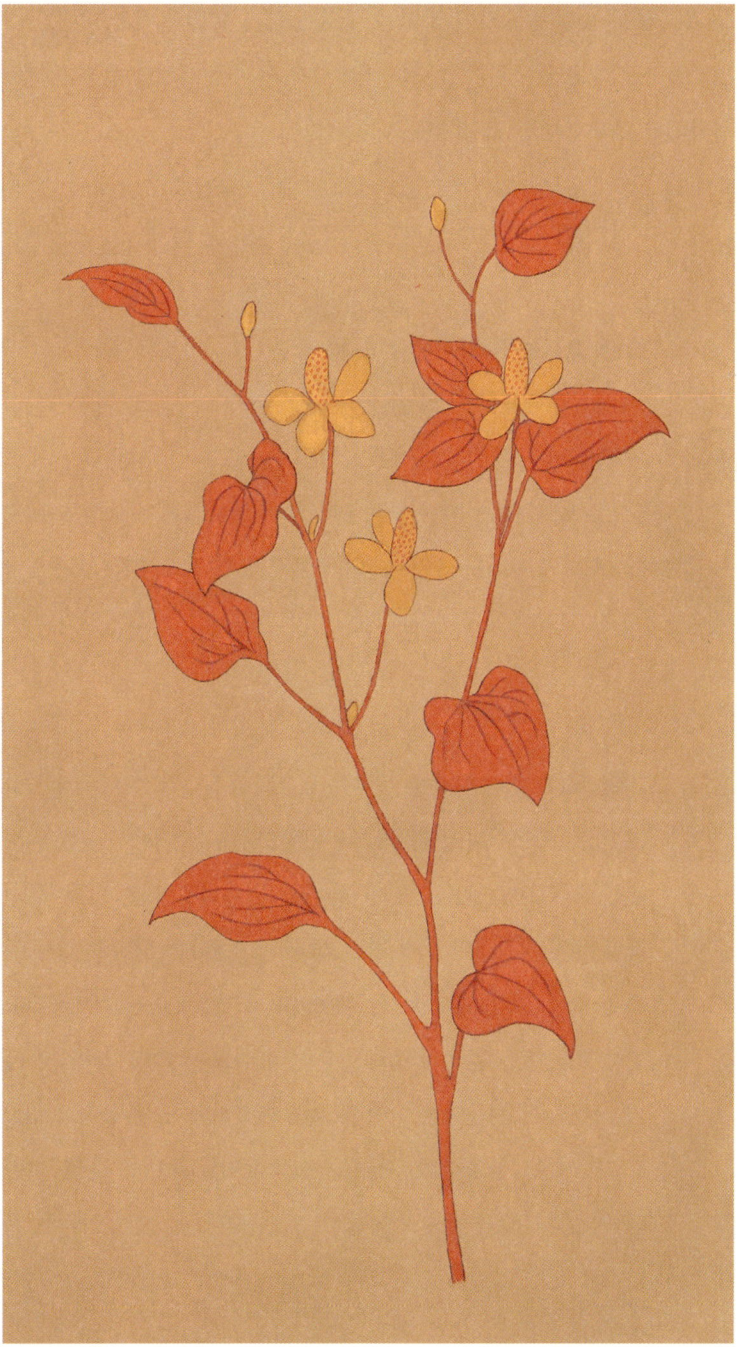

을 유혹하여 수정에 이르게 하려는 꽃의 노력과 독성과 역한 냄새로 스스로를 지키려는 잎사귀의 노력은 엇박자가 아니라 개체의 생존을 위해 최적화된 역할 분담일 것입니다.

즙산, 오월동주, 와신상담, 즙채

즙산蕺山은 중국 남쪽의 절강성 소흥을 말하는데, 옛날 월나라의 서울입니다. 이름으로 알 수 있듯이 이곳과 관련해서 월나라왕이 어성초를 캐서 먹었다는 설화가 전해져 옵니다. 2000년 전 훨씬 더 먼 옛날 춘추전국시대에 양쯔강 남쪽에서 오나라와 월나라가 원수처럼 지내던 시절 이야기입니다.

> 기원전 494년, 오나라왕 부차는 월나라왕 구천을 패배시켜 신하로 삼고 그 부인마저 빼앗아 버린다. 3년 후 풀려난 구천은 이를 갈면서 복수의 날을 꿈꾸며 살아간다. 여기서 나온 말이 '와신상담'이다. 장작더미 위에 누워 쓸개를 씹는다는 뜻인데, 그는 치욕을 갚아 주기 위해 온갖 시련을 자처하면서 때를 기다렸다고 한다. 입는 옷도 검소하게 하고 먹는 음식도 줄였다. 나라가 온통 가뭄이 들어 식량이 떨어지자 그는 솔선하여 산에 올라 식량으로 쓸 야생식물을 찾아다녔고, 마침내 비린내 나는 풀을 찾아내 백성들이 굶주림을 벗어날 수 있게 했다. 이 풀의 이름은 비린내가 난다고 해서 어성초라 했으며, 수도의 이름도 즙산이라 불렀다.

구천은 어찌 보면 복수심에 불타는 지독한 사람이지만, 백성들과 괴로움 즐거움을 함께 나누고 근검절약하여 오로지 나라를 부강하게 만드는 일에만 전념했다는 점에서 본받을 만합니다. 약초의 효능이라는 것도 따지고 보면, 그 식물이 살아남기 위해 여러 가지 시련을 이겨 내면서 만들어 낸 치유력이라는 기운, 요즘 말로 하면 '유효성분'에 크게 기대고 있는 것이지요.

어성초는 약간 차고 폐옹에 복용하네
치질에 뒷물하고 종기와 독을 푸네✦

어성초는 찬 성질이 있으며 매운맛이 납니다. 폐의 열을 내려 주고, 해독작용이 있으며, 소변을 잘 통하게 합니다. 11세기 금나라 때 장원소라는 의사는 당시 이름난 의사인 유완소라는 사람의 상한병✦✦을 어성초를 써서 치료해 덩달아 명의가 되었다는 이야기가 있습니다. 그러나 우리나라에서는 어성초가 민간에서 벌레에게 물린 데나 치질에 바르는 용도로 쓰였고 약 처방으로는 거의 등장하지 않습니다. 《연산군일기》에 보면 연산군은 즉위 6년차 4월에 전교를 내려 "오는 8~9월 사이에 즙채蕺菜를 흙이 달린 채로 산지인 각 도에서 20석을 채취하여 진상하라. 후원에 심어야겠다"고 합니다. 연산군이 어릴 때부터 화농성 여드름인 면창으로 고생했다는 점을 감안하면, 아마 어성초는 피부에 즙을 내어 바르는 외치용으로 고려하고 있었던 것 같습니다. 이게 주효했는지 연산군이 피

✦ 蕺菜微寒 肺癰服 / 薰洗痔瘡 消腫毒

✦✦ 요즘 말로 하면 독감이나 열성 전염병이다.

부병 때문에 고생한 이야기는 이후에 별로 나오지 않습니다. 중종반정으로 쫓겨나기 전 해인 10년 3월에 "요즈음 일을 보려고 해도 가려움증으로 괴로울 뿐만 아니라 설사가 잦아 약을 먹고 있으므로 나가지 못한다"고 말한 정도 말고는 별다른 언급은 없습니다.

만들어진 신화?
원자폭탄과 어성초

해독작용이 뛰어난 어성초는 지금부터 70여 년 전, 핵폭탄이 두 도시 전체를 폐허로 만들었을 때도 등장합니다. 히로시마와 나가사키에서 갑작스럽게 큰 피해를 당한 수많은 사람이 속절없이 죽어 갔고, 그나마 죽음을 면한 생존자들도 속수무책이었습니다. 의사도 드물고 약도 적었으며 현대 의학으로도 뾰족한 치료법이 없었겠지요. 그저 각자 알아서 대처하든지, 민간요법이라도 써 보면서 스스로를 구할 방법을 찾는 것밖에는 답이 없었을 것입니다. 이 아비규환의 히로시마에서 피폭된 시민들이 가장 많이 복용한 것이 어성초였다고 하는 이야기가 전설처럼 전해지고 있습니다. 개중 어떤 기사에는 어성초를 열심히 복용한 사람 중에 11명이 다행히 살아남았고 건강을 되찾았다고 하는데, 이 11명 중 폭발 중심으로부터 가장 가깝게 있던 사람이 700미터, 가장 멀었던 사람이 2500미터라는 아주 구체적인 수치까지 등장합니다.

그래서 관심을 가지고 추적해 보았더니, 1985년 8월 6일✦ 일본 공영방송 NHK에서 방영한 '폭심지의 생과 사'라는 프로그램이 커다란 반향을 일으킨 것으로 보입니다. 생존자들의 증언으로 방사능 독을 풀어 주는 어성초의 놀라운 효능이 생생하게 전해졌다고 합니다. 이들의 체험담이 학술적으로 뒷받침되는 연구로 이어졌는지는 확인되지 않습니다. 개인적 체험이 구전되면서 약간은 과장되지 않았나 싶기도 합니다. 도저히 납득할 수 없는 미증유의 사건에 갑작스레 내던져져 삶과 죽음 사이를 끊임없이 넘나들던 히로시마와 나가사키의 시민들이 해독작용에 효험이 있던 주변의 약초에 마지막 희망을 걸었던 것은 어쩌면 당연한 일이라고 할 수 있겠지요. 현대인의 유전자에는 수만 년 이상 대책 없는 질병의 치료를 위해 산야를 헤매던 약초꾼 본능이 숨어 있으니까요.

'떠오르는' 어성초

현대에 와서 많은 새로운 효능이 밝혀져 바야흐로 어성초가 '제2의 전성기'를 맞이하고 있습니다. 앞서 일본의 피폭과 연관된 이야기가 대표적이지만 실제로 어성초가 우리나라에서도 특별한 관심을 끌게 된 배경에는 일본에서 있었던 어성초 유행이 영향을 준 것으로 보입니다. 왜냐하면 전통 한의학에서는 어성초를 거의 다루지 않았기 때문인데요. 《동의보감》에는 '즙채, 멸'이라는 항목에서 간략히 언급했고 《방약합편》에는 아예 실려 있지 않습니다. 그래도 '약모밀'이라는 우리말 이름이 오래전부터 있었고, 《본초강목》에 "민간에서 돼지 사료로 쓴다"는 말도 있으며, 앞에서 본 《연산군일기》의 사례처럼 의약품에서 화장품, 일상 생활용품에 이르

✦ 1945년 8월 6일은 히로시마에 최초의 원자폭탄이 투하된 날이다.

기까지 어성초가 꽤 다양하게 쓰이고 있었던 것 같습니다.

어성초 유행에는 나름의 근거가 있습니다. 우선 유효성분에 비타민C · B1 · B2뿐만 아니라 단백질과 미네랄 등이 풍부하고 항염증·항균·항바이러스작용도 있으니까요. 비린내의 주범(?)이라고 할 수 있는 데카노일 아세트알데히드는 휘발성 정유 성분입니다. 강력한 항균력이 있지요. 실험해 보니 신선한 어성초의 전탕액은 황색포도당구균과 폐렴구균 등에 강한 억균작용을, 특정한 인플루엔자 바이러스에는 억제작용을 나타냈다고 합니다. 2003년 사스SARS로 시달렸던 중국에서 어성초를 주원료로 사용한 사스 예방·치료 매뉴얼을 발표한 적이 있습니다. 일종의 사촌지간인 COVID19에도 유효하지 않을까 합니다만, 아직 진척된 연구는 없어 보입니다.

어성초는 백혈구의 탐식능을 증강시켜 면역력을 키우는 데도 한몫하고 있습니다. 이러한 효과 때문에 중국에서는 자궁경부암 수술 후 요로감염을 예방하거나 치료하는 데에 응용되고 있습니다. 중이염이나 비염에도 어성초 증류액을 점적 치료하여 좋은 효과를 보았다고 합니다. 우리나라의 경우 여드름이나 아토피 등 피부질환에 응용되고 있습니다. 임상 연구에 따르면 한 달 동안 어성초 추출물을 여드름에 도포한 결과 여드름 개수 감소율이 비염증성 여드름은 74.69퍼센트, 염증성 여드름은 89.91퍼센트로 나타났다고 합니다.✦

✦ 두인선 외 7명, "5퍼센트 어성초 추출물 수용액의 외용요법이 여드름에 미치는 임상적 연구", 《동의생리병리학회지》, 2004

어성초, 이렇게 이용해 보세요

어성초차

어성초는 생으로 그냥 씹으면 비린내가 나기 때문에 끓는 물에 살짝 데쳐 프라이팬에 살짝 볶거나 냄비에 넣어 끓이는 것이 좋습니다. 깨끗하게 씻어 말린 어성초 10그램을 물 1리터에 넣고 중불로 30분 정도 끓입니다. 입맛에 따라 꿀이나 설탕을 넣어 마실 수 있습니다. 북한에서 편찬한 《동의학사전》에도 "차처럼 늘 마시면 동맥경화질환을 예방할 수 있다"고 합니다.

피부질환 보조제

어성초를 판매하는 인터넷 사이트에는 어느 의사가 TV에 나와 소개한 탈모제 레시피를 많이 소개하고 있습니다. 대개 독소를 배출하고 혈액 순환을 도와주는 세 가지 약초인 어성초·자소엽·녹찻잎을 2:1:1의 비율로 섞어서 30~35퍼센트 정도의 담금주에 넣고 3개월 이상 발효시키면 탈모 방지와 두피 비듬 치료에 좋은 스프레이액을 만들 수 있다는 것입니다. 저도 탈모 증상이 있는 여러 친구에게 시험해 보았는데, 두피에 청량감을 주고 덜 가렵게 하는 효과는 인정됩니다. 그러나 비듬 치료와 탈모 방지에 실제 효과가 있는지는 불분명합니다. 본초학적으로 분석해 봐도 어성초 말고 다른 약초는 딱히 필수 재료로 보이지 않습니다. 어성초를 직접 피부질환에 적용하고 싶다면, 신선한 어성초를 짓찧어서 무좀이나 치질, 여드름, 단순 포진, 모낭염 등에 바르는 편이 근거도 있고 좀 더 확실히 그 효과를 느낄 수 있을 것입니다.

이런 점은 주의하세요

어성초의 독성은 상당히 낮은 편입니다. 그러나 《명의별록》에는 많이 먹으면 호흡곤란이 온다고 하고, 《본초강목》에는 약간 독이 있다고 했으며, 《동의보감》에도 날것을 오래 먹으면 양기를 상하게 한다고 했습니다. 특히 추위를 잘 타고 허약한 사람은 주의해야 합니다. 오랫동안 또는 많은 양을 쓰는 경우에는 전문가의 도움이 필요합니다.

과남풀

용담초龍膽草

용담초 칵테일 한잔,
어떠세요?

부패하지 않기 위해
권력에는 쓴맛이 필요하다

30여 년 전 〈누가 용의 발톱을 보았는가?〉라는 영화가 화제를 불러일으킨 적이 있습니다. 제목도 매우 상징적이라 정치 스릴러라는 장르에 적합하다는 인상을 주기에 충분했지요. 당시는 국민의 힘으로 대통령 직선제를 이끌어 내는 등 민주화를 향해 한 걸음씩 전진하고 있었던 시기입니다. 최고 권력자를 용에 비유하는 것이 시대 분위기와 잘 맞지는 않지만, 아직도 용은 임금처럼 막강한 권력을 가진 통치자를 의미하곤 합니다. 영화에서는 기자의 양심으로 용의 발톱, 즉 권력의 어두운 면을 밝혀냈지만 불안한 미래를 암시하며 영화는 끝이 납니다.

조선 왕조의 설계자인 정도전은 전제군주제를 보완하기 위해 신권臣權을 제도적으로 보장하려고 했습니다. 그래서 언관이라고 하는 사간원과 사헌부를 두어 왕권의 전횡과 타락을 견제하려 했지요. 스스로 권력에 도취하기 쉬운 군왕에게 쓴소리를 서슴지 않아 권력 내부의 소금 구실을 톡톡히 해내기도 했습니다. 용의 발톱이 되어 신민을 통치하는 한편 용의 쓸개가 되어 권력의 타락을 막고자 했습니다. 쓰디쓴 약초의 이름을

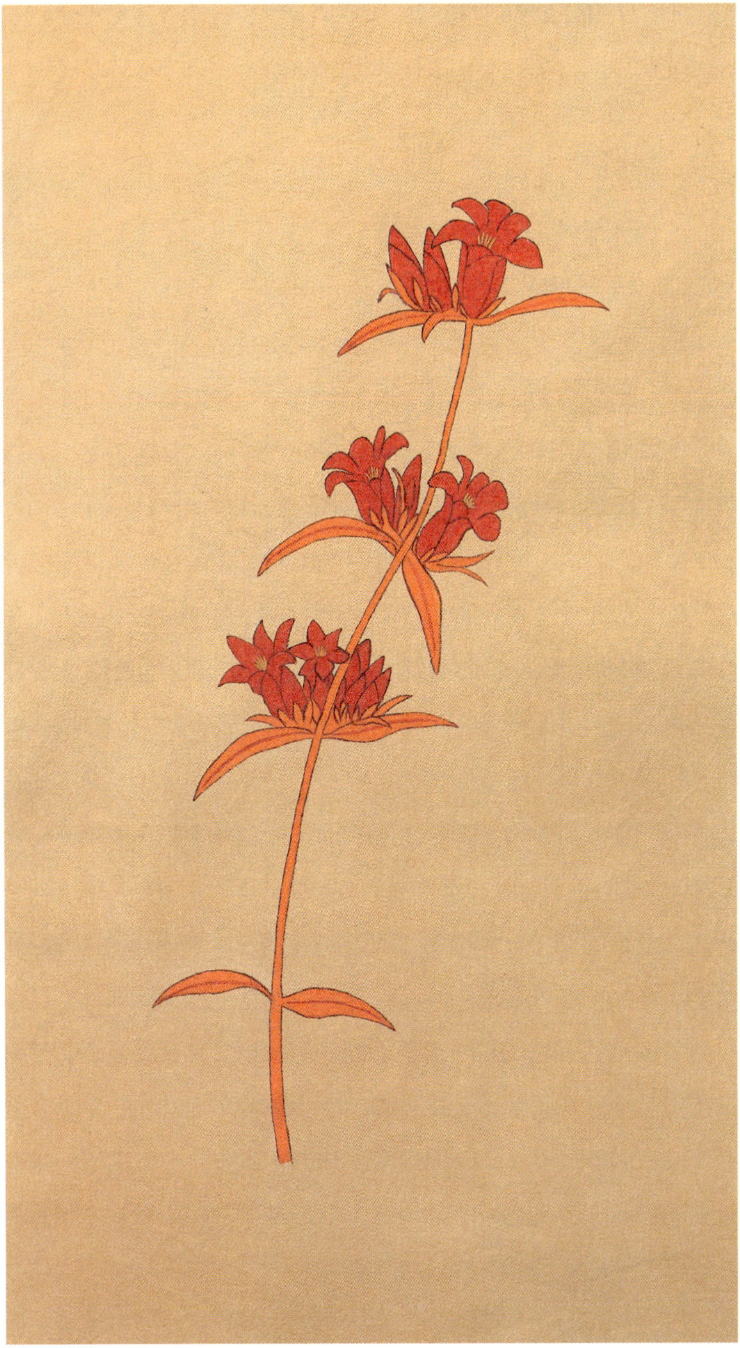

'용담'이라 한 옛사람들의 마음에도 이런 희망이 들어 있지 않았을까요?

동서양의 용담초 전설,
영웅의 탄생

용담초의 학명은 *Gentiana scabra*입니다. 용담속의 이름인 겐티아나는 기원전 2세기경, 지금의 알바니아 지역인 일리리아라는 도시국가를 다스리던 겐티우스왕의 이름에서 따온 것입니다. 흑사병은 중세시대에 유럽을 초토화시킨 무서운 질병으로 유명합니다만, 이전에도 가끔 등장하여 사람들을 공포에 떨게 했습니다. 겐티우스왕이 다스릴 때에도 흑사병이 돌아 국가 운영이 거의 불가능할 정도였습니다. 그는 몇몇 신하와 함께 깊은 산으로 들어가 날마다 신에게 간절한 기도를 드렸습니다. 겐티우스의 간곡한 청원에 하늘도 감동했는지 어느 날 구름 위에서 신의 목소리가 들렸다고 합니다. "너의 기도에 응답하노라. 저 골짜기를 향해 활을 힘껏 쏘도록 하여라!" 하늘이 명하는 대로 겐티우스왕은 온 힘을 다해 활시위를 잡아당겼고, 날아간 화살은 계곡 깊숙한 곳으로 빨려 들어갔습니다. 서둘러 화살이 향한 곳으로 내려온 왕과 그 일행은 깊은 골짜기 아래에서 한참을 애쓴 끝에 드디어 화살을 찾아냈는데, 그 화살은 자줏빛 꽃을 소담하게 피워 낸 식물의 줄기 아래쪽 뿌리에 박혀 있었다고 합니다. 이 꽃을 보는 순간 바로 신의 선물이라고 생각한 왕은 그 뿌리를 캐어 병을 앓고 있던 사람들에게 나누어 주었습니다. 이때부터 그 식물의 이름은 왕의 이름을 따서 겐티아나라고 불렸습니다.

동양의 전설에서는 청나라를 세운 누르하치✦가 등장합니다. 용담의 모양 자체가 범상치가 않아서 아무래도 제왕 정도는 되어야 주인공이 되는 것 같습니다. 그는 열여덟 살에 결혼한 후 생활이 어려워 산에서 인삼과 버섯을 캐서 처갓집 동네에 가서 파는 등 한때 약초꾼 일을 했습니다. 일찍 부모를 잃고 탁발승 노릇을 했던 명나라 주원장처럼 어려운 시절을 잘 이겨 내고 한 나라를 건국하여 영웅이 된 것이지요. 그렇다고 "개천에서 용 났다" 할 정도는 아니고 조상 대대로 부족장의 지위를 맡은 것으로 미루어 보아 귀족 출신임에 틀림없습니다. 예나 지금이나 고난을 이겨 낸 영웅 이야기는 "바닥에서 시작하여 천장까지 오른다는" 비슷한 구성을 보여 줍니다. 만주 지방의 전설에는 누르하치가 의붓어머니의 등쌀에 시달리면서 동생과 함께 약초를 캐러 다녔다고 합니다. 어느 날 인삼을 팔러 먼 곳으로 가다가 호랑이의 습격을 받았는데, 마침 나타난 백두산 신선의 도움으로 목숨을 구했고 덤으로 약 처방까지 받았답니다. 이때 신선이 가르쳐 준 약초가 바로 용담초였다는 이야기입니다.

> …그 후 어려운 고비를 잘 넘기고 부족장이 된 누르하치는 이때의 경험을 살려 많은 부하 병사의 상처를 치료했다. 자신의 쓸개에 생긴 병도 이 약초로 치료했기에 사람들은 이 약초의 이름을 왕의 쓸개를 고친 약초라는 뜻으로 '용담초'라 했다.

동서양의 두 전설을 보면 확실히 다른 약초와는 달리 영웅담의 성격이 물씬 풍깁니다. 형상도 그렇지만 쓴맛 때문에 쓸개와 관련짓는 것은 동양의학의 특징이기도 하지요. 한의학 경전인 《황제내경》에서는 담

✦ 누얼하치努尔哈赤라고도 하는데, 만주어 발음상 누르가치가 맞다고 한다.

을 "중정지관 결단출언中正之官 決斷出焉"이라 규정했습니다. 중정中正이란 한쪽으로 치우치지 않고 바른길을 지킨다는 뜻입니다. 나라의 주요한 정책을 결정할 때, 관료의 비리를 척결할 때, 반드시 필요한 것이 결단력입니다. 우왕좌왕하다 때를 놓치고, 어느 한쪽 편을 들다 모두의 신뢰를 잃어버리는 일은 역사에 숱하게 등장합니다. 제왕이 엄중히 물어야 할 과오는 가볍게 다스리고, 가볍게 견책해야 할 일을 침소봉대하여 지나치게 엄하게 다스린다면, 백성들의 평안한 삶은 기약하기 어렵겠지요.

용담초의 활용

용담초의 맛은 쓰고 성질은 차서
눈알이 빨갛고 아픈 걸 다스리네
하초가 습으로 붓고
간 경락에 번열이 올라탈 때 쓴다네✦

《동의보감》에는 '약성가'의 내용보다 좀 더 자세한 효능과 주치가 나와 있습니다.

> 성질이 매우 차고, 맛이 쓰며, 독이 없다. 위속의 열, 열성 돌림병時氣溫과 열병, 열설사, 이질 등을 치료한다. 간과 담의 기를 도우니 가슴이 두근거리는 증상을 그치게 하고 골증열을 없애고 창자의 작은 벌레를 죽이고 눈을 밝게 한다.

대표적인 처방으로는 용담사간탕이 있습니다. 역시 《동의보감》의 설명에 따르면 "간담의 열이 성하여 입 안이 쓰면서 눈이 벌겋고 노여움을 잘 타면, 시호를 군약으로 해서 용담초·황금·치자 등을 넣고, 간 경락에 습열이 차서 옆구리가 아프고, 입 안이 쓰며, 귀 안이 붓고, 청력이 떨어지면, 시호·택사 등을 용담초와 같은 분량으로 쓴다"고 했습니다. 전통 처방에서는 이처럼 '간담의 열'과 '간경습열'을 구분하여 처방 구성을 다르게 하는데, 수수께끼 풀이처럼 느낄지도 모르나 증상의 진단과 이에 맞는 처방 구성은✦✦ 치료율을 좌우할 수 있는 중요한 과정입니다.

용담초는 오늘날에도 열을 내리고 간을 보호하는 작용을 해서 황달이나 간염 등의 치료제로 쓰입니다. 세균을 억제하고 염증을 없애는 효과가 있습니다. 인후두염, 급성·만성 요도염, 방광염, 고환염 등의 각종 염증과, 음부 습진이나 소양증 같은 피부질환, 고혈압에도 용담초가 들어간 처방이 쓰입니다. 식욕저하나 위산과다로 인한 위염, 소화 장애에도 활용되는데, 서구에서는 항암 치료를 받는 과정에서 입맛이 없거나 음식물을 삼키는 데 어려움을 겪는 환자들에게 쓰이기도 합니다.

✦ 龍膽苦寒眼赤疼 / 下焦濕腫肝熱乘

✦✦ 이러한 과정을 한의학에서는 변증논치辯證論治라고 한다.

용담초, 이렇게 이용해 보세요

용담초 뿌리 달인 물

용담초의 쓴맛은 유명합니다. 따라서 복용하기 힘들 수도 있습니다. 그러나 외치법으로는 무난하게 적용할 수 있지요. 용담초 뿌리를 물에 넣고 달인 물을 식혀서 사용하면 결막염이나 인후염 등 입안과 눈의 염증에 빠른 효과를 볼 수 있습니다.

용담초 칵테일

미국의 가드닝 컬럼니스트이자 베스트셀러 작가인 에이미 슈트워드는 "프랑스의 알프스 목초지에서 야생으로 자라는 이 키 큰 노란색 꽃이 없었다면 상당수의 클래식 칵테일은 존재하지 않았을 것"《술 취한 식물학자》, 문학동네, 2013이라고 말합니다. 그만큼 칵테일의 세계에서 상쾌한 쓴맛을 가진 용담초가 오랫동안 독자적인 영역을 구축해 왔다는 의미입니다. 그녀는 평생 용담초를 연구한 저명한 식물학자 레나 스트루베 박사가 애호했다는 칵테일을 소개합니다. 재료에 나오는 수즈는 용담초가 들어 있는 화이트와인 베이스의 식전주로 프랑스에서 인기를 끌고 있다고 합니다. 쓴 약은 싫지만 칵테일을 즐기는 분들은 한번 만들어 보는 것은 어떨까요. 칵테일 한잔 하면서 잠시나마 제왕이 된 기분으로 호사를 누려 보시길.

이런 점은 주의하세요

《동의보감》에 "이 약은 빈속에 먹지 말아야 한다. 먹으면 오줌을 참지 못한다"고 했습니다. 찬 성질에 쓴맛이라 비위가 약한 사람 역시 주의해야 합니다.

범부채

사간射干 인후염·편도선염 치료제

순혈주의여 안녕goodbye to pure-bloodism

범부채는 붓꽃과 여러해살이풀로 약재 이름은 사간입니다. 영어 명칭이 재미있는데, 국가표준식물목록www.nature.go.kr에서는 영문명을 'leopard lily'라고 소개하고 있습니다. "표범 무늬가 있는 나리꽃"이라는 뜻으로, blackberry lily라고도 합니다. 그렇지만 백합과 범부채는 나리과와 붓꽃과로 소속이 다릅니다. 모양도 많이 다른데 이미지가 비슷해서 아마 동양인이 영어로 번역하는 과정에서 실수한 것 같습니다. 서양문화에서 백합은 성서에 자주 등장해서인지 조금은 신성한 '아우라'를 풍깁니다. 아가서에 나오는 "나는 샤론의 장미요, 골짜기의 백합이로다"라는 유명한 구절이 잘 알려져 있습니다. 특히나 흰색 백합은 순수하고 깨끗한 사랑을 나타내서 'white madonna lily'라고 이름 붙은 백합도 있습니다. 순백이라는 뜻의 형용사로 14세기부터 등장했다는 'lily-white'라는 영어 단어도 있습니다. 하지만 근대로 들어와 이 단어는 아파르트헤이트 정책 등에서 백인을 우대하는 인종차별적인 의미로도 쓰였습니다. 19세기 말에서 20세기 초에는 흑인의 대두를 두려워한 미국 공화당 내에 'lily-white movement'라는 반흑인 정치운동도 있었고요. 하지만 혈통의 순결함이 허망한 것처럼 역사는 이런 순혈주의를 편견의 무덤 속으로 보내 버렸습니다.

사실 우리도 백합 하면 꽃말처럼 '순결'이나 '순수한 사랑'을 떠올립니다. 다분히 백합이라는 말이 발음상 흰 '백白' 자와 겹치기 때문인데요. 사실 '白合'이 아니라 '百合'이 맞습니다. 약재로 쓰이는 뿌리줄기, 정확하게는 비늘조각, 즉 육질인편肉質鱗片이 백 개씩이나 겹쳐 있는 모양이라서 온 말입니다. 흰색과는 아무런 관계가 없지요. 물론 흰색 백합도 있습니다만 실제로 백합과 식물의 꽃은 색이 아주 다양합니다. 플라보노이드와 안토시아닌 등이 어떻게 발현되느냐에 따라 색이 달리 나타난다고 합니다. 한약재로 쓰이는 백합도 참나리뿐만 아니라 말나리, 날개하늘나리, 솔나리, 세협백합, 사향백합 등 매우 다양하듯이 말입니다. 게다가 '짝퉁 백합'이라 할 수 있는 범부채도 예쁜 자태와 훌륭한 약성으로 인류에게 똑같이 공헌하고 있습니다. 다시 생각해 보니 예수님이 말한 "들에 핀 백합"은 계곡에 핀 백합과는 다른 의미가 아니었을까요?

범부채,
동양 삼국은 어떻게 표현했나?

범부채는 호랑이범와 부채라는 두 단어가 합쳐진 말입니다. 범은 꽃의 붉은 반점이나 무늬가 마치 표범이나 호랑이를 연상시킨다고 해서 붙은 것으로 여겨집니다. 부채는 말 그대로 잎 모양이 평면으로 평행을 이루어서 부채처럼 생겼다고 해서 붙인 이름이지요. 다시 말해 범부채라는 말에서 우리는 꽃과 잎줄기를 통째로 인식할 수 있습니다. 약초꾼에게는 긴요한 기초 지식이 되겠지요.

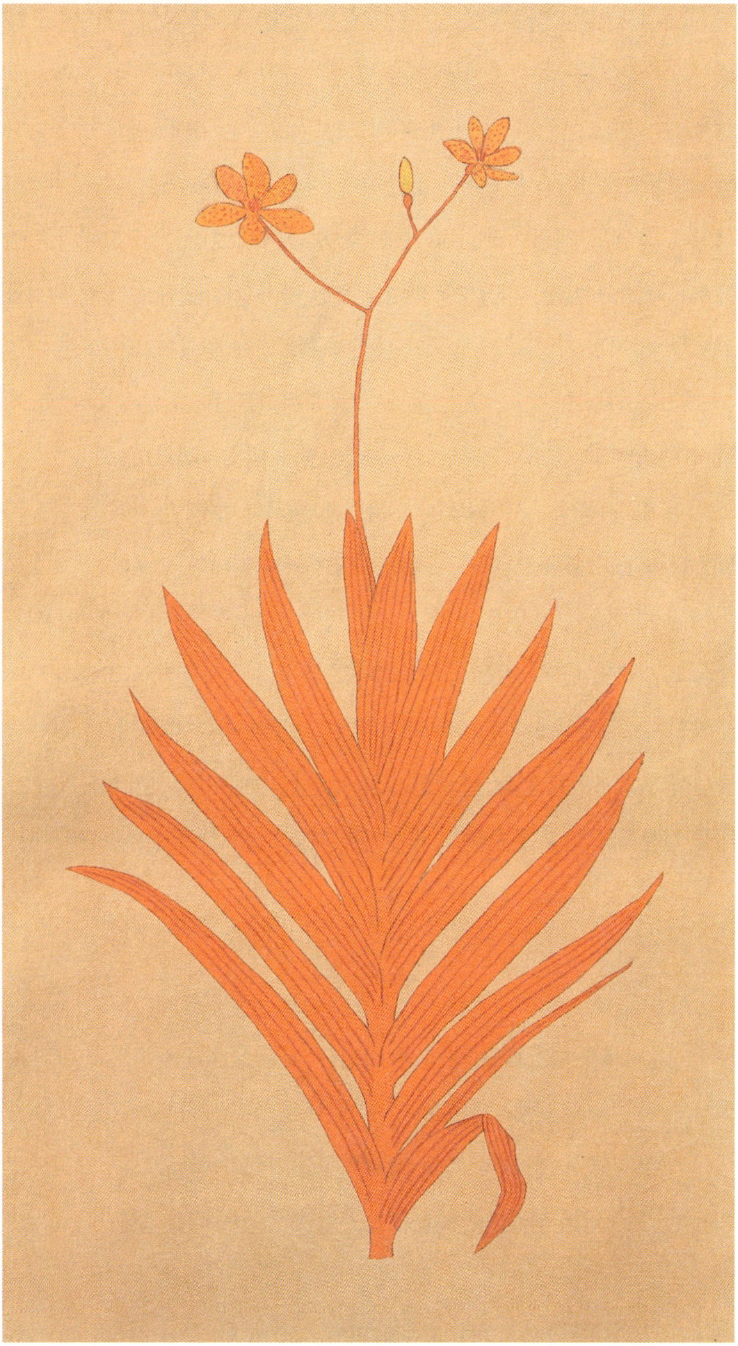

한약재는 아무래도 중국에서 유래한 것들이 많아 한자어가 대부분입니다. 사간도 그중 하나지요. 물론 오선烏扇, 귀선鬼扇 등 부채 모양에서 온 별명도 있습니다만 아무래도 사간보다는 훨씬 적게 쓰입니다. 《본초강목》에서는 "사인射人의 장간長竿"이라는 뜻이라고 말합니다. 여기서 사인은 활 쏘는 사람이라는 뜻인데, 좀 더 들어가 보면 중국 고대의 관직 이름과 관련이 있습니다. 《주례周禮》에 보면 왕이 신하들과 활쏘기 의식을 진행할 때 이를 관장하는 사람이 사인입니다. 그런데 실제로는 살상 가능한 뾰족한 화살을 쏠 수 없으니 끝이 뭉툭한 의전용 긴 화살을 썼을 거라 추측됩니다.♦ 그러면 범부채의 줄기 모양과 비슷하겠지요.

일본에서는 사간을 '샤가'라고 읽습니다. 하지만 샤가는 붓꽃의 일종인 *Iris japonica*로 한자 이름은 호접화蝴蝶花입니다. 범부채는 '히오우기'라고 하지요. 히오우기는 한자로 적으면 '회선檜扇'이라 하는데, '얇은 노송나무 오리로 만든 쥘부채'라는 의미로 궁정에서 사용한 의례용 부채와 닮아서 붙은 이름입니다.♦♦ '범부채'와 '궁정부채'라니 비교가 됩니다. 중국인이나 일본인에 비해 한국인이 좀 더 서민적이고 자연친화적일까요? 식물 이름에도 한중일 문화의 특성이 나타나는 것 같아 흥미롭습니다.

폐계를 다스리는 데 좋은 사간

사간은 매운맛, 어혈을 없애 월경을 통하게 하네
목구멍의 염증과 입 냄새, 부스럼 독을 없애네♦♦♦

한의학에서는 콧구멍에서 비강, 인후부를 거쳐 기관지와 폐에 이르는 호흡기계를 통틀어 폐계肺系라고 합니다. 세균이나 바이러스의 침투로 기도나 폐 조직에 염증이 생기면 열이 치성하여 위로 인후부를 자극하게 되어 목이 붓고 아픈 증상이 생깁니다. 이때 열이 잘 없어지지 않고 울체鬱滯되면 진액이 끓게 되어 가래가 생기고, 가래가 많아지면 기침이 생깁니다. 따라서 열을 내리고 혈류 순환을 원활하게 하면 붓고 아픈 증상이 사라지고 가래도 없어져서 답답했던 목 안도 풀리게 됩니다. 사간이라는 약재가 이런 치료 메커니즘을 만족시키는 좋은 효과를 보여 주었기 때문에 예로부터 사간을 인후종통을 치료하는 주요한 약재라고 했던 것이지요.

사간의 이러한 역할은 현대에 와서도 마찬가지입니다. 급성 편도선염, 목의 림프샘이 붓거나 림프 결핵이 생겼을 때도 염증을 없애면서 멍울을 풀어 줍니다. 각종 잇몸질환에도 사간을 진하게 전탕하여 입안을 헹군다든지, 다른 약재와 합방하여 내복하는 등으로 효과를 볼 수 있습니다.

✦ 장대 '간竿'에는 矢나 箭처럼 화살이라는 뜻도 있다.

✦✦ 카노우 요시미츠, 《식물 한자 어원 사전》, 동경당출판, 2021

✦✦✦ 射干味辛通經瘀 / 喉痺口臭癰毒除

사간, 이렇게 이용해 보세요

범부채 기르기

국가생물종지식정보시스템의 설명에 따르면 "해안에 인접한 산야지에 자생지가 있으나 산업화로 인하여 훼손되고 꽃이 아름다워 남획이 심해 자생지가 많이 남아 있지 않다"고 합니다. 범부채도 다른 약초처럼 사라질 수도 있다는 걱정이 듭니다. 요즘 범부채를 관상용으로 키우는 사람들이 늘어난다는 소식을 들으니 한편으로는 안심입니다. 서양 사람들이 자기 정원에 tiger lily나 leopard lily를 가꾸는 것처럼 우리도 범부채를 직접 가꾸어 보면 어떨까요. 다만 반려동물을 기르는 실내에서는 피하는 것이 좋겠습니다. 품종에 따라 다르지만 개나 고양이에게 영향을 미치는 독성이 있기 때문입니다 www.thespruce.com 참조.

이런 점은 주의하세요

앞서 말했듯이 범부채는 독이 있는 약초입니다《본초강목》에는 아예 독초로 분류해 놓았습니다. 사간은 찬 성질에 비교적 강한 약성을 가지고 있습니다. 비허, 즉 비위가 약하고 설사를 자주 하는 사람은 맞지 않습니다. 편도선염이나 인후염 등으로 목이 붓고 아플 때에도 열감이 느껴지는 경우에 쓰는 것이 좋습니다. 소화기가 약하고 열이 많지 않은 체질, 대개 소음인으로 진단되는 사람에게는 맞지 않습니다.

개나리

어어리나모여름 금은화의 짝궁

연교連翹

어린이는 어른의 미래

"나리 나리 개나리 입에 따다 물고요. 병아리 떼 종종종 봄나들이 갑니다." 지금부터 거의 100년 전인 1930년에 발표된 동시입니다. 일제강점기에 민족적 저항으로 독립을 쟁취하려던 3·1운동이 좌절되고 일제의 대륙 침략이 본격화하기 시작하는 이때, 소파 방정환의 뒤를 이어 색동회를 이끌던 윤석중 시인이 이 동요 가사를 지었습니다. 1922년 이광수의 민족개조론과 자치론자의 등장 등, 이른바 문화통치라는 미명으로 식민 당국의 분할 지배 책략이 먹혀들어 가던 시절이었지요. 작가의 창작 배경은 잘 모릅니다만, 그가 남긴 발자취로 미루어 보면 위기에 처한 민족문화를 지키려는 의지가 작동하고 있었다고 느껴집니다. 아이들이 어릴 때부터 우리말, 우리 문화를 배우고 익혀 나간다면 물질적 자원이야 잠시 약탈 당한다고 해도 부활할 수 있다는 희망이 있습니다.

개나리는 먼저 봄소식을 알리면서 흐드러지게 피고 난 후 얼마 못 가서 지고 맙니다. 모란꽃을 잃은 영랑의 마음처럼 꽃을 여읜 슬픔에 잠기기에는 진달래, 영산홍, 백목련, 벚나무 등 화사한 봄꽃을 피우는 나무들이 가만히 두지를 않습니다. 개나리는 이들과 경쟁하지 않습니다. 짧

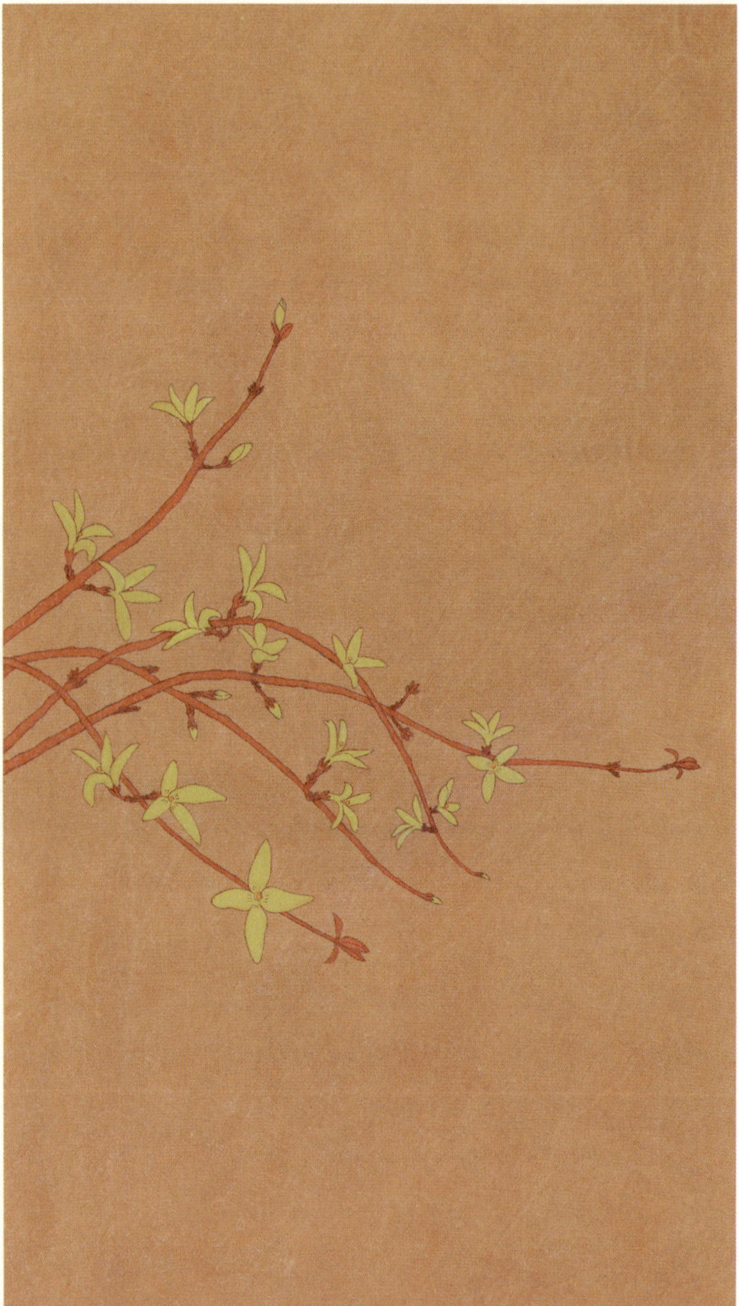

은 전성기를 끝내고 무대에서 쓸쓸히 퇴장하지만 꽃이 만개했던 자리에서 미래의 씨를 조용히 키워 냅니다.

2019년을 기점으로 우리나라 인구는 내리막길을 걷습니다. 자연증가율이 0을 기록한 것입니다. 이런 추세로는 몇십 년 못 가서 한민족 자체가 없어질지도 모른다는 우울한 예측도 나옵니다. 당장 인구 구성 그래프가 젊은 층일수록 짧아지기 때문에 부양 인구가 과도해지면서 젊은 세대의 부담이 가중되는 상황이지요. 일본으로 의료생활협동조합 견학을 가면서 초고령화사회 진입에 따른 명암을 살펴볼 기회가 있었습니다. 곧 우리에게 닥칠 일이라 생각하니 걱정이 되더군요. 우리 주위에 유치원 어린이들이 재잘대며 부르는 개나리 노래가 다시 울려 퍼지길 바랍니다. 개나리의 꽃말은 '희망'입니다.

어어리나모여름,
개나리·고려개나리·당개나리·의성개나리

《동의보감》에 적힌 연교의 옛날 우리말 표현은 '어어리나모여름'입니다. 어어리나무는 '개나리'라는 이름이 쓰이기 전에 불렀던 이름입니다. 여름은 열매의 옛날 표기이지요. 지금도 함경도에서 쓰인다고 합니다. 참고로 계절 여름의 옛 표현은 '녀름'입니다. 고등학교 다닐 때 열심히 공부한 사람은 '용비어천가' 서두에 나온 "곶 됴코 여름 하ᄂᆞ니"를 기억할 것입니다. '열다'라는 동사에서 온 명사형이 열음〉여름〉열매가 된 것이지요. 아름답고 살가운 우리말이 사라져 가고 있어 아쉬움이 큽니다. 어어리가 무슨 뜻인지 도저히 감이 오지 않아서 더 그렇습니다.

보통 개나리라 뭉뚱그려 말하지만 엄밀히 따지면 개나리는 여러 종류가 있습니다. 약재로 쓰일 때는 개나리 열매를 의미하는 것으로 한자로 연교連翹라고 하지요. 왜 연교인지는 중국의 역대 의가들도 의견이 분분합니다만, 연꽃처럼 열매가 방을 이루고, 씨가 한쪽으로 깃털처럼 솟아 있어서 그런 이름이 되었다는 견해를 따릅니다. 보통 우리나라 개나리는 도시 경관을 위해 인공적으로 심은 것들이 많고, 암수딴그루인 개나리 속성상 수캐나리가 대부분이라서✦ 열매를 보기 힘듭니다. 그래서 약재로 자연산 개나리 열매를 찾는 사람은 고생을 많이 할 가능성이 큽니다. 《자연의 시간》을 쓴 생태만화가 황경택은 마포의 월드컵공원에서 열매 맺은 개나리를 찾았다고 감격적으로 말하고 있습니다. 약개나리라 하면 경상도의 의성개나리가 유명한데요. 아쉽게도 약초의 고향인 의성도 이제는 개나리가 아닌 다른 약초 쪽으로 방향을 틀어 보기 힘들다고 합니다.

약으로 쓸 수 있는 개나리는 우리나라 토종인 개나리*Forsythia koreana*와 의성개나리*Forsythia viridissima* 그리고 중국에서는 중국개나리*Forsythia suspensa*✦✦를 기원식물로 합니다. 중국인은 우리나라 개나리를 '고려연교' 혹은 '조선연교'라고 부르는데, 약재로 쓸 만하다고 평합니다. 그 외에 우리나라 산야에서 볼 수 있는 만리화, 장수만리화, 북한산개나리라고도 부르는 산개나리 등이 있으나 약용으로는 잘 쓰이지 않습니다.

약재로 사용되는 연교는 청교青翹와 노교老翹로 구분하여 쓰이기도 합니다. 개나리 열매가 익기 시작했을 때 따서 쪄서 말린 것을 청교, 완전히 익고 난 다음 채취하여 말린 것을 노교라고 하는데, 유효성분이 달라서 쓰임새가 약간 다릅니다.

연교의 전통 이용

연교는 쓰고 차서
능히 부스럼을 없애고 독을 푼다네
기혈이 뭉쳐 통하지 않거나
온병으로 고열이 날 때 쓴다네✦✦✦

《동의보감》에서는 이렇게 설명합니다.

> 성질이 평하고, 맛은 쓰며, 독이 없다. 나력, 옹종, 악창, 영류와 열이 뭉친 것, 고독을 낫게 하며, 고름을 밀어낸다. 창절을 낫게 하며, 통증을 멎게 한다. 오림증과 오줌을 못 누는 증상을 고치고, 심장에 객열이 미치지 못하게 막는다.

전통적으로 연교는 '창가瘡家의 성약聖藥'이라 했습니다. 창가는 종기나 부스럼이 잘 생기는 사람이라는 뜻입니다. 성약은 말 그대로 범접하지 못할 정도로 신통한 치료 효과가 있다는 뜻입니다. 옛사람들이 연교에 대한 기대가 매우 높았다는 사실을 반영합니다. 그래서 그런지 연교가 들어가는 처방은 연교가 군약이 아닌 데도 이름에 연교가 들어갑니다. 연교산, 연교패독산, 형개연교탕 등입니다.

✦ 98퍼센트라 되어 있는 자료도 있다.

✦✦ 정명은 당개나리다. '唐'이라는 한자는 '漢'과 같이 중국산 물품에 붙는 접두이다.

✦✦✦ 連翹苦寒消癰毒 / 氣聚血凝溫熱屬

《동의보감》은 백성들이 쓰기 쉽게 하려고 한 가지 약재를 사용한 단방요법을 부록처럼 소개하고 있습니다. 심병 치료를 할 때 심열을 없애려면 연교를 달여 먹게 하라는 말도 나오고, 소장을 잘 통하게 하는 효능이 있는 연교를 소장병 치료에 단방으로 제시하기도 합니다. 한의학 이론에 따르면 오장 중의 심心과 육부 가운데 소장小腸은 서로 짝이 되는 장부입니다. 경락상으로는 수소음심경, 수태양소장경입니다. 음양의 관계, 겉과 속을 말하는 표리의 관계로 생리적·병리적으로 밀접하게 연관되어 있다고 인식됩니다.

조선 후기의 어의 이수귀의 임상 이야기를 덧붙이고자 합니다.

> 서진사의 딸이 나이가 열한 살인데 경자년1720 봄에 홍진을 앓았다. 겨우 반진이 사그라들고 열이 물러났으나, 이어서 몸이 붓는 부종증을 얻었다. 내가 열을 식혀 주고 소변 양을 늘려 주는 통심음과 사령산을 합방하여 몇 첩을 썼더니 열은 현저히 감소했다. … 내가 이 방약 몇 개로 증에 따라 응용하여 효과를 본 사람이 심히 많았다.✦

여기서 통심음通心飮은 연교·목통·치자·황금 등이 들어간 처방으로 열을 내리면서 소변을 잘 보게 하는 일종의 이뇨해열제입니다. 오령산에서 더운 약인 육계를 뺀 사령산四苓散도 비슷한 의미를 가집니다. 이수귀 덕에 서진사의 딸은 무시무시한 홍역에서 벗어났는데, 조선의 의학 수준이 전염병 퇴치에서 자신감을 가질 정도가 되었다는 상징처럼 읽힙니다. 이러한 성과가 쌓여 1749년에 관리이자 의사였던 조정준이 쓴 《급유방》이라는 소아전문의서도 나올 수 있었던 것으로 보입니다. 이 책에도 본초 설명 항목이 나오는데 "연교는 고한苦寒하며, 심화를 흩고, 객열을 없애 주며, 창옹의 독을 특히 잘 치료한다. 소아의 여러 열증에 쓴다"라고 되어 있어서 통심음의 취지를 이어 가고 있는 것으로 보입니다. 이러한 축적된 역량이 이헌길의 임상 실천과 정약용의 학술적 정리를 거쳐 《마진방》과 《마과회통》으로 이어집니다. 조선조 의학의 위대한 성과입니다.

연교의 현재

연교의 약리 연구도 많이 이루어졌습니다. 항균·항염증작용과 항노화·항산화작용, 멜라닌 생성 억제와 미백 등의 효과가 밝혀졌습니다. 이는 각종 염증질환과 피부질환 등에 응용될 수 있음을 시사합니다. 인플루엔자 바이러스 아시아A형과 흔한 감기 증세를 일으키는 리노바이러스에도 억제작용이 있다고 합니다. 강심과 이뇨, 혈압 강하, 간 보호작용도 밝혀지고 있어서 연교 활용 폭이 더욱 넓어질 듯합니다. 역사를 함께한 파트너 약물인 금은화와 함께라면 적응증適應症의 폭이 더욱 넓어질 수 있을 것입니다.

✦ 신동원 외 역, 《역시만필》, 568쪽

연교, 이렇게 이용해 보세요

열감기로 고열에 몸살이 심하게 나고 구토나 설사 등을 동반하면서 인후통이 있으면 은교산을 처방받아 복용하는 방법이 있습니다. 은교산은 연교와 금은화가 주요 약재로 들어갑니다. 염증과 발열을 연교와 금은화의 파트너십으로 해결하고 형개와 두시로 피부 혈액을 잘 순환시켜 가볍게 땀을 냅니다. 2022년에도 한의사협회에서 코로나 확진자를 대상으로 한약 처방 지원사업을 대대적으로 시행했습니다. 제가 일하는 한의원도 여기에 동참했는데, 인후통과 기침을 주요 증상으로 호소하는 재택치료자에게 권장 표준 처방인 연교패독산과 갈근해기탕의 합방을 투여한 결과 생각보다 효과가 좋았습니다. 인후통과 열감기에 쓰이는 연교가 나름의 역할을 해낸 것 같아 특별히 기억에 남습니다.

이런 점은 주의하세요

비위가 허약한 사람, 기운이 없어 열이 나는 사람, 종기가 짓물러 맑은 진물이 나오는 증상에는 맞지 않습니다.

인동덩굴 겨우살이덩굴

금은화金銀花

천연 항생제이자
해열제

'겨울을 견딘다'는 의미

'겨울을 견뎌 낸다'는 의미가 담긴 인동덩굴은 자신을 '인동초忍冬草'에 비유한 김대중 전 대통령 때문에 유명해졌습니다. '인동忍冬'이라는 말 속에는 그의 고난에 찬 생애가 잘 압축되어 있습니다. 인동덩굴은 영어로 honeysuckle입니다. 꿀 향기를 맡고 날아 온 곤충은 인동덩굴꽃 속 달콤한 꿀을 빨며 다시 생명을 이어 갑니다. 인동덩굴 같은 덩굴식물은 땅이든 나무줄기든, 뭔가 기댈 곳을 찾아 번어 나갑니다. 정치인에게 기댈 곳은 어딜까요? 어떤 상황에서도 굳세게 지지해 주는 민초일 것입니다.

예전에 어느 언론인이 잘 알려지지 않은 외교사를 밝힌 적이 있습니다. 1991년의 북핵 위기 때 한반도는 전쟁이 일어날지도 모른다는 위기감에 휩싸입니다. 클린턴 행정부의 일전불사一戰不辭 의지가 확고해 한국정부로서도 어려운 처지에 몰려 있었다고 합니다. 한반도를 석기시대로 되돌릴 수도 있는 이 일촉즉발의 위기는 카터 전 미국 대통령의 방북으로 극적으로 타결됩니다. 이때 미국의 조야朝野를 움직여서 카터의 행동을 촉구하게 만든 사람이 바로 그 '인동초'라는 것이지요. 당시 김영삼 대통령도 전쟁을 막는 데 결정적 역할을 했습니다만, '인동초'의 아이디어와 노

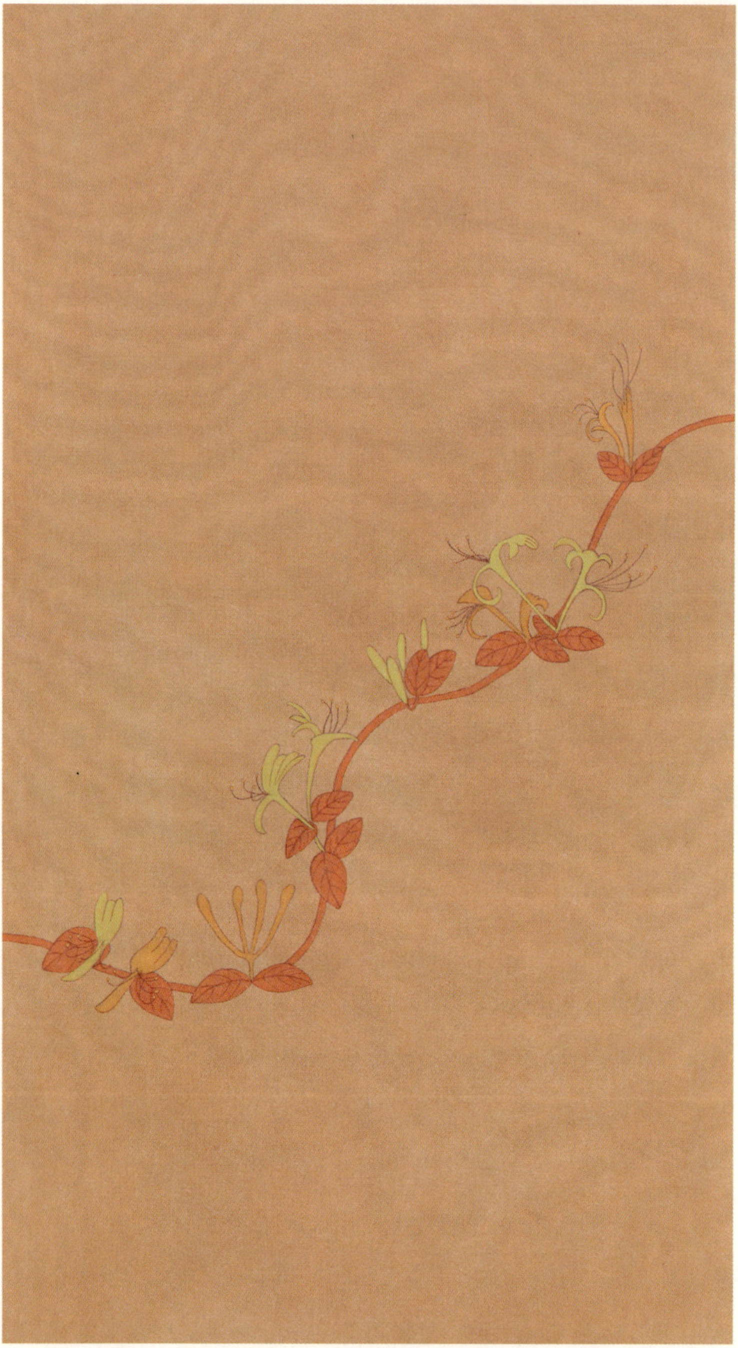

력은 수백 만의 생명을 살렸다고 해도 과언이 아닙니다. 우리도 인동차를 마시면서 겨울을 견디기 위한 지혜가 어떤 것인지 생각해 보면 어떨까요.

감염병을 이기고자 하는 민초들의 소망

금은화는 5~6월이 되면 하얀 꽃이 먼저 피고 곧이어 색이 노랗게 변하기 때문에 금빛과 은빛 꽃봉오리가 함께 피어 있는 것처럼 보입니다. 그런 모습 때문인지 약초 전설에서는 흔히 자매로 등장합니다.

> 사비성 너머 구드레마을에 살던 가난한 부부는 뒤늦게 얻은 쌍둥이 딸을 키우면서 행복한 나날을 보냈다. 그러던 어느 날 두메산골에까지 돌림병이 유행했다. 이 단란한 가정도 병마를 피해 갈 수는 없었다. 고열에 시달리던 자매는 차례로 숨을 거두었다. 금화와 은화라는 이름의 이 자매는 서로의 손을 꼭 잡고 다시 약초로 태어나 사람들을 치료해 주자는 굳은 언약을 한다. 과연 이들이 묻힌 곳에서 피어난 꽃은 흰색과 노란색을 띠고 은은한 향기를 풍기고 있었다. 돌림병을 앓으면서 고열이 나고 구토와 설사를 하던 많은 사람이 이 꽃을 약으로 써서 건강을 되찾았다. 사람들은 두 자매의 아름다운 마음씨를 기리기 위해 이 식물에 금은화라는 이름을 붙여 주었다.✦

✦ 향토미디어 뜨레마루 '금은화의 전설' 중에서

중국 설화에는 임동任冬이라는 의사의 금은화라는 딸이 사람들을 무료로 치료해 주었지만, 집안이 가난하여 부잣집의 바보 신랑과 원치 않은 혼인을 하게 되어 결국에는 스스로 목숨을 끊고 말았다는 비극적인 유형의 이야기도 있습니다. 전개는 조금씩 다르지만 공통되는 것은 역병의 희생자가 세상을 구하는 약초가 되어 부활한다는 점입니다. 앞으로는 금은화를 볼 때마다 그들의 높은 뜻과 고운 마음씨가 은은한 향기를 타고 전해져 올 것 같습니다.

금은화의 전통 활용

금은화는 단맛, 종기를 잘 물리치네
헐지 않으면 흩트리고, 헐었으면 터뜨리네
인동은 달고 찬 맛, 외감병 초기에 맞네
열성 설사, 열성 갈증과 종기에도 쓴다네◆

한약재 인동은 인동덩굴의 잎과 줄기를 말린 것입니다. 위의 '약성가'에서 보듯이 금은화와는 조금 용도가 다릅니다. 금은화는 《상한론》과 《금궤요략》으로 대표되는 고전 한의학 처방집에는 등장하지 않습니다. 이시진이 《본초강목》에서 말한 대로 사람들의 경험이 쌓이면 인식도 바뀌기 마련입니다.

인동은 줄기와 잎, 꽃의 효용이 모두 같다. 옛사람들은 풍을 다스리고 창만을 없고 설사병을 푸는 데 중요한 약이라 했다. 그러나 후세인은 이러한 쓰임새를 다시는 알지 못했고, 종기를 없애고 독을 흩뜨리며 헌데를 치료하는 요약이라 했으나, 옛사람들은 그런 효용을 언급한 바가 없다. 고금의 이치란 늘 바뀌고 똑같지는 않으니 한 가지로 꿰어 논할 수는 없다.✦✦

명나라에서 청나라로 바뀌면서 또 한 번 인식이 달라집니다. 온병학파라는 새로운 유파가 등장하게 됩니다. 아무래도 때때로 창궐하여 수만의 목숨을 앗아 가는 역병에 대처하려면 좀 더 새로운 접근법이 필요하기 때문입니다. 한나라의 장중경이라는 의사가 지은 《상한론》은 인플루엔자 또는 장티푸스로 추측되는 감염성질환을 치료하면서 등장합니다. 상한이란 풍한風寒의 사기邪氣에 상했다는 뜻으로, 내 몸 안의 병인 때문이 아니라 밖으로부터 인체 안으로 나쁜 기운이 들어와 병을 일으킨다는 의미입니다. 한의학 처방의 역사는 출발부터가 감염병과 싸운 역사라 할 수 있겠습니다.

하지만 환경도 질병도 늘 변화하기 때문에 상한과는 다른 양상을 갖는 질병이 출현해서 의가들을 곤혹스럽게 만들었습니다. 이때 등장하는 것이 오국통이나 섭천사 등의 온병학파입니다. 상한학파는 한사가 외부로부터 침입하여 인체의 여섯 개의 경락을 따라 전변하는 양상을 보인다고 하여 태양병, 소양병, 양명병, 태음병, 궐음병, 소음병 등으로 분류해 접근합니다. 온병학파는 온열사溫熱邪가 인체에 침입하여 위衛 → 기氣 → 영營 → 혈血의 단계를 거쳐 간다고 인식하지요. 상한학파는 찬 기운

✦ 金銀花甘癰善退 / 未成則散已成潰 / 忍冬甘寒外感初 / 熱痢熱渴並癰疽

✦✦ 이시진, 《본초강목》, 인동 조條

인 한사에 대항하기 위해 먼저 계지나 마황 등 따뜻한 약성을 가진 약재로 1단계 처방을 구성합니다. 온열사가 침입하는 것으로 인식하는 온병학자들은 차가운 약성을 가진 금은화나 연교 등으로 방벽을 칩니다. 대표적인 처방이 바로 은교산인데요. 오늘날에도 열성 감기약, 인후통, 소염제 등으로 많이 사용됩니다. 인후렉신캡슐, 파이네신과립, 세파렉신캡슐, 콜넥신, 월드로신 등 제약회사마다 이름은 다르지만 모두 다 은교산입니다. 최근 오미크론 변이가 폭증해서 약국에서도 은교산 품절 사태가 일어나기도 했다 하니 전염병에 대한 한국인의 대처는 자못 신속한 바가 있습니다.

금은화,
현대에서는 어떻게 이용하나

식물 분류 사이트인 www.efloras.org에는 122종의 인동덩굴이 소개되어 있는데 이 가운데 동양에서 전통적으로 약재로 사용된 종은 *Lonicera japonica*입니다. 중국 문헌에는 이외에 세포인동*L.similis*, 두자은화*L. fuchsioides*, 광관은화*L. henryi* 정도는 괜찮다고 보고 있습니다. *Lonicera japonica*에는 140개 이상의 화합물이 포함되어 있습니다. 주요한 것만 들자면, 정유·유기산·플라본 등입니다. 이들은 항염증·항균·항바이러스·항산화 효능이 있고, 간세포를 보호하는 작용을 합니다. 《한약약리학》에 따르면 사람의 신장배아세포 배양실험에서 인플루엔자 바이러스 등에 억제작용이 있다는 사실이 밝혀져서, 코로나바이러스에 시달리는 요즘사람들에게도 기대되는 바가 있을 것 같습니다. 동물실험에서 금은화는 마우스 흉선세포 증식을 촉진했는데, 흉선가슴샘은 림프구를 증식시키고 교육시키는 중요한 면역기관입니다. 암세포와 싸우는 데 필수적인 인체의 방어진지라고 할 수 있습니다. 일찍이 20여 년 전에 국내 연구진이 금은화와 어성초가 피부암과 자궁암 등 특정한 암세포에 억제 효과가 있다고 밝혀내는✦ 등, 국내외에서 많은 연구가 발표되고 있습니다.

✦ 정현우 외, "금은화와 어성초가 인체 암세포주에 미치는 영향", 〈동의생리병리학회지〉, 10권 1호, 1996

이렇게 이용해 보세요

일제가 중국 대륙과 동남아, 더 나아가서 미국과 전면전을 표방하며 침략의 야욕을 노골화할 때 시인 정지용은 '인동초'라는 시를 남겼습니다. 조용한 거실이나 서가가 있는 곳에서 인동덩굴잎 달인 물이나 말린 금은화를 뜨거운 물에 띄우고 고요히 좌정하면서 낮은 목소리로 시를 읊어 봅시다. 장소는 고즈넉한 사찰이나 한옥 펜션, 때는 추워서 나가기 싫은 한겨울이면 더욱 제맛이겠습니다. 게다가 본인이 소양인 체질이라고 생각하면 금상첨화!

노주인老主人의 장벽腸壁에
무시無時로 인동忍冬 삼긴 물이 나린다

자작나무 덩그럭 불이
도로 피여 붉고

구석에 그늘 지여
무가 순 돋아 파릇하고

흙냄새 훈훈히 김도 사리다가
바깥 풍설風雪 소리에 잠착하다

산중山中에 책력冊曆도 없이
삼동三冬이 하이얗다

할미꽃

백두옹白頭翁

항암, 아메바성 이질에 좋은 천연 항생제

조손가정에 희망을!

해바라기는 해를 향해 그 환한 얼굴을 활짝 열고 웃습니다. 그런데 할미꽃은 왜 죄인처럼 무덤가에서 고개를 숙이고 있을까요? 중국인은 머리가 희끗희끗한 할아버지라는 뜻으로 백두옹이라 했는데, 한국인은 왜 할머니를 떠올렸을까요? 백두옹의 다른 이름은 '호왕사자胡王使者', 즉 '오랑캐 왕이 보낸 사신'이라는 뜻입니다. 아무래도 북방 유목민들과 항쟁하며 살아야 했던 중국 역사의 흔적이 이름에 새겨져 있는 듯합니다. 영어 이름인 pasque flower는 꽃 피는 시기가 부활절 언저리여서 붙은 것이구요, 학명인 *pulsatilla*는 라틴어로 '바람에 시달린 작은 꽃'이라는 뜻이라네요. 같은 풀을 놓고도 세상 사람들이 다르게 인식하는 까닭은 분명치 않습니다. 우연이 작용했을 수도 있지만 역사·문화적 배경이 달라서 그런 것 같습니다.

강화도에 거주할 때 주위에 할머니와 살고 있는 아이들이 생각보다 많아 놀랐던 기억이 납니다. IMF 외환 위기와 여러 차례의 경제적 고비를 맞을 때마다 가장 취약한 계층은 안온한 가정을 유지하기 힘듭니다. 부모가 양육의 손을 놓아 버렸지만, 조부모는 어려운 환경에서도 아이들

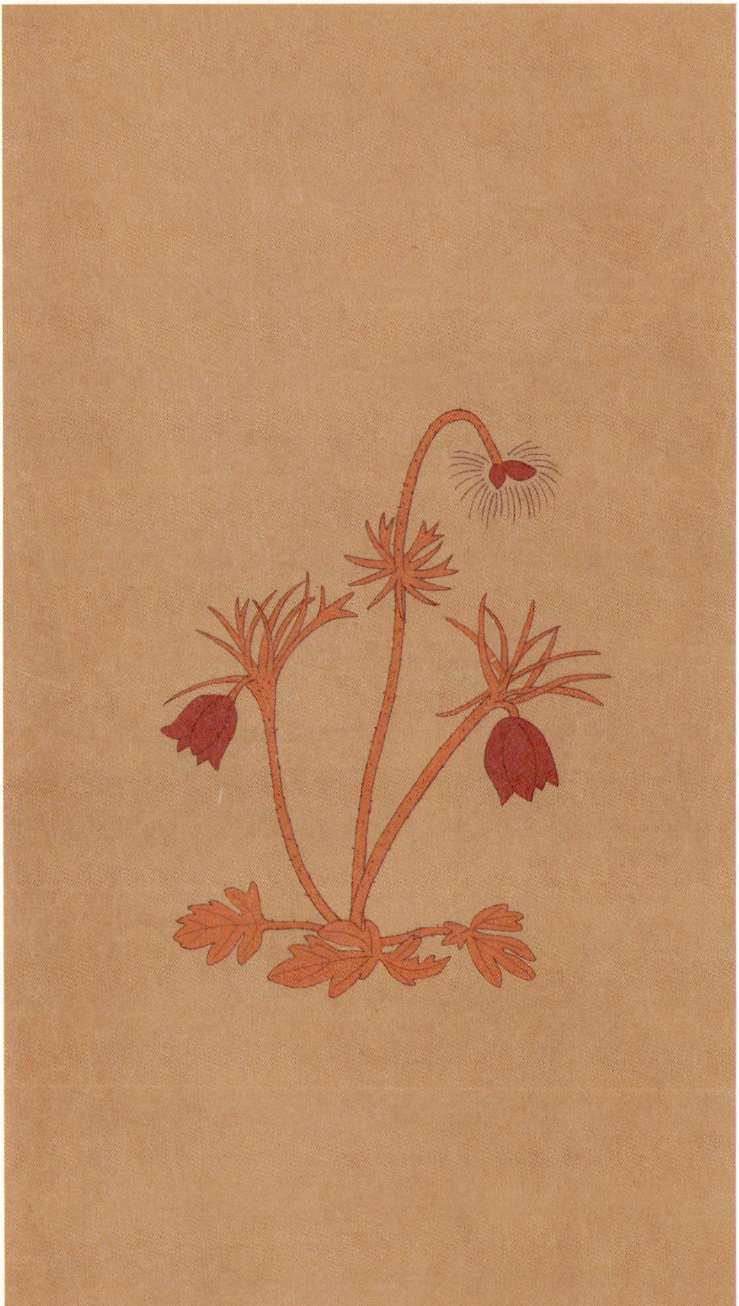

을 거둡니다. 이런 상황을 표현하는 행정당국의 용어는 '조손가정祖孫家庭' 입니다. 호칭이야 어떻든 할머니는 오늘도 손주에게 먹일 따뜻한 밥을 짓습니다. 그러고 보니 할미꽃은 죄를 지어서 고개를 숙이는 것이 아니라 늘 집안일을 하느라 머리를 들 여유가 없어서였겠네요. 할미꽃의 소박한 모습과 수없이 나 있는 잔털에서, 그리고 열매를 맺은 후 남은 기나긴 흰 머리털✦까지, 할머니가 살아온 힘든 역정歷程이 읽힙니다. 우리네 할머니들처럼 들판의 할미꽃도 결핍된 인간들을 위해 보이지 않게 도움을 주고 있는 것은 아닐까요?

할미꽃 전설

할미꽃 설화는 전국 각지에 고루 분포되어 있는 편입니다. 약간씩 내용은 다르지만 대체로 할머니와 세 손녀 사이에 있었던 이야기가 주된 줄거리를 이룹니다. 충청도판 조손가정 이야기가 대표적입니다. 할머니는 대갓집으로 시집간 첫째 손녀에게 찬밥 대우를 받았고, 포목상에게 시집간 둘째에게는 면전에서 타박을 받습니다. 결국 가난하지만 마음씨 좋은 농사꾼 총각과 결혼한 셋째네로 발걸음을 옮겼지만 거의 다 와서 그만 지쳐 쓰러지고 맙니다. 다음 날 아침 셋째네 부부는 할머니를 발견하고 양지바른 곳에 묻어 드립니다. 그 무덤가에서 꽃이 자라났는데 마치 산등성이에서 지팡이를 짚고 셋째네 집을 내려다보는 것처럼 허리를 숙이는

✦ 암술대가 자란 것

모습이었습니다. 그래서 사람들은 그 꽃을 할미꽃이라 이름 붙였습니다.

이 설화를 보면 적어도 할미꽃을 대하는 한국인의 정서는 서글픔이 주조라는 사실을 알 수 있습니다. 약초로 인식했더라면 질병을 앓던 할머니를 백두옹 약초를 써서 낫게 했다거나, 손주의 병을 치료해 주었다는 식으로 기술될 것입니다. 전통 사회에서는 여성의 질염에 백두옹 달인 물을 외용제로 썼다고 하니, "막내 손녀는 질염을 자주 앓았는데, 할미꽃의 뿌리를 캐어 환부를 자주 씻어 보니 감쪽같이 잘 나았다. 그녀는 죽어서까지 자신을 돌보려고 했던 할머니의 사랑을 생각하며 사람들에게 할미꽃씨를 나누어 주었다. 그렇게 해서 우리나라 전국 각지에 퍼지게 되었다" 정도의 이야기가 나올 만도 하지요. 하지만 약초의 효능에 관심을 두기보다 할머니를 향한 연민의 정이 앞서기 때문에, 죽어서도 손주의 앞날을 걱정하는 마음이 꽃으로 육화되어 피어난 설화문학으로 끝맺습니다. 대륙에서 볼 수 있는 전형적인 약초 설화의 패턴과는 다른 경로를 따릅니다. 꼭 약을 지어 먹어야 병이 치료되는 것은 아닙니다. 아름다운 또는 애잔한 꽃을 보고 가족이나 연인의 사랑을 가슴에 새기면서 몸과 마음의 병이 치료될 수도 있습니다.

화왕계,
백두옹이 왕이 된 이들에게 경고한다

가장 오래된 현존 역사책인 《삼국사기》에는 설총이 지은 '화왕계'가 있습니다. 할미꽃이 우리나라 문헌에 등장하는 첫 번째 사례지요. 원효대사의 아들로 알려진 설총이 신문왕의 하교를 받아들여 왕자들에게 주는 경계의 말입니다. 화왕은 모란꽃을 말하는데, 모란꽃이 꽃의 세계에서 군림하며 가상의 왕국을 다스리고 있다는 설정입니다.

> 어느 날 화사한 용모와 아리따운 자태를 자랑하는 장미꽃이 등장하여 감언이설로 화왕을 모시겠노라고 유혹을 한다. 그때 거친 옷을 입고 구부정한 모습으로 지팡이를 짚은 흰 머리 노인이 등장해 장미꽃과는 사뭇 다른 말로 화왕에게 간언을 올린다. "소인은 서울 외곽의 큰길가에 살고 있사옵니다. 아래로는 넓고 푸른 들판의 경치를 굽어 보고, 위로는 높고 험한 산비탈에 기대어 사는데, 이름은 백두옹이라 합지요. 비록 시종들이 바치는 기름진 음식으로 배를 채우고 차와 술로 정신을 맑게 할지라도, 기운을 돋우는 좋은 약과 아프게 찔러 병독을 없애는 침석이 갖추어져 있어야 합니다. 그러므로 옛말에 명주실과 삼실 같은 좋은 물건이 있다 해도 왕골과 띠풀 같은 천한 물건을 버리지 않는 법이라 했사옵니다. 무릇 모든 군자는 없을 때나 부족할 때를 대비해 둔다 하는데, 전하께서도 혹시 이런 생각을 가지고 계시는지 모르겠습니다."
>
> 그래서 어떤 이가 왕에게 누구를 선택할 것인지 물어보았다. 이때 화왕은 난처해져서 애매하게 답한다. "백두옹 같은 장부의 말씀에도 일리가 있으나, 장미 같은 미인 또한 얻기 어려우니 어찌하면 좋단 말인가?" 백두옹은 이 말을 듣고 왕이 미인에게 이미 마음이 기운 것을 간파했는지 따끔하게 일침을 놓는다. "소인은 대왕께서 총명하고 의리를 잘 아신다고 해서 이리 찾아뵈었을 따름입니다. 그런데 지금 뵙고 나니 아닌 것 같사옵니다. 무릇 군왕 된 이들은 대체로 간사한 아첨배는 가까이하고 정직한 충신

은 멀리합니다. 그렇기 때문에 맹자는 평생토록 때를 만나지 못했고, 풍당은 백발이 되도록 미관말직에 머물렀던 것입니다. 예로부터 이러하니 소인인들 어찌 할 수 있겠사옵니까?" 여기까지 듣자 화왕이 비로소 자기 잘못을 깨닫고 인정했다. "내 잘못이로다. 내 잘못이로다."

이러한 우화의 의미를 신문왕도 곧 깨달았습니다. "그대의 우화는 진실로 깊은 뜻을 지녔으니 이를 글로 남겨 왕 된 자들의 경계로 삼도록 하라!"✦

여기서 백두옹의 말은 결국 설총의 생각을 대변합니다. 양약良藥과 악석惡石을 구분하는 것에서는 약과 침의 역할이 서로 판이하면서도 상보적이라는 관점이 보입니다. 역설적이지만 백두옹은 약초의 일종이라 굳이 말하면 양약에 속하는데, 보기하는 약이 아니라 사기를 몰아내는 데 주로 사용되니 그런 점에서 악석에 가까운 면이 있습니다. 의도했든 안 했든 설총이 본초학을 어느 정도나 인식하고 있었는지와는 관계없이 그 구도가 매우 절묘합니다.

할미꽃 뿌리의 효능

백두옹은 찬 성질로
징가를 흩트리고 어혈을 몰아내네
영류와 나력, 온학과 산통을 다스리고
온갖 관절통을 멎게 하네✦✦

> 성질은 차고 맛은 쓰며 약간 독이 있다.
> 적독리와 혈리에 많이 쓰며
> 목에 생긴 영류, 나력을 낫게 한다.
> 사마귀를 없애고 머리가 헌 것을 낫게 한다.
> -《동의보감》 탕액편

약재 백두옹은 할미꽃의 뿌리를 가리킵니다. 뿌리를 포함한 식물체 전체를 전초全草라고 합니다. 뿌리를 제외한 몸체와 줄기, 잎과 꽃 등을 지상부地上部라 하지요. 할미꽃 지상부는 강심작용이 있다고는 하지만, 몸을 보하는 성분보다는 전염병 등 질병을 치료하는 효과가 좋습니다. 그만큼 항균·항바이러스 효과가 좋은 편입니다. 특히 아메바나 트리코모나스 바질란스 원충에 잘 듣습니다. 아메바성 이질이나 여성의 생식기 염증에 효과를 보이는 이유입니다. 지혈작용이 있어서 코피를 흘리거나 치질 때문에 항문에서 피가 나올 때도 쓸 수 있습니다. 또한 여러 가지 염증을 억제해 주는 효능이 있어서 경부 림프샘염✦✦✦에 쓰입니다.

그런가 하면 악성 종양을 억제하는 효과가 있어서 대장암, 위암, 자궁경부암, 혈액암, 방광암 등에 실제 사용되고 있습니다. 백두옹과 인삼, 감초 등으로 제조한 SB약침이 개발되어 췌장암 등 난치성 종양에 쓰이고 있는 것도 특기할 만합니다. 우리나라 땅에서 캔 백두옹의 항암 효과가 더욱 좋다고 합니다.

✦ 《삼국사기》 열전 설총 조에 실린 '화왕계' 중에서 발췌해 우리말로 옮겼다.

✦✦ 白頭翁寒散癥瘀 / 癭癧瘧疝止痛節

✦✦✦ 옛날에는 영류 또는 나력이라 했다.

백두옹, 이렇게 이용해 보세요

가정에서 할 수 있는 방법으로는 외용제 사용이 있습니다. 백두옹 뿌리 10그램 정도를 삶은 물로 하루 세 번 정도 씻으면 트리코모나스 질염에 효과를 볼 수 있습니다. 사상자를 같이 넣어 주면 더욱 좋습니다.

이런 점은 주의하세요

할미꽃 뿌리는 독성이 있어서 다룰 때 조심해야 합니다. 특히 신선한 전초를 짓찧을 때 나오는 삼출액은 눈이나 호흡기, 피부 점막 등에 강렬한 자극을 일으킵니다. 당연히 복용해서는 안 되겠습니다.

꿀풀

하고초夏枯草

갑상선질환, 고혈압, 종양에도 씁니다

때를 잘 맞추어야

하고초는 여름에 시드는 풀이라 붙은 이름입니다. 시들기 전에 약초를 채취해야 제대로 효과를 볼 수 있습니다. 때를 잘 맞추어야 하는 것이 어디 하고초 뿐이겠습니까? 쑥 이야기에서도 말했지만 제때 채취한 약초가 제 효능을 발휘합니다. 화타가 만들었다는 구절이 떠오릅니다. "2월이면 인진이요, 3월이면 쑥이고, 4월 5월이면 섶이 되니 땔감으로 써야 하네."✦ 사철쑥은 2월에 캐는 것이 제일 좋고, 3월이 차선책이며, 4월이 넘어가면 약초 가치가 떨어진다는 사실을 7언시구 형식으로 외우기 좋게 만들었습니다.

약초 캐는 것도 때를 봐야 하지만, 질병을 치료할 때도 시점이 참 중요합니다. 사실 건강보험공단에서 암 조기 발견을 위해 실시하는 각종 검진도 질병의 진전을 미리 예측하여 적절한 시기에 치료하기 위한 선제적 방법입니다. 암 진단에서 병기가 매우 중요한 의미를 가지는 것은 조기

✦ 二月茵蔯三月蒿 / 四月五月當柴燒

에 발견할수록 치료율이 높아지기 때문입니다. 때를 놓쳐 다른 장기에 전이되는 4기나 5기로 넘어가면 생존 확률이 급격히 떨어집니다. 투여되는 치료 비용도 엄청나게 증가하고 환자 본인과 가족의 부담은 이루 말할 수 없습니다. 현재 암 치료비의 95퍼센트까지 제공하는 건강보험 재정에도 큰 부담이 되어 다른 환자들에게 불리하게 작용할 수도 있습니다. 그러니 조기 검진은 사회 전체로 보아 분명히 이익을 가져다줍니다.

여름에 시드는 풀,
하고초

예전 어느 마을에 한 늙은 어머니를 모시고 사는 효자 아들이 있었습니다. 가난한 집안이라 농사지을 땅이나 변변한 재산이 없어서 오로지 과거 시험에 붙겠다는 생각으로 열심히 공부했지요. 그러나 어머니가 목에 종기가 나서 고름이 흐르는 병에 걸리자 아들은 공부에 집중하기도 어렵고 의술을 모르는 자신이 어머니 병을 치료해 줄 수도 없어 마음이 무거웠습니다.

> 그러던 어느 날 한 의원이 가까운 동네에 들른다는 소식을 듣고 불러 부탁하니, 그 의원은 흔쾌히 그 청을 들어주었다. 그러면서 약초가 필요하니 나와 함께 산에 가서 약초를 찾아보자고 했다. 둘이 산에 올라 보니 마침 보랏빛 꽃이 달린 풀이 눈에 띄었다. 두 사람은 함께 이 풀을 캐내어 기분 좋게 내려왔다. 어머니께 약을 달여 드리자 과연 며칠 되지 않아서 고름도 멈추고

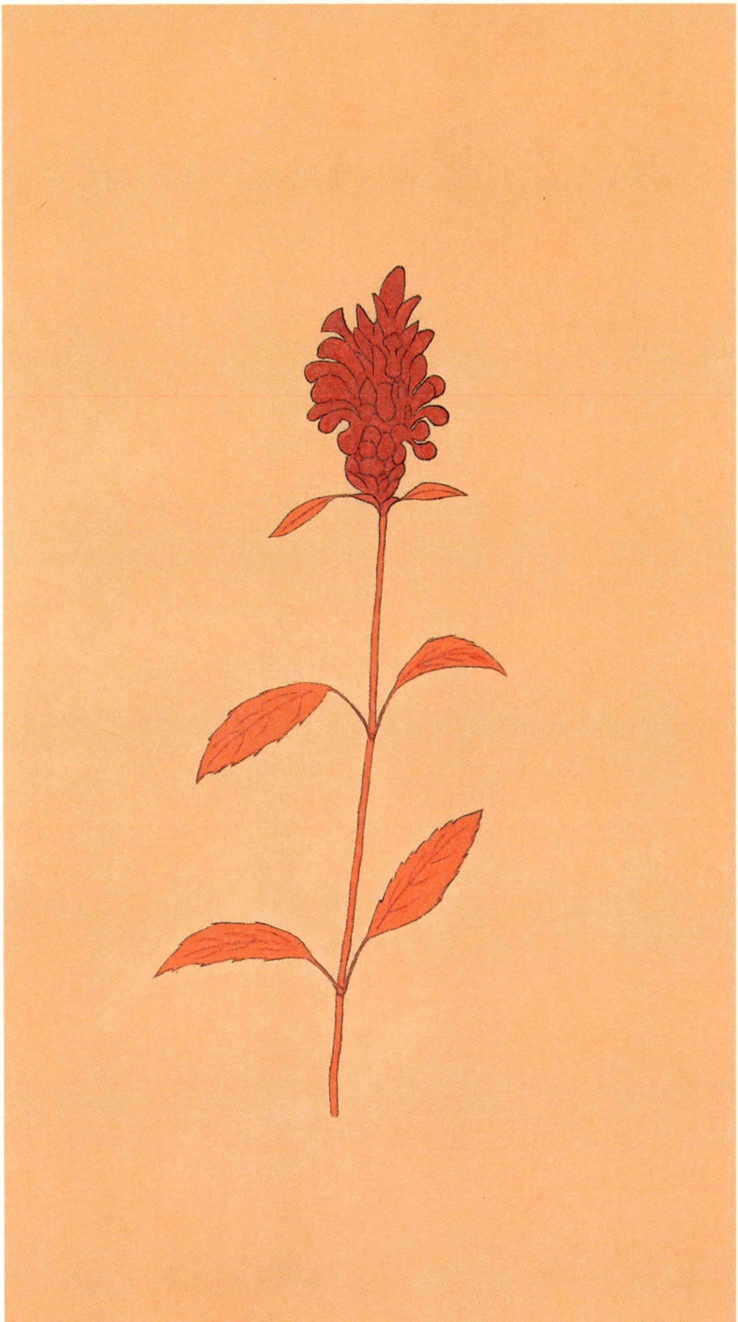

혹도 줄어들었다. 고통에서 벗어난 어머니와 아들은 의원을 극진히 대접했다. 아들이 의약 공부에 흥미를 보이자 의원은 떠나기 전에 산으로 데리고 가서 앞서 캤던 약초를 찾아보자고 했다. "이 풀은 자네 어머니 병을 치료하는 데 효과가 뛰어난 약초라네. 그러나 가을 바람이 불면 쉬이 시들어 버리니 반드시 가을이 되기 전에 캐야 약으로 쓸 수 있다네. 이 점을 반드시 명심하도록 하게."

의원이 가고 나서, 두 달쯤 지나 장터에 물건을 사러 간 아들은 고을의 관리들이 붙인 방을 보았다. 고을 원님의 어머니가 나력에 걸려 치료할 수 있는 사람을 찾고 있다는 내용이었다. "우리 어머니가 앓던 그 병이 아닌가?" 흥분한 그는 한달음에 달려가 원님에게 고했다. "제가 그 병을 치료하는 약초를 알고 있습니다. 말씀만 하시면 당장 가서 구해올 수 있습지요." "기특한 젊은이로다. 내 자네를 한번 믿어 볼 테니 어서 그 약초를 구해 오거라!" 그런데 어찌 된 영문인지 아무리 찾아도 그 약초는 보이지 않았고, 낭패한 젊은이는 원님을 속인 죄로 곤장만 수십 대를 맞고 눈물을 뚝뚝 흘리면서 집으로 돌아왔다.

해가 바뀌고 다시 여름이 찾아왔다. 산에 올라 다른 필요한 약초를 찾던 그의 눈이 갑자기 휘둥그레 커졌다. 작년에 눈에 불을 켜고 찾았던 바로 그 약초가 아닌가? 그때서야 비로소 의원이 명심하라고 했던 이야기가 생각났다. 여름이 지나기 전에 약초를 캐야 한다는 말이었다. 그때 의원이 명심하라고 했던 것을 까맣게 잊고 아는 체하다 죽도록 매만 맞았다고 생각하니 몹시도 부끄러웠다. 그러나 이 젊은이는 바른 마음씨를 가졌던가 보다. 다른 사람들이 실수하지 않도록 이런 사실을 잘 알려 주어야겠다고 생각하여 이 약초의 이름을 '여름이 지나 시드는 풀'이라는 의미의 하고초夏枯草라 지었다.

이 젊은이는 이렇게 약초의 이름을 붙이는 데 그치지 않고 이후 훌륭한 의원이 되어 많은 사람을 치료하니 하고초라는 약초가 더욱 널리 알려지게 되었다고 합니다.

꿀풀의 효능

꿀풀의 맛은 쓰고
나력과 영류를 다스리네
징가적취를 깨고 흩으며
풍습으로 저린 병을 낫게 하네✦

꿀풀의 꽃이삭은 찬 성질이고 맛은 맵고 씁니다. 간의 화기를 내리고, 눈을 밝게 하며, 뭉친 기운을 흩고, 종기를 없애는 작용을 합니다. 최근에는 고혈압과 종양의 치료에도 응용되고 있습니다. 징가적취도 여러 형태의 종양을 나타내는 용어인지라, 하고초의 역할은 여전하다고 하겠습니다.

✦ 夏枯草苦瘰癭瘤 / 破癥散結濕痹瘳

하고초, 이렇게 이용해 보세요

꿀풀 키우기

평소 갑상선이나 목 주변 림프샘질환이 있는 분은 직접 꿀풀을 재배해 보면 좋겠습니다. 인터넷이나 종묘상에서 구입할 수 있습니다. 배초향, 자소엽, 박하 등 다른 전통 약초와 같이 키우면 더 좋습니다. 서양식 허브인 로즈메리나 바질도 꿀풀과 약초인데, 향이 강하여 아로마요법이나 요리할 때 향신료로 쓰일 때가 많습니다. 살고 있는 거주 공간을 허브가 풍기는 달콤새콤한 향기로 가득 채워 봅시다.

이런 점은 주의하세요

비위가 허약한 사람이 함부로 복용해서는 안 됩니다.

9.

그 밖의 약초들

양귀비

앵속각罌粟殼

그 앞에만 서면
절제력을 잃는다

양귀비, 그 치명적 아름다움

누가 봐도 반할 듯한 붉은 꽃의 화려함. 이집트의 클레오파트라와 중국의 양귀비는 동양과 서양의 대표 미인으로 흔히 일컬어집니다. 유명한 악티움 해전에서 로마 초대 황제인 옥타비아누스에게 패배하자 절망감에 사로잡혀 스스로 목숨을 끊었다는 클레오파트라. 안록산이라는 절도사가 반란을 일으키자 나라를 기울게 한 죄로 황제를 대신하여 자살을 강요받은 양귀비. 둘 다 화려한 전성기 끝에 비참한 최후를 맞이했다는 공통점이 있습니다. 철학자 파스칼이 클레오파트라의 코가 조금만 낮았더라면 세계사는 바뀌었을 것이라고 했다지요. 역사에 가정법을 들이대는 건 그리 바람직하지 않아 보입니다만, 양귀비의 경우 양귀비의 몸매가 조금만 날씬했더라면 중국의 역사는 달라졌을 것이라고 할 수 있을 것 같습니다. 당나라 때 미인의 기준이 '풍염함'이었다니 말입니다. 사실 경국지색이나 미인계라는 말은 어찌 보면 남성의 편견에서 나온 말이기도 합니다. 남성들의 무절제와 무능함을 엉뚱하게 예쁜 여자들에게 덮어씌우는 것이지요.

그림을 볼까요? 발톱을 숨기고 있는 맹수처럼, 꽃씨 주머니가 작게 그려져 있습니다. 양귀비의 보석과 노리개가 담겨 있는 옥주머니처럼,

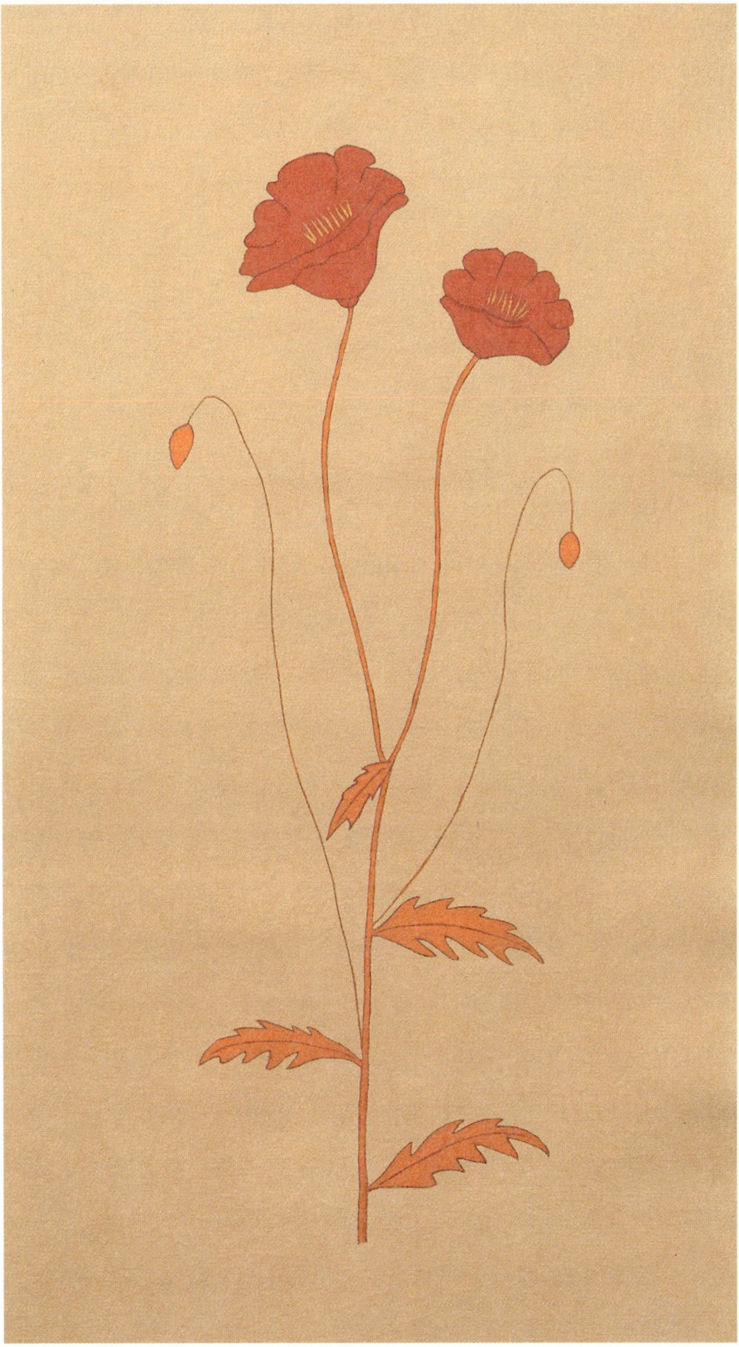

클레오파트라의 뱀처럼, 양귀비꽃과 떼려야 뗄 수 없는 것이 바로 마약. 즐거움의 끝에 도사리고 있는 고통의 그림자. 하지만 절제해서 정확하게 사용한다면 고통으로부터 인간을 구원할지니!

서양 신화 속 양귀비꽃, 지모地母의 위안

그리스신화에 따르면 대지의 여신인 데메테르와 신들의 제왕 제우스 사이에서 페르세포네라는 딸이 태어났다고 합니다. 페르세포네가 세상에 없는 미인으로 자라나자 딸을 걱정한 데메테르는 딸을 다른 신의 눈에 띄지 않게 시칠리아섬에 몰래 숨겨 놓습니다. 그러나 운명의 화살은 잘도 찾아가 꽂히는 법! 친구들과 숲에서 노닐다가 페르세포네는 예쁜 수선화에 끌려 다가갑니다. 그녀의 아름다움에 마음을 뺏긴 저승의 지배자 하데스는 이때다 싶어 그녀를 납치하지요. 놀랍게도 수선화라는 덫을 놓은 자는 다름 아닌 제우스. 딸을 지켜 주기는커녕 오히려 납치를 도운 못된 아버지라고 해야 할까요? 이렇게 귀한 딸 페르세포네를 빼앗긴 엄마 신 데메테르는 울며불며 9일 동안 딸을 찾아 그리스를 다 돌아다닙니다. 지상의 여신은 자기의 관할 구역이 아닌 지하세계까지는 어쩔 수 없었는지 끝내 찾지 못하고 주저앉습니다. 때마침 밀밭 사이에 핀 한 떨기 붉은 양귀비가 눈에 띄었다지요. 데메테르는 이 꽃을 보고 마치 딸을 찾아낸 것처럼 위안을 얻습니다.

그리스신화에서도 아름다운 여인은 늘 위태롭습니다. 천상세계와 저승세계, 삶과 죽음의 경계를 넘나듭니다. 아버지인 제우스까지 나서서 딸의 인생을 나락으로 떨어뜨립니다. 속된 말로 믿을 놈 하나 없지요. 고통스러운 미아 찾기에 지친 엄마에게 양귀비꽃은 잠시나마 위안을 선물합니다. 그러나 잃어버린 딸은 결코 되찾지 못하지요. 그래서 이 위안은 어찌 보면 가짜 위안입니다. 잠시 고통을 잊게 해 주는 '모르핀 주사'일 뿐이지요. 저승세계에 붙잡힌 딸을 온전히 이승으로 데리고 와야 이 고통이 끝나는데. 다행인지 불행인지 페르세포네는 저승의 하데스와 결혼하여 지하세계일망정 여왕으로 군림합니다. 데메테르의 추궁을 견디지 못해 하데스는 페르세포네를 1년 중 반은 지상에 올려 보내고, 반은 지하세계에 머물게 하기로 약속합니다. 페르세포네가 올라오는 여름에는 지상에 온갖 곡식이 자라나고 풍요로운 잔치가 벌어집니다. 지하세계로 내려가 있는 동안 지상은 완전히 동토의 차가운 바람이 휘몰아칠 뿐, 생명의 흔적은 찾기 어려워지고요. 딸이 명계冥界, 저승세계에 내려가 있는 동안, 데메테르는 양귀비꽃을 보고 그나마 외로움을 달랬지도 모르겠습니다.

사실 이 식물을 역사 속 인물과 연결해 '양귀비꽃'이라 부르는 곳은 한국이 유일하다고 합니다. 양귀비의 고향인 중국조차 앵속罌粟이라 한다지요. 중국 당나라 때 "나라를 기울게 한 미인" 양귀비의 슬픈 이야기를 잠깐 살펴보도록 하겠습니다.

동양 역사의 양귀비,
양옥환의 파란만장 일대기

어린 시절 부모를 여의고 작은아버지 집에서 자란 양옥환楊玉環은 황제 가문에 시집가는 행운을 얻게 되면서 새로운 인생을 살게 됩니다. 사랑하는 부인과 사별한 당나라 황제는 양옥환을 보자마자 첫눈에 반하여 그녀에게 점차 빠져들게 되지요. 온갖 수단을 다 써서 마침내 그녀를 옆자리에 두게 된 황제는 뒤늦게 얻은 달콤한 사랑에 취하여 정신을 못 차립니다. 가장 훌륭한 황제라 칭송이 자자할 정도로 잘해 왔던 나랏일은 나 몰라라 하고 사랑놀이에 날이 새는 지경이 되었습니다. 그러면 그럴수록 귀비라는 높은 자리에까지 오른 양옥환과 그의 친정붙이들도 세상을 쥐고 흔들 수 있는 권세를 갖게 되었습니다. 하지만 꽃은 열흘을 가지 못하고 권세는 10년을 못 간다는 말이 있지요? 세상을 다 얻은 것 같이 행세하던 양귀비도 황제가 정치를 소홀히 하고 지역 사령관인 절도사들이 반란을 일으키면서 결국 몰락의 길을 걷게 됩니다.

양귀비가 수양아들로 삼았다는 뚱뚱한 몸집의 안록산安祿山이라는 장수가 내란을 일으켜 황궁을 점령하자, 그녀는 황제와 함께 피란길에 오릅니다. 군사와 백성 들의 원망이 커지자 양귀비는 나라를 위기에 빠뜨린 죄로 결국 목숨을 잃게 되는 비극을 맞습니다. 당나라 시인 백거이白居易는 '장한가長恨歌'에서 이 대목을 구성지게 그리고 있지요.

당시 당명황◆의 심리가 어떠했을지는 물론 본인만이 알겠지요. 하지만 사랑하는 여인을 과감히 '손절매'하여 황위를 지켰으니 냉정히 말하면 그에게는 결국 이득이 되었다고 볼 수밖에 없습니다. 이렇게 보면 양귀비라는 여인은 절대 권력이 철저히 이용하다 버린 가련한 사람일지도 모릅니다. 웬만한 진통제로는 잘 듣지 않아 모르핀을 써야 하는 중환자에게 확실한 대안으로 투여되지만, 결국은 마약이라는 주홍글씨를 이마에 새겨 넣어야 하는 양귀비꽃의 운명처럼.

양귀비꽃은 죄가 없다

양귀비 때문에 최고 권력의 자리에서 쫓겨날 뻔했던 당나라의 황제도 있었지만, 양귀비꽃 때문에 일어난 전쟁도 있습니다. 바로 아편전쟁이지요. 지금부터 거의 200년 전의 이야기지만 어떤 의미에서 중국과 서구의 대결은 여전히 현재진행형입니다. 젠틀맨의 미소 뒤에 감추어진 제국주의자의 탐욕과 잔인함, 깔보았던 서구 문명의 현실적 힘을 깨닫게 해 주었다는 점이 이 전쟁이 중국과 아시아 사람들에게 준 소중한 교훈이었습니다. 당 제국을 기울게 한 죄를 당현종이 아닌 미인 양귀비에게 물을 수 없듯이, 전쟁의 빌미가 된 아편의 원료를 제공한 책임을 양귀비꽃에게 물을 수는 없습니다. 자기 몸이 베이는 고통을 참으면서 효과적인 진통제와 지사제 등으로 인간에게 봉사해 온 양귀비꽃이 더 많은 쾌락, 더 많은 황금을 얻으려는 인간의 탐욕에 이용당하고 있을 뿐.

마약의 원료로 쓰이는 양귀비는 가정에서 재배할 수 없습니다. 털양귀비나 개양귀비 같은 마약 성분이 없는 관상용 양귀비는 합법적으로 심고 감상할 수 있지요. 양귀비의 열매를 말린 한약재 '앵속각'은 오랜 기침과 설사에 사용했지만 지금은 보다 안전한 다른 약재로 대체되었습니다. 양귀비는 강력한 진통제인 모르핀의 원료가 되지만 마약 성분이라 함부로 쓸 수 없도록 정부가 나서서 관리하고 있습니다. 마약 성분이 없는 양귀비씨는 민간에서 폭넓게 사용되고 있지만 용량이 과한 경우는 도핑 테스트에서 양성 반응이 나올 수 있어서 운동선수나 양귀비 재배자는 주의해야 하겠습니다.

✦ 唐明皇, 현종

두여미조자기

천남성天南星

잘 쓰면 명약,
잘못 쓰면 독약

선비에게도 필요한 수치修治와 법제法製

그림을 보고 무슨 생각이 먼저 드나요? 앞에서 본 반하와 아주 비슷하다는 느낌이 들었을 겁니다. 물론 이 둘은 형제자매뻘입니다. 둘 다 천남성과科 미나리아재비속屬입니다. 당연히 생김새도 닮았고 쓰임새도 많이 비슷합니다. 특히나 두루미천남성이라는 종류는 모양이 정말 두루미처럼 생겼습니다. 거침없이 고고하게 하늘을 나는 두루미, 한자로는 학鶴입니다. 세상을 아름답게 만들기 위해 안빈낙도하며 학식을 연마하는 선비를 상징하는 새입니다. 이 천남성과 식물은 거침없이 우리를 괴롭히는 '담痰'이라 부르는 각종 찌꺼기를 물고 날아가서 흩뜨립니다.

1000년 전 중국에 포청천이라는 사람이 있었습니다. 백성의 고혈을 빼먹는 탐관오리들을 가차 없이 처단하여 민중의 지지를 받았습니다. 그러나 그런 못된 벼슬아치들도 처음에는 고매한 선비였을지도 모릅니다. 수양이 부족하거나 절제하지 못하는 선비는 나라를 위태롭게 만듭니다. 독을 숨긴 두루미라고나 할까요? 독성을 제어하고 치료 효과를 극대화하는 작업을 전통 의약학에서는 '수치' 또는 '법제'라고 합니다. 나라의 공기公器가 되기 위해 백성의 대표를 자처한 선비에게는 이러한 '수치'

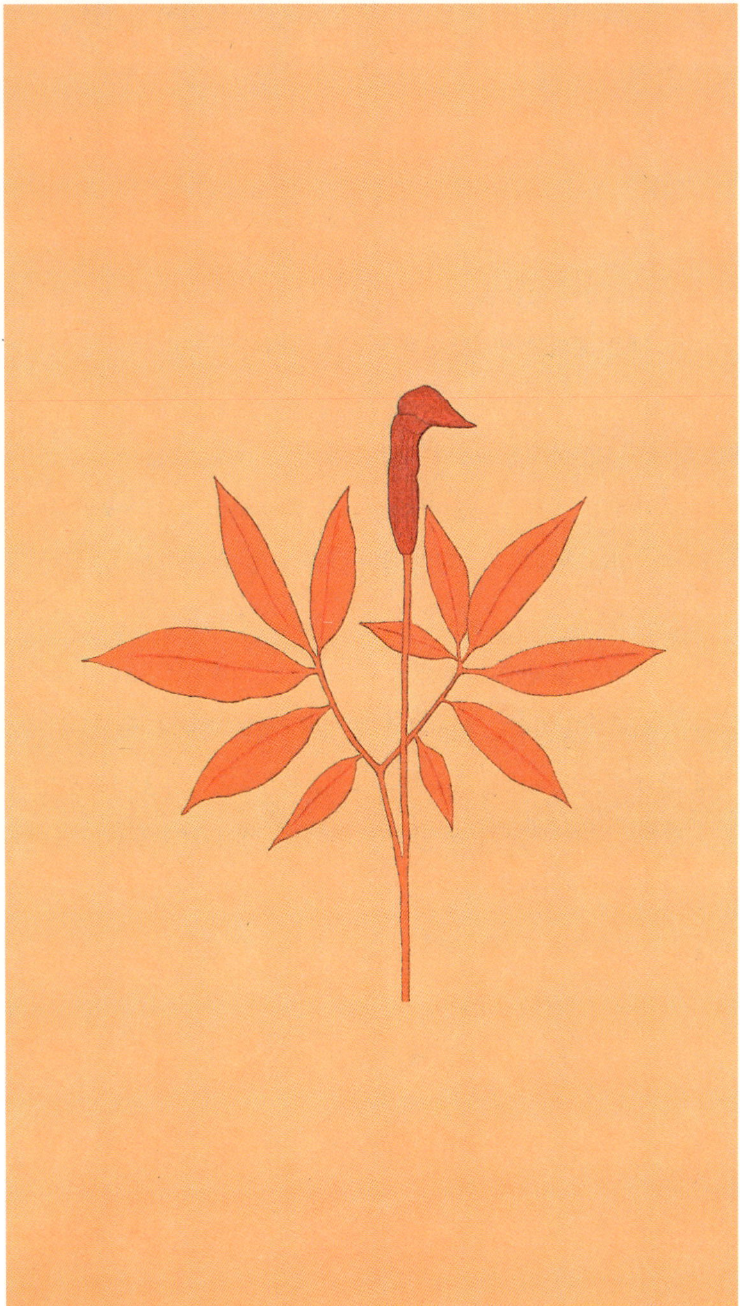

과정이 요구됩니다. 자기 수양은 기본이고 때때로 고난의 불세례를 감당해야 합니다.

이시진과 천남성,
약을 제대로 쓰려면 올바른 본초 지식이 있어야

약초의 백과사전이라 할 수 있는 《본초강목》은 세계적으로 잘 알려져 있습니다. 이 책을 지은 이시진이 제대로 된 본초 책을 만들어야겠다는 결심을 하게 된 배경에는 자신이 겪었던 약화✦ 사고가 있었습니다. 어떤 부인이 동네 한약방에서 처방받은 약을 복용하고는 위급한 상태에 빠졌는데, 남편의 부탁을 받고 달려간 이시진이 보니 처방전에 '누람자漏籃子'라고 적혀 있었다고 합니다. 이시진이 약 찌꺼기를 살펴보니 천남성이 있었는데, 당시 본초 서적에는 "누람자는 호장虎掌"이라고 되어 있어서 약방 주인이 별명이 호장인 천남성을 넣었던 것입니다. 해독 처방을 달여 부인을 살린 이시진은 환자의 목숨을 위협할 수 있는 이런 오류들은 바로잡고자 반평생을 쏟아부어 역사에 남을 본초 서적을 쓰게 됩니다.

190만 자가 넘는 방대한 분량의 이 책에는 모두 1892종의 약물이 당시로서는 가장 과학적인 분류에 따라 기술되었고, 소개된 처방만 해도 1만 개가 넘습니다. 유럽이 《본초강목》과 유사한 분류법을 사용한 것이 150년 뒤인 1741년부터라고 하니, 시대를 앞서 나간 선구적인 역작이라 하겠습니다.

천남성의 쓰임새는 어땠을까?

천남성은 성질이 뜨겁고 담궐[✦✦]을 다스리네
파상풍과 강직·경련을 치료한다네[✦✦✦]

《동의보감》에 이르기를 천남성은 "성질은 평하고, 맛은 쓰고 매우며, 독이 있다. 중풍을 낫게 하고 담을 삭이며, 가슴을 편안하게 하고 종기를 삭게 하며, 유산을 시키며, 파상풍을 낫게 한다"고 했습니다.

옛날 사람들은 파상풍에 걸렸을 때 어떻게 치료했을까요? 예나 지금이나 파상풍은 신속한 치료를 요구하는 응급질환입니다. 효과가 검증된 약재를 적정한 분량으로 신속히 치료하지 않으면 생명을 위협하기도 하지요. 지금처럼 편리하게 사용할 수 있는 소독제나 항생제가 없었던 시절에는 천남성이 자주 이용되었던 것 같습니다.

조선 왕실과 천남성

천남성은 아무래도 독성이 있기 때문에 왕실에서도 자주 쓰이는 약재는 아니었습니다. 생사여탈권을 쥔 임금이 '죽을 죄'를 지은 왕족이나 사대

✦ 藥禍, 약을 잘못 써서 피해를 입음
✦✦ 담이 기혈 순환을 막아 손발이 싸늘해지고 심하면 졸도하는 병증
✦✦✦ 南星性熱治痰厥 / 破傷身强風搐發

부에게 내린 사약賜藥의 주요 구성물이었다고 합니다. 약용 사례로는 선조 때 임금의 호흡이 가쁘고 가래가 끓어서 이진탕에 천남성·맥문동·박하 등을 가미해 복용하게 했더니, 가래가 조금 나아졌다는 기록이 나옵니다. 순조 때는 왕의 피부질환이 악화되어 가미음양산加味陰陽散에 천남성과 반하를 각각 한 냥하고도 닷 돈씩 넣어 환부에 붙였다는 외용약 사례도 있습니다. 일반적인 처방으로 힘들 때 과감히 독성 약물을 사용했다는 건데, 물론 약독화 과정, 바로 수치 또는 법제라 하는 과정을 거쳐서 했을 것입니다. 그 과정은 이후 《방약합편》에 소개된 내용과 별 차이는 없었으리라 봅니다.

> 강즙백반탕에다 (천)남성 가루를 섞어 떡처럼 만든 다음, 닥나무 잎으로 싸서 겉이 누렇게 변하면 볕에 말려 거둔 것을 남성곡南星麴이라 한다. 남성 가루를 섣달에 소의 쓸개에 넣어 바람받이에 걸어 말린 것은 우담남성이라 한다.✦

암과 당뇨까지,
천남성의 현재 연구와 응용

전통적 활용법과 유사하게 거담·항경련·진정작용이 동물시험으로 입증되었습니다. 기관지염 등으로 기침이 나고 가래가 많이 나올 때 천남성을 쓰면 기도에서 배출되는 점액량을 증가시켜 가래를 줄이고 기침을 멎게 하는 효과가 있습니다. 경련을 멈추게 하는 작용이 있어 간질 발작의 치료와 예방에도 쓰입니다.

천남성의 항암 효과는 여러 실험으로 입증되었습니다. 1994년에 서울대학교 연구진이 중심이 되어 위암과 대장암세포에 대한 전통 약초의 항암활성을 조사한 결과 천남성을 비롯한 주목, 오미자 등의 항암 효력이 확인되었습니다. 천남성에서 추출한 약액을 시험관에서 HeLa세포에 적용했을 때 분명한 억제 효과가 있었다고 합니다.[◆◆] 중의학에서는 천남성의 이러한 항암 효과를 활용하여 자궁경부암 치료에 외용제로 쓰기도 합니다. 어쨌거나 서양인의 종양세포와 동양 본초가 협력해 낸 동서협력의 성과물임에는 틀림없습니다.

당뇨병의 원인은 주로 췌장베타세포의 기능 손실과 세포사멸이라고 알려져 있습니다. 여기에는 여러 물질이 관여하겠지만, 산화 스트레스가 결정적 역할을 한다는 주장이 힘을 얻고 있습니다. 이런 관점에서 보면 산화 스트레스를 억제하는 물질은 당뇨 치료제로 응용될 수 있다는 말이 됩니다. 백두산에서 채취한 110종의 약초를 대상으로 과산화수소로 산화적 손상을 입힌 췌장베타세포에 대해 보호활성을 보여 주는 실험을 했을 때, 둥굴레 뿌리나 뽕잎, 구기자 열매 등과 함께 천남성의 뿌리가 좋은 결과를 얻었다는 한중 학자들의 공동연구도 참고할 만합니다.[◆◆◆]

◆ 《방약합편》, 남성

◆◆ HeLa세포는 1952년 미국의 자궁경부암 환자로부터 떼어 낸 암세포인데, 조건만 맞추어 주면 무한히 증식하는 특성이 있어서 항암 약재 개발에 널리 쓰이고 있는 대표적인 종양세포 이름이다. 정작 본인은 모른 채로 이용되어 환자 사후에 가족이 항의하는 사태도 있었다고 하는데, 공익을 이유로 개인의 정보가 어디까지 활용되어야 할 것인지는 여전히 숙제로 남아 있다.

◆◆◆ 이동성 외, "산화적 스트레스에 대한 췌장 베타세포 보호활성 식물추출물 탐색", 〈생약학회지〉, 2008

이런 점은 주의하세요

천남성은 독성이 있어서 가정에서 사용하는 일은 권하지 않습니다. 이따금 천남성 뿌리나 잎사귀, 예쁘게 생긴 빨간 열매를 잘못 먹고 입 안이 헐고 목이 붓고 호흡이 곤란해져 병원 응급실로 오는 사례가 있습니다. 생강즙이 해독에 도움이 될 수 있으나, 후환을 만들지 않도록 모르는 약초는 손대지 말아야 합니다. 때로는 생명을 위협할 수 있으니까요. 반하나 남성 같은 독성 약초는 생김새도 예사롭지 않아 조금만 주의를 기울이면 어렵지 않게 식별할 수 있습니다. 수치 법제에 숙달된 전문가가 아니라면 법제한 약재를 구해 쓰거나, 그저 산에 올랐을 때 만날 수 있는 귀한 식물로만 감상하길 바랍니다.

엉겅퀴

대계大薊

피가 나거나 엉길 때,
엉겅퀴

모든 개혁에는 아픔이 따른다
몸도 그러하다

엉겅퀴의 매력은 톱니처럼 생긴 가시에 있는지도 모릅니다. "함부로 내게 접근하지 말라, 가까이 오면 다친다"는 무언의 경고입니다. 몸속에 무슨 귀한 보물을 간직하고 있는지 침입자를 한껏 경계하며 곁을 내어 주려 하지 않습니다. 이름조차 엉겁결에 날카로운 갈퀴에 찔릴 수 있다고 말하는 듯합니다. 하지만 몸이 아픈 사람에게는 이런 겁박도 별로 소용이 없나 봅니다. 옛사람들이 엉겅퀴 이파리에 찔려 가면서 알아낸 비밀이 있으니까요.

어찌 보면 엉겅퀴는 겁박만 하고 있지는 않아 보입니다. 내심 "아프다는 것은 몸의 질서가 흐트러진 것이고, 예전의 생활 습관에 문제가 있다는 의미가 아니겠는가? 찔릴 각오를 하고 새롭게 태어나야 한다"라고 말하고 있는 것은 아닐까요? 사회를 개혁할 때는 아픔이 따른다고 했지요. 아픈 것이 두려워 시도조차 하지 않는 사람들은 개혁을 성취하지 못합니다. 당연히 병 치료도 못하겠지요. 그러나 지나친 통증 또한 치료에 방해가 되기도 합니다. 적절한 통증. 이것이 중요합니다.

엉겅퀴도 못 살린 불운한 천재 방통

영원한 동양 고전인 《삼국지》에는 재사才士라 이르는 학식 있고 꾀 많은 사람들이 등장하여 실력을 겨룹니다. 그중 촉한의 유비를 곁에서 도운 대표적인 인물이 제갈공명과 방통이라 할 수 있습니다. 당시 이런 말이 유행했다 하지요. "봉추鳳雛와 복룡伏龍을 잡으면 천하를 제패한다." 봉황 새끼를 뜻하는 봉추는 방통, 숨어 있는 용을 말하는 복룡은 제갈공명을 가리킵니다. 그만큼 뛰어난 인물이었다는 말입니다. 제갈공명은 《삼국지》의 주인공으로 여겨질 만큼 워낙 유명하지만 방통은 잠깐 등장했다가 그만 일찍 죽은, 불운한 천재라고 볼 수 있습니다. 방통이 처음 전투를 지휘하게 되었을 때의 이야기가 다음과 같이 전해지고 있습니다.

> 적군에 맞서 치열한 싸움을 이끌던 방통은 갑자기 날아오는 여러 개의 화살을 맞아 큰 상처를 입었다. 피가 철철 흐르면서 정신이 아득해진 그는 그만 말에서 떨어지고 말았다. 때마침 군졸들 가운데 약초를 아는 자가 있어서 황급히 길가에 난 엉겅퀴를 뜯어 마구 짓찧은 다음 방통의 상처를 틀어막았다. 얼마 되지 않아 피가 멎었고 방통은 가까스로 목숨을 건졌다.
>
> 그러나 화불단행禍不單行이라 했던가? 아니 행운은 두 번 겹쳐 오지 않았다. 회복된 방통은 다시 낙성을 공략하다 화살을 맞는다. 이때는 약을 쓸 겨를도 없이 급소에 치명상을 입어서 그만 돌이킬 수 없는 상태가 되고 말았다. 그를 몹시 아끼던 유비가 이 소식에 놀라 자신이 소중히 아끼던 말을 보내 신속히 구하고자 했다. 여러 사람이 애를 썼으나, 끝내 운명을 비껴가지는 못했다. 이때 그의 나이가 서른여섯에 지나지 않았다고 한다.

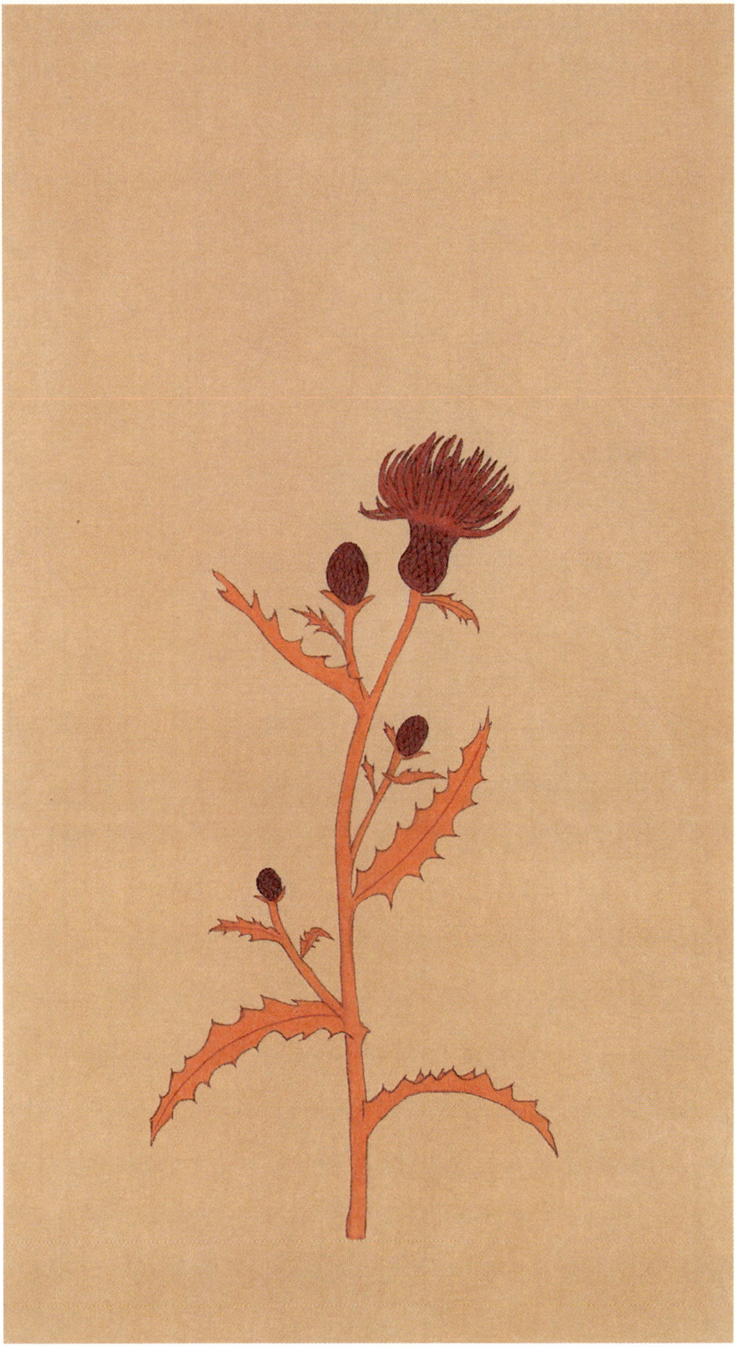

어느 나라 편이냐를 떠나서 방통의 비극적 죽음은 무척이나 안타까운 일이 아닐 수 없습니다. 하늘은 같은 기회를 두 번씩이나 주지는 않는 것 같습니다. 그래서인지 "만일 그가 제갈공명처럼 50대까지 살아서 활약했다면 삼국지의 역사는 어떻게 바뀌었을까?"하는 따위의 상상은 덧없는 것일지도 모릅니다.

엉겅퀴의 쓰임새

엉겅퀴, 조뱅이는 맛이 쓰고 혈종을 없애 주네
토혈, 코피, 각혈, 붕루를 그치게 하네✦

엉겅퀴는 성질이 서늘하여 몸의 지나친 열 때문에 생기는 코피나 각혈, 자궁 출혈 등에 씁니다. 실험 결과 혈액 응고 시간을 줄여 준다고 하니 한방 지혈제로 쓰이는 이유를 알 것 같습니다. 또한 염증을 억제하는 작용을 해서 염증 때문에 생기는 종기에도 쓰이고, 알코올성 간질환이나 급성 간염 등으로 인해 생기는 황달에도 응용할 수 있습니다.

유럽에서는 같은 엉겅퀴지만 속屬이 다른 서양엉겅퀴정명 흰무늬엉겅퀴, *Silybum marianum*인 밀크시슬의 주요 성분인 실리마린을 추출하여 만든 기능성 식품이 간세포를 보호한다 해서 인기를 끌고 있습니다. 실리마린이 간 보호작용을 하는 메커니즘은 간세포 외막의 구조를 바꿔서 간 독성 물질이 세포 안으로 통과되지 못하도록 하는 것입니다. 실제로 유럽에서는 이렇다 할 치료제가 없는 간경화 환자에게 투여해 일정한 성과를 나타내고 있다고 합니다.

하지만 미국의 국립보건원사이트✦✦는 유보적인 입장을 표명하고 있습니다. 잘 설계된 임상 연구가 극소수에 그쳐서 효과가 있는지 판단하기 어렵다는 것이지요. 일부 연구는 C형 간염 만성 보균자에게 긍정적인 결과를 보였지만 전체적으로 보면 도움이 된다는 증거는 없다고 합니다. 제2형 당뇨환자의 혈당수치를 낮추는 등 당뇨에도 도움이 된다는 연구는 있지만 아직은 단정하기 어렵다고도 했습니다. 소화 장애나 알레르기 반응을 유발할 수 있으니 주의하라는 당부 역시 잊지 않고 덧붙이고 있습니다. 한국 식약처도 2021년 11월에 실리마린을 함유한 약제에 더 이상 보험 적용을 하지 않기로 해서 이래저래 밀크시슬이 자리잡는 데는 좀 더 시간이 필요하지 않나 생각됩니다. 지금으로서는 의약품보다는 건강기능식품으로 '간 건강에 도움을 줄 수 있다'는 정도의 인정을 받고 있다고 보아야겠지요.

한국에서 시행된 연구에서는 엉겅퀴에 비해 서양엉겅퀴가 좀 더 항산화 활성도 등이 높다고 나왔기 때문에 엉겅퀴보다는 밀크시슬의 인기가 당분간은 더 좋을 것 같습니다. 주로 음식으로 쓰이는 고려엉겅퀴 곤드레의 생리 활성도 엉겅퀴나 밀크시슬에 근접하는 좋은 결과를 보였기 때문에 엉겅퀴 가족의 활약은 앞으로도 기대해 볼 만합니다.

✦ 大小薊苦消腫血 / 吐衄唾咯崩漏絶
조뱅이는 소계라는 약재로 쓰이는 국화과 여러해살이풀로 지혈제로 쓰인다.
계薊는 주로 엉겅퀴를 말한다.

✦✦ www.nccih.nih.gov/health/milk-thistle 참조

엉겅퀴, 이렇게 이용해 보세요

곤드레밥

강원도 특산물인 곤드레밥을 먹어 보셨나요? 평창이나 정선에 가면 대표적인 맛집을 찾아 즐길 수 있습니다. 곤드레의 부드러우면서도 구수한 향기가 입맛을 다시게 합니다. 나물밥은 배불리 먹어도 소화가 안 되는 일은 별로 없지요. 건강식으로 꼽히는 곤드레밥의 주원료가 바로 고려엉겅퀴입니다. 약으로 쓰이는 것과는 달리 가시가 없어서 나물로 먹기 편합니다.

이런 점은 주의하세요

몸이 허약한 사람이나 위장이 약한 사람은 복용에 주의하도록 합니다. 산행길에 엉겅퀴가 눈에 띄면, 캐서 약으로 쓰기보다 유치환의 시 '항가새꽃'을 떠올리며 잠시 시인의 마음이 되어 보기를 권합니다. '항가새'는 엉겅퀴의 예스러운 이름이며 '큰 가시'라는 뜻입니다.

알로에

노회蘆薈

피부와 항암에도 도움이 되는 다육식물

다육식물, 반려식물

알로에는 선인장과 비슷한 이미지가 있지만 계열이 좀 다릅니다. 선인장은 석죽목 선인장과지만 알로에는 아스포델루스과에 속합니다. 생긴 것도 비슷하지만 자세히 보면 많이 다르고 함유 성분도 다릅니다. 하지만 같은 점이 있습니다. 우선 CAM 식물✦이며 다육식물이라는 점입니다. 다육식물은 영어로 succulent plants로, succulent는 '즙'이나 '수액'이라는 의미가 담긴 라틴어 'succus'에서 왔습니다. 사막 같은 건조기후에 적응하기 위해 다량의 수분을 함유한 식물은 뭔가 통통하고 잔뜩 배부른 모습을 하고 있는 경우가 많아서 '다육이'라는 별명이 붙은 것 같습니다.

반려동물은 이미 우리 사회에 깊숙이 뿌리내리고 있고, 반려식물을 향한 관심도 높아지고 있습니다. 반려식물이라는 말은 아직은 생소하지만 "자신의 생활공간에 들어와 있는 식물"✦✦입니다. 언제부터인가

✦ 밤에 기공을 열어 저장했던 CO_2로 낮에 포도당을 생산하는 식물

✦✦ 서울식물원, 〈궁금한 식물, 알고 싶은 정원〉, 2021

이 다육식물이 우리 삶에 위로와 즐거움을 주는 반려자로 등장하고 있습니다. 반려동물이 자라나는 아이와 어른에게도 많은 긍정적 영향을 주듯이, 녹색 식물이 우리 사는 세상을 더욱 푸르게 만들어 줄 것이라는 희망을 품어 봅니다.

글로벌 약초,
알로에의 발자취

알로에의 영어 어원은 그리스·라틴어의 알로에aloe에서 온 것입니다. 그보다 더 이전에는 히브리어로 '아할림ahalim'이라 했다고 합니다. 그런데 이 히브리어보다 이전 표현은 타밀어인 '아킬akil'입니다. h 발음과 k 발음은 흔히 교차됩니다. 러시아어가 특히 그렇지요. 정확히 말하면 우리말 'ㅋ'과 'ㅎ'의 중간 발음 정도 되지 않을까 합니다. 왜 갑자기 타밀어가 등장했을까 궁금해집니다. 위키피디아의 설명에 의하면, 알로에가 남인도 타밀에서 중동지방으로 수입되었기 때문에 당연히 말도 따라서 유입되었을 거라 합니다. 알로에가 주로 적도를 중심으로 고온 건조한 지방에서 자라고 원산지도 마다가스카르섬이나 아프리카로 추정되기 때문에, 인도 남부의 드라비다 민족이 키워서 수출했다는 것은 어느 정도 맥락이 맞는 듯합니다.

중동지방에 언제 인도의 알로에가 전해졌는지는 거의 알려진 바 없습니다. 하지만 이미 수메르인의 석판에 알로에가 등장하고 있으며, 이집트에서도 신왕국시대로 접어드는 기원전 16세기에 기록된 파피루스에 미이라의 천에 알로에를 사용했다는 기록과 함께 그 약효가 기록되어 있

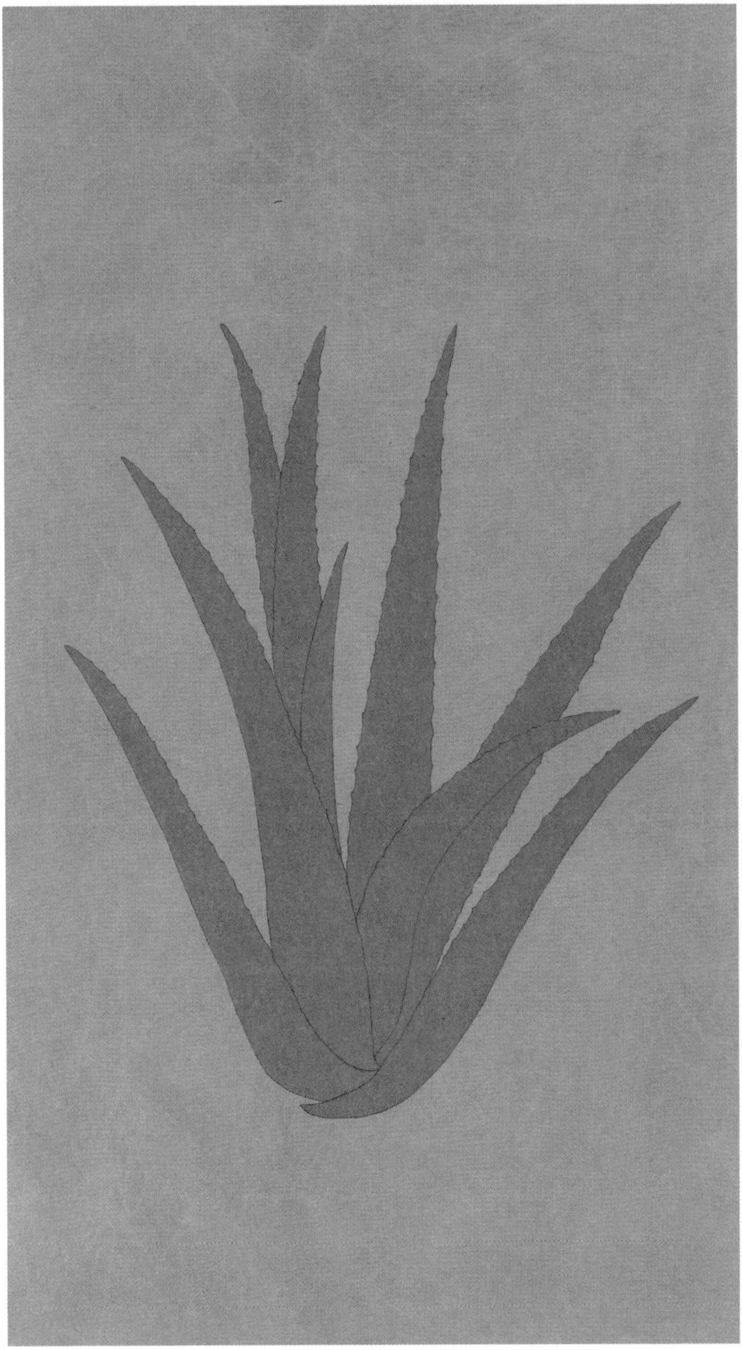

다고 합니다. 고대 그리스·로마인은 상처 치료에 썼고 중세에 들어와서는 변비 치료용 하제下劑로 썼습니다.

중국에는 당송시대에 전해진 것으로 보입니다. 송나라 조여괄趙汝适이 지은 《제번지諸蕃志》에서 "노회는 아라비아의 노발국奴發國에서 나온다. 나무가 아니라 풀이다. 그 모습이 마치 투구게의 꼬리처럼 생겼다. 원주민들은 이를 캐서 옥그릇에 담가 짓찧어서 끓인 후 고약으로 만들어 가죽 주머니에 넣어 둔다"고 한 것으로 보아 적어도 송나라 때에는 들어왔다고 보입니다. '노회'는 '알로에'를 발음이 비슷한 한자어로 옮긴 것이지요.

《동의보감》 탕약편에 노회가 실린 것으로 보아 우리나라에도 이미 전해져 있었던 것 같습니다. 그러나 노회라는 이름이 들어간 처방은 노회환 한 가지밖에 없으며, 노회가 들어간 몇 가지 처방은 소아 감병 치료용으로 제시되어 있습니다. 감병이란 어린이가 비위 손상으로 제대로 영양을 못 받아 점점 마르는 만성질환으로, 현대 의학의 소모증malasmus을 말합니다. 영양 부족으로 생기는 병인데, 찬 성질의 알로에를 쓰는 게 자못 이상하게 들릴 수 있으나, 노회가 위장을 튼튼하게 하는 효능이 있어 만성 위염이나 소화불량에도 쓰이고 있고, 또한 옛날 아이들이 기생충을 달고 살았던 사정을 생각해 보면 구충 효과가 있는 노회가 제격이라 할 수 있습니다.

노회는 찬 기운,
살충하여 어린이 감질을 없애 주고
경풍으로 간질 발작 모두 함께 다스리네✦

이런 알로에가 현대에 들어와서는 엄청난 조명을 받게 됩니다.

하나는 일본에 투하된 원자폭탄 때문이고, 하나는 김정문이라는 분의 활약 덕분이라 볼 수 있습니다. 1945년 히로시마와 나가사키에 투하된 원자폭탄 때문에 많은 일본인과 조선인이 끔찍한 피해를 입었습니다. 이때 활약한(?) 약재가 어성초와 알로에입니다. 원폭에서 발생하는 많은 복사열과 폭풍, 방사선 때문에 사망자가 속출했고, 살아남은 사람들도 엄청난 고통에 시달렸지요. 특히 피부에 심한 화상을 입었지만 최소한의 병원 치료도 기대할 수 없는 상황에서 알로에가 대안으로 떠올랐습니다. 알로에 즙액을 상처 난 곳에 바르니 잘 아물었고 반흔도 남기지 않았다고 합니다.✦✦ 하늘이 무너져도 솟아날 구멍이 있다는 속담이 떠오릅니다.

현대 알로에의 또 다른 활약

아이들 감질에 더 이상 쓰지 않는다는 점이 아마도 알로에의 전통 용법과 가장 큰 차이일 것입니다. 지금까지 밝혀진 노회의 약효 성분은 주성분인 알로딘을 비롯, 항암 효과로 부각되고 있는 알로에-에모딘과 알로미틴, 독소 중화기능이 있는 알로에틴, 항궤양 효과가 있는 알로에우르신 등이 있습니다. 그 밖에 알로에는 알로에에 들어 있는 비타민과 아미노산 등이 지친 피부와 숙취를 달래 주는가 하면, 전통 그대로 화상과 외상, 피

✦ 蘆薈氣寒殺蟲疳 / 癲癎驚搐俱可堪

✦✦ 이후 항암 방사선 치료 후 알로에를 써서 피부 손상 회복에 도움이 되었다는 임상 보고도 있으니 근거가 있는 이야기다.

부 보습과 위장병에 쓰입니다. 미국 국립보건원의 NIHNational Center for Complementary and Intergrative Health 사이트에는 근거 중심 의학의 입장에서 전통 약초 관련 기본 지식과 주의사항을 알려 주고 있습니다. 알로에 도포가 여드름을 개선할 수 있고, 화상 치료 기간을 앞당길 수 있으며, 화상 때문에 생기는 통증을 줄일 수 있다고 나옵니다. 단순 포진이나 편평태선,✦ 건선 등 피부질환 치료에도 도움이 된다고 합니다. 그러나 과민성 대장염이나 궤양성 장염, 당뇨병성 족부궤양과 치석 등과 관련해서는 임상 연구 결과를 인용하면서 유보적인 태도를 취하고 있습니다.

✦ 피부와 점막에 특징적인 구진과 가려움증을 동반하는 염증성 피부질환

알로에, 이렇게 이용해 보세요

알로에는 이미 우리 생활 속에 깊이 들어와 있습니다. 직접 생것을 잘라 즙액을 피부에 바르는 사람도 있고, 말린 검은색 약재로 환을 만들어 내복하는 사람도 있습니다. 알로에의 살충 효과를 이용해 예로부터 개선 치료에 이용했던 사례도 있습니다만, 아무래도 한 달 이상 꾸준히 발라야 하는 점 때문에 바쁘고 조급한 현대인에게는 실용성이 떨어집니다.

알로에를 직접 키워 보는 것은 어떨까요? 요즘 유행하는 다육식물에는 주로 돌나무과에 속하는 칼랑코에*Kalanchoe* 종류나 에케베리아 엘레강스*Echeveria elegans* Rose, 번행초과에 속하는 코노피튬 빌로붐*Conophytum bilobum* 등이 있습니다. 하지만 알로에는 덩치는 커도 우리에게 주는 건강·의료상의 혜택이 정말 큰 약초입니다. 정원이 없다면 실내에서도 키워 볼 만합니다.

이런 점은 주의하세요

알로에는 바를 때보다 복용할 때 더 주의해야 합니다. 앞에서 소개한 미국 보건연구원 사이트는 주의사항을 친절히 안내하고 있습니다. 알로에즙을 내복할 경우 복통과 경련을 유발할 수 있고, 3주 이상 장기 복용할 경우 급성 간염이 올 수 있다 합니다. 심장질환으로 디곡신을 복용하는 사람은 특히 부작용을 일으킬 위험이 있기 때문에 조심해야 하겠고요, 특히 임신부는 경구 투여하는 일이 없어야 하겠습니다.

달맞이꽃

월견초月見草

씨기름으로
유명해지다

질병에 드리운 현대 문명의 빛과 그림자

아가야 나오너라 달맞이 가자
앵두 따다 실에 꿰어 목에다 걸고
검둥개야 너도 가자 냇가로 가자

어릴 때 누구나 불렀던 윤석중 시인의 동요 '달마중'의 한 구절입니다. 발표된 지 벌써 100년이 되어 갑니다. TV도 라디오도 없었던 시절, 아이들은 낮이나 밤이나 산으로 들로 놀러 나갔습니다. 개울가에서 개구리를 잡아 구워 먹기도 했고, 밤늦게까지 술래잡기를 하다 오두막집에서 귀신 이야기를 하며 서로 놀래 주기도 했지요.

이제는 달마중 대신 TV에서 마이클 잭슨의 '문워크moonwalk'를 흉내 내는 연예인을 그저 놀라운 눈으로 지켜볼 뿐입니다. 그래서 그런지 문명병이 생기고 있습니다. 대표적으로 '정상 궤도를 벗어난' 병이라 아토피♦라 불리는 질환을 들 수 있겠지요. 위생 문제가 심각하여 큰 홍역을 치른 전통 사회에서는 볼 수 없던 병입니다.

A형 간염도 그렇지요. 어릴 때 흙을 만지며 살던 아이들에게는

자연스럽게 면역력이 생깁니다. 그런데 지나치게 깔끔한 환경에서 병원체에 노출된 적이 없는 사람들은 다른 상황에 처하게 됩니다. 어쩌다 걸린 간염 바이러스가 치명적인 결과를 가져올 수 있습니다.

인류는 위생과 환경의 개선으로 삶의 질이 많이 향상되었고 많은 전염병도 피할 수 있었습니다. 그러나 문명이 자연과 전면적인 교류를 차단하는 성격이 있다는 점도 부인할 수 없습니다. 하나를 얻으려면 하나는 버려야 하는 게 세상의 이치인가 봅니다.

왜 달맞이꽃은 밤에 피고 노란색일까?

달맞이꽃은 왜 볕 좋은 낮을 포기하고 기온이 낮아지는 밤을 선택해 꽃을 피우는 것일까요? '24시간 주기 리듬circadian rhythm'이라 하여 대부분의 식물도 하루의 생활 리듬을 갖습니다. 꽃이 피어 있는 시간도 개체마다 조금씩 다릅니다만 아무래도 밤에 피는 꽃은 드물지요. 유전자가 뜨거운 햇빛에 취약하기 때문이라고도 하고 낮에 활동하는 꿀벌보다 나방이나 박각시 등 밤에 움직이는 곤충을 '수분 매개자pollinators'로 삼고 있기 때문이라고도 합니다. 사실 낮 동안에는 지구 전체에 26만 종 이상이 있다는 꽃을 피우는 식물이 2만5000종이나 된다는 꿀벌의 선택을 받으려고 이러저러한 '유혹과 보상' 전략을 써서 치열하게 경쟁하고 있습니다. 내세우는 일을 그다지 좋아하지 않는 달맞이꽃은 차라리 어두운 밤이라

✦ Atopy는 'out of place'라는 의미로, '특이한' 또는 '전형적이지 않은' 상태를 말한다.

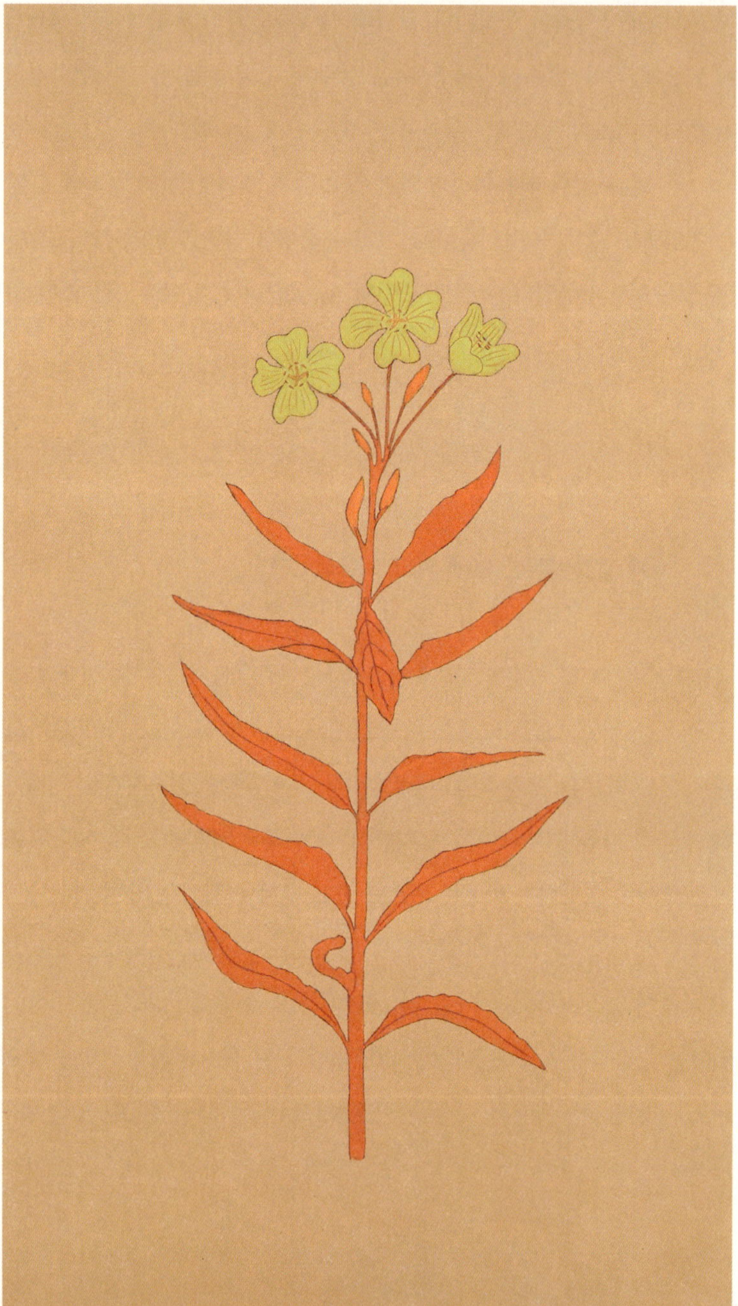

는 '틈새시장'을 공략하는 편이 더 나은 생존 전략이라는 사실을 일찌감치 터득했는지도 모릅니다.

달맞이꽃은 슬픔의 꽃일까?

《임상한약대도감》에 따르면 우리나라에서 자라는 큰달맞이꽃은 북미가 원산지고 제주의 해안가에서 볼 수 있는 애기달맞이꽃은 칠레가 고향이랍니다. 물론 약용으로 쓰는 것은 긴잎달맞이꽃으로 학명은 *Oenothera stricta* 또는 *Oenothera odorata*입니다. 달맞이꽃은 전 세계로 퍼져 나갔고, 이르는 곳마다 잘 적응한 것으로 보입니다. 그러나 밤에 피는 꽃이라는 특성 때문인지 보는 사람에게 슬픈 정조를 자아냈다는 사실도 여러 나라의 신화나 전설에서 확인할 수 있습니다. 꽃말도 '기다림'이나 '말 없는 사랑'처럼, 이루지 못하거나 짝사랑을 암시하는 단어이지요. 서양 신화에서는 달의 여신 아르테미스를 짝사랑하다 제우스에게 밉보인 님프가 달이 안 보이는 곳으로 추방되어 결국 비통하게 죽자, 제우스가 이를 불쌍히 여겨 달맞이꽃으로 환생시켰다고 합니다.✦

아마도 그리스·로마문화 전통 속에서 자란 서구인은 이런 달맞이꽃의 사연에 쉽게 감응했으리라 여겨집니다. 25세에 요절한 영국 낭만파 시인이자 의사였던 존 키츠도 청소년 시절부터 그리스신화를 바탕으

✦ 로마신화의 디아나Diana인 아르테미스는 쑥 종류의 속명인 *Artemisia*와도 관련이 있다. 이 내용은 사철쑥 291쪽 참고

로 한 작품을 쓰기 시작했는데, 또 다른 달의 여신 셀레네를 사랑한 목동 엔디미온 이야기가 대표적입니다. 초기작 '작은 언덕 위에서 까치발을 하고 서 있었네I Stood Tiptoe Upon A Little Hill'라는 긴 시에서도 달맞이꽃이 등장합니다.

> 다음은 뭐지? 달맞이꽃 한 무리 여기 보이네
> 내 마음 꽃잎 위를 맴돌다 졸음이 올지도 몰라
> 차라리 단잠을 자도 좋으리
> 늘 그랬듯이 깜박할 사이에
> 꽃봉오리 활짝 피어나거나
> 온갖 나방의 펄럭거리는 날갯짓에 놀라 깨지만 않는다면
> 그렇게 꽃들의 휴식을 멈추게 하지 않는다면✦

그러나 적어도 이 시에서는 슬픔의 정조가 느껴지지 않습니다. 오히려 의사 면허에 이어 약종상 면허까지 땄다는 시인의 경력 덕분인지 달맞이꽃의 생태까지도 잘 알고 있는 듯합니다. 불행히도 키츠는 사랑하는 패니 브론과 결혼을 약속한 지 2년 만에 폐결핵으로 타향에서 숨을 거둡니다. 부락에서 쫓겨난 소녀가 2년이 지나 달맞이꽃으로 환생했다는 인디언 전설이 겹쳐 보입니다. 두해살이풀인 달맞이꽃의 운명처럼 시인의 짧은 삶도 끝이 났습니다.

달맞이꽃은 귀화식물입니다. 우리나라에는 미국 선교사가 관상용으로 도입했고, 스님들이 밤에 꽃이 피는 습성을 이용해 절의 위치를 찾으려고 심기도 했다고 합니다.✦✦ 달맞이꽃은 전혀 예기치 않은 분야에서 존재감을 과시하기도 합니다. 바로 대중가요입니다. 1970년대에 맹인 가수 이용복과 김정호, 김추자, 심지어는 가왕 조용필까지 불러서 유명

해졌습니다. 역시나 쓸쓸한 분위기의 가사와 이에 어울리는 가수들의 구성진 목소리가 슬픔을 자아냅니다. '한오백년' '아리랑' 같은 한국적 정서인 '한恨'을 노래한 대표적인 가요답게 후렴구도 구슬픕니다.

"새파란 달빛 아래 고개 숙인 네 모습 애처롭구나."

그러나 당시와 달리 경제 발전으로 선진국 반열에 오른 오늘날의 한국인 정서와 잘 맞는지는 의문입니다. 오히려 지금 시대에는 달맞이꽃으로부터 좀 더 긍정적인 자세를 배울 수 있을 것 같습니다. "늘 양지만 좇아 살지 말라. 음지를 선택하는 삶도 있다." "칠흑같이 어두운 밤에도 휘영청 빛나는 달님을 보고 잔잔한 위안을 얻을 수 있다."

달맞이꽃의 현대 연구와 응용, 어디까지 왔나?

아메리카 원주민은 달맞이꽃을 피부염이나 종기를 치료하는 약재로 썼습

✦ What next? A tuft of evening primroses,
O'er which the mind may hover till it dozes;
O'er which it well might take a pleasant sleep,
But that 'tis ever startled by the leap
Of buds into ripe flowers; or by the flitting
Of diverse moths,
that aye their rest are quitting;

✦✦ 송홍선, "풀꽃나무 타령23", 〈서울타임즈〉, 2010.8.4.

니다. 한방에서는 월견초라 하여 뿌리를 주로 약재로 씁니다. 달맞이꽃이 유명해진 것은 아토피 피부염에 쓰이는 달맞이꽃 종자유 때문입니다. 씨에 우리 몸에 꼭 필요한 불포화지방산인 리놀렌산이 많이 들어 있어 건강기능식품으로 이용되고 있지요. 리놀렌산은 염증 억제작용을 해서 넘어져 생긴 상처나 치질, 목구멍 통증과 소화불량에도 쓰입니다. 습진성 피부염을 치료하고, 여드름을 완화하며, 월경 전 우울감과 붓기 등에 도움이 된다는 보고가 있습니다. 하지만 아토피 피부병은 난치병에 속합니다. 따라서 리놀렌산만으로는 치료되기 어렵습니다.

달맞이꽃은 대개 다른 주 처방의 보조제로 쓰입니다. 가려움증을 개선해 주는 효과만으로도 항히스타민제나 스테로이드제의 투약을 줄일 수 있으니 중장기적으로 치료할 때 환자의 부담을 줄일 수 있는 장점이 있습니다. 특별한 부작용도 없다고 알려져 있습니다. 이러한 피부염뿐만 아니라 갱년기 증상을 완화하고 류머티스 관절염의 통증을 줄여 준다고 하니 앞으로도 더 넓게 응용될 것 같습니다. 또 다른 임상실험에서는 혈중 콜레스테롤 수치를 떨어뜨리는 효과가 매우 좋았다고 합니다. 하지만 스타틴 위주로 흐르고 있는 이상지질혈증 치료에 달맞이꽃 종자유와 홍국 등 천연물 유래 약이 대안이 되려면 좀 더 많은 시간과 노력이 필요하겠지요.

달맞이꽃, 이렇게 이용해 보세요

달맞이꽃 종자유

여름 들판에 가면 노란 꽃을 피우고 있는 달맞이꽃을 흔히 볼 수 있습니다. 가을이 되어 꽃이 시들고 열매 꼬투리가 마치 참깨 열리듯이 달립니다. 이것을 따서 햇볕에 말리고 씨를 떨어냅니다. 그리고 말린 씨를 모아 주방용 채유기나 방앗간의 착유기를 이용하여 기름을 짜내면 됩니다. 고양시와 서울 은평구의 경계에 있는 지축역 부근에서 친구와 함께 달맞이꽃 종자를 채취한 적이 있습니다. 역 주변이 모두 개발구역이 되어 여기저기 흙더미가 쌓여 있었던 곳이었습니다. 늦여름 땡볕에 지천으로 피어 있던 달맞이꽃에서 열심히 씨를 그러모아 보았습니다. 크키가 작은 씨로 서양에서는 겨자씨, 우리는 질경이씨를 꼽을 수 있지만, 달맞이꽃씨도 꽤 조그마합니다. 두 포대 정도 따서 경동시장에 가서 기름을 짰는데 2홉들이 소주병으로 두 개 정도 나왔었습니다. 귀화식물인 달맞이꽃 자체가 워낙 생존력이 좋아 전국 각지에서 손쉽게 찾아볼 수 있습니다. 땅 주인의 허락을 얻어 가을걷이 겸 해 보면 어떨까요. 대부분의 땅 주인은 아마 대신 풀을 정리해 준다고 여겨 두 손 벌려 환영하리라 믿습니다.

이런 점은 주의하세요

지방 축적을 막는 작용을 하기 때문에 비만인 경우에는 좋지만 저지방증이 있는 분은 복용하면 안 되겠지요. 달맞이꽃 종자유는 아무래도 불포화지방산인 감마리놀렌산이 많이 포함된 오메가6 보충제로 쓰이기 때문에 복용할 때 주의가 필요합니다. 필수지방산은 일반적으로 세포막을 구성하거나 호르몬의 원료가 되기 때문에 몸에 꼭 필요한 성분입니다. 인체에서 만들어지지 않기 때문에 자연에서 얻어야만 합니다. 오메가3와 오메가6, 오메가9 등이 있는데, 이 중 오메가3와 오메가6의 비율이 중요합니다. 서양 식단에서는 이 비율이 오메가6가 압도적이어서 1980년대 이후로 천연물에서 오메가3를 섭취하려는 경향이 크게 늘었습니다. 전통 식단에서야 오메가3 지방산이 충분했지만, 가공된 식품이 많은 현대인의 먹을거리에는 아무래도 오메가6의 비율이 커질 수밖에 없을 것입니다. 한국인의 식탁도 많이 서구화되어서 이제는 남의 이야기가 아닙니다. 비율이 어느 정도가 좋은지에 관해서는 논란이 많이 있어 혼란스러울 수 있지만 가능하면 비슷한 비율로 맞추어 주면 좋을 것 같습니다. 쉽게 말하면 참기름보다 들기름을 많이 쓰면 됩니다. 들기름에는 오메가3 지방산인 알파리놀렌산ALA이 풍부하기 때문입니다. 들기름은 200도 이상으로 가열하면 몸에 해로운 트랜스지방으로 바뀌기 때문에 가급적 생들기름을 무침요리나 샐러드에 넣어서 드시기 바랍니다.

계지 · 계피 · 육계

계지桂枝 따뜻하게 덥혀 주는
계피桂皮 고마운 약재
육계肉桂

관계官桂와 정관장正官庄

육계는 예로부터 없어서는 안 될 필수적인 약재였습니다. 그러나 워낙 더운 지방에서 산출되는 약재라서 구입하기가 쉽지 않았지요. 그래서인지 가격도 비싸고 가짜나 불량품도 많았다고 합니다. 그러다 보니 약재 시장의 자율에 맡겨서는 안 될 일이 자꾸 일어나게 되지요. 요샛말로 하면 거래 당사자 사이에 다툼 때문에 벌어지는 민사사건도 있겠고, 사기꾼의 장난질에 선량한 민간인이 피해를 보는 형사사건 같은 일도 있었다고 합니다. 어쨌거나 이 문제의 해결은 군주에게 좋은 약재를 진상하기 위해서도 그렇고, 백성이 안심하고 약재를 구입하여 건강을 챙기는 데도 필요했습니다. 그래서 등장한 것이 관에서 품질을 인정하는 일종의 공인 약재입니다. 육계라는 약재의 경우 바로 관계官桂가 이에 해당합니다. 관에서 인정하는 육계, 혹은 관에 납품하는 육계라는 뜻이었지요. 예전에는 좋은 계피의 대명사로 쓰였으나 지금은 거의 쓰이지 않습니다. '관'이라는 말이 주는 이미지가 예전만큼 공신력을 담보하지 못한다는 뜻이 아니라, 시대가 바뀌어 민간 부문이 많이 활성화된 사정을 반영한다고 봅니다.

그래도 지금까지 변함없이 권위를 유지하는 말이 있습니다. 인

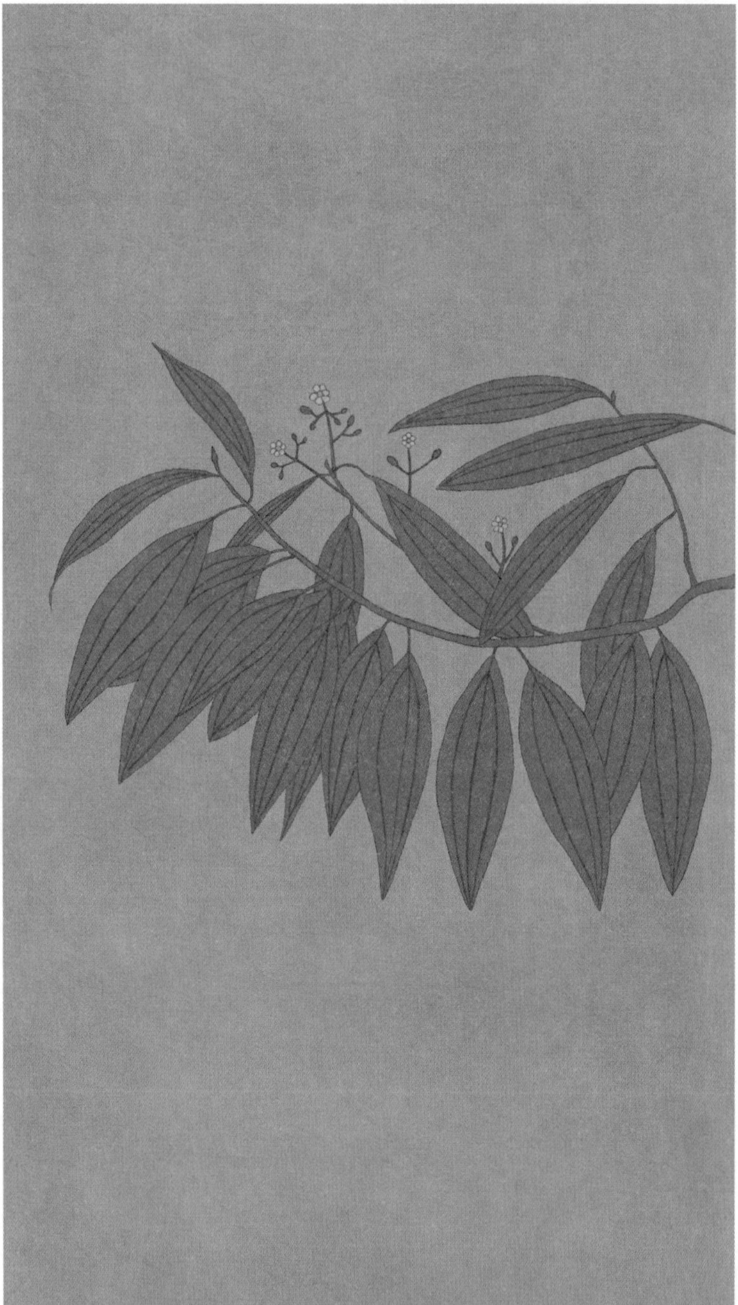

삼공사에서 쓰는 정관장正官庄이지요. "정부에서 관리하는 공장에서 만든 정품"이라는 뜻이라고 합니다. 일제강점기인 1940년 무렵에 총독부 전매국에서 사제 홍삼과 구별하기 위해 붙인 이름입니다. 해방 이후에도 인삼은 국가의 전매사업 관리 아래 있었고, 그 명칭이 지금까지 이어지고 있습니다. 권위주의 정권의 쇠퇴에 따라 군·관·민이라는 표현도 민·관·군으로 바뀌었습니다만, 관의 역할은 앞으로도 중요하고 또 필요할 것입니다. 관이 공익의 대변자로 머무는 한.

계심, 계지, 계피, 관계, 육계, 판계

공자는 제자인 자로가 "정치를 한다면 무엇부터 시작하겠습니까" 하고 물었을 때 "이름을 바로 하는 것正名"이라는 유명한 답변을 합니다. 이어서 다음과 같은 구절이 늘 등장하지요. "임금은 임금답고, 신하는 신하답고, 아비는 아비답고, 아들은 아들다워야 한다君君 臣臣 父父 子子." 정치나 윤리의 영역을 떠나 학문이나 사회생활에서도 개념을 올바로 세우는 것이 중요하다는 사실을 일깨우는 표현이라고 봅니다. 약재도 마찬가지죠. 잔대와 더덕, 백복령과 적복령, 백하수오와 적하수오, 갈근과 야갈野葛 등을 제대로 구분하지 않으면 때로는 위태로울 수 있습니다. 육계나무의 껍질이나 가지를 약재로 만들 경우에도 이런 개념의 명확한 정립이 필요합니다. 그래서 군이 설명하자면 다음과 같습니다.

계심 육계의 두꺼운 중심 부분만 취한 것. 맛은 별로 없고 담담하다.

계지 육계나무의 어린 가지. 육계나무는 목서木犀로, 일본에서 들여온 계수나무와는 다르다.

계피 육계나무의 나무껍질수피을 그냥 사용한 것. 2008년 이후 생약규격집에서 육계로 통일되었다.

관계 육계 중 좋은 품질로 인정된 것. 둥글게 말린 계피를 말하기도 한다.

육계 육계나무의 수간피樹幹皮. 거친 껍질조피를 제거하여 사용한다.

판계 원계피 등을 펴서 말린 것이다.

이외에도 산지에 따라 유계피·원계피는 중국산으로 상품上品 대접을 받고, 인도계피와 서강계피는 인도산으로 하품 취급을 받습니다. 요즘은 베트남산이 세계적으로 두각을 나타내고 있습니다. 콜라의 주요한 원료라 코카콜라 회사에서 상당량을 수입한다고 합니다.✦ 베트남 정부는 정유 함량에 따라 YB1~YB4까지 등급을 매깁니다. 이 가운데 약재로 쓰이는 YB3 등급 이상은 전체 계피의 3퍼센트에 불과하고 나머지는 향신료나 식품으로 이용되고 있다고 합니다. 약에 쓸 계피를 구하려면, YB1·2등급 정도는 되어야겠지요?

미녀의 허브 사탕?

육계는 《신농본초경》에도 상품上品으로 등장하는 오래된 약입니다. 중국 4대 미녀에 든다는 서시西施도 육계를 즐겨 먹었다고 하니 일찍부터 널리 쓰였다는 사실을 알 수 있습니다. 춘추전국시대에 오나라와 월나라는 오월동주✦✦라는 말에서 알 수 있듯이 앙숙처럼 으르렁거리는 사이였지요. 월나라왕 구천의 충신인 범려는 미인계를 써서 서시를 오나라왕 부차에게 보냅니다. 오왕의 사랑을 듬뿍 받고 후궁이 된 서시는 '병약한 미인'의 대명사로 알려질 만큼 자주 앓았다고 하지요.

어느 날 서시가 비파를 연주하며 노래를 부르고 있었는데 목이 아프면서 부어올랐다. 내의원을 불러 처방을 받으니 곧 가라앉았지만 자꾸 재발했다. 마침 누군가 민간에 용한 의사가 있다고 하여 불러서 진찰을 받았다. 맥은 깊이 눌러야 가늘게 잡혔고 손발이 차고 맑은 소변을 자주 보는 등의 증상이 있었다. 그 의원은 대뜸 육계를 한 근이나 처방했다. 평소 서시의 증상을 익히 알고 있던 약방 노인은 처방전을 보고 비웃듯이 말했다.
"목이 붓고 아픈 것은 열이 많다는 건데, 어찌 육계처럼 맵고 뜨거운 약을 쓴다는 말인지 나로서는 도저히 이해할 수가 없네요." 첩약을 싸 주지 않으려는 그와 실랑이를 하다 빈손으로 돌아온 시녀의 말을 듣고 서시가 말했다. "의술로 명망이 높은 분인데 엉뚱한 약을 처방했을 리 없다. 약방에서 안 주겠다니 달리 방법이 없구나. 조금씩이라도 구해 써 보는 게 좋겠다."

✦ 언론 보도에 따르면 중국에서도 수입한다. 김은수, "'1급 기밀'이라는 코카콜라 레시피, 中 이 마을에 답 있다?" 〈중앙일보〉, 2022.1.7.

✦✦ 吳越同舟, 서로 적의를 품은 사람들이 한자리에 있게 된 경우나 서로 협력해야 하는 상황을 비유적으로 이르는 말이다.

서시는 먼저 작은 육계 한 조각을 씹어 보았다. 달콤한 향기가 입안 가득히 느껴졌다. 그러다 보니 반 근이나 먹게 되었는데, 어느덧 목 아픈 것도 사라지고 밥 먹는 데도 불편함이 없어져 크게 기뻐했다.

나중에 이 소식을 들은 약방 노인이 그 의원을 찾아가 가르침을 청했다고 합니다. 의원이 이르기를, "서시의 인후병은 몸이 허약하고 차서 허화虛火가 생긴 것으로, 실화實火처럼 찬 약을 써서는 안 되고 허화를 아래로 끌어내려 원래 있어야 할 곳으로 돌려야 합니다. 흔히 볼 수 있는 치료 방법은 아니지요"라고 했습니다. 여기서 서시에게 쓴 치료법은 인화귀원引火歸元이라 하여 한의학에서는 '수승화강水昇火降'처럼 잘 알려진 개념입니다. 수승화강은 불은 내리고 물은 올린다는 뜻으로, 불은 심장의 화기, 물은 신장의 수기를 말합니다. 전통 명방 공진단拱辰丹처럼 수승화강을 처방의 목적으로 내세운 경우는 흔치 않습니다. 인화귀원은 "육계나 부자로 허화가 떠오른 것을 내리고 하체의 한기寒氣를 없애며, 숙지황·오미자로 신음을 보하고 수렴하여 허화虛火가 다시 떠오르지 못하게 하여 상체의 허열을 없애는 작용을 한다"는 《동의학사전》의 정의처럼 대개 육미지황탕이나 신기환이라는 처방과 연결됩니다. 그러나 처방 속에서 육계라는 약재의 역할을 설명할 때 쓰이는 경우가 가장 많습니다. 특정한 약재에 부여한 추상적 언어에 불과한 것이 아니라, 서시의 예에서 볼 수 있듯 실제 임상에서 종종 탁월한 효능을 경험하게 해 줍니다.

계피·육계의 전통적인 쓰임새

육계는 맵고 뜨거워 혈맥을 통하게 하네
허한증에 온보하니 복통에도 쓴다네✦

육계는 근육질을 떠올리게 하는 말의 느낌대로 약물의 벡터 방향이 무겁게 가라앉는 모습으로 그려집니다. 계지가 상초와 표부 위로 상승하는 느낌이 있다면, 육계는 하초로 하강하는 느낌이지요. 장개빈은 이렇게 표현합니다. "육계는 무거운 맛이다. 그러므로 능히 명문을 온보할 수 있으며, 근골을 튼튼하게 하고, 혈맥을 통하게 한다. 상복부의 한기와 두통·기침·코막힘·곽란으로 쥐가 나는 것, 허리·다리·제복부의 동통과 일체의 침한고냉✦✦을 다스린다."

《동의보감》에는 "배 속이 차서 참을 수 없이 아픈 경우, 육계를 달여 먹거나 가루를 내어 먹어도 다 좋다. 가을 겨울 복통은 계지가 아니면 멈출 수 없다"고 했습니다. 하초란 배꼽 아래를 말하는데, 전음·후음을 포함합니다. 전음은 남녀의 생식기, 후음은 항문을 말합니다. 특히 전음부의 질환에는 육계의 중심부를 말하는 계심을 자주 사용합니다. "고환이 차갑고 붓는 한산寒疝으로 아프면서 팔다리의 냉기가 올라올 때는 계심가루 한 돈을 뜨거운 술에 타 먹는다"고 했고 "고환이 붓고 아픈 곳에는 계심가루를 술에 개어 바른다"고 했습니다. 같은 육계나무의 구성

✦ 肉桂辛熱通血脈 / 溫補虛寒腹痛劇

✦✦ 沈寒痼冷, 찬 기운이 몸속에 오래 머물러 있어 만성 질병 상태가 됨

부분이지만 채취 부위에 따라 약성이 다르고, 약성이 다르니 주치하는 병도 달리 나타나는 것이지요.

현대 연구와 응용, 어디까지 왔나

육계에서 발견되는 주요 약리 활성 성분은 정유精油인 계피유육계유라고 합니다. 정유의 대부분을 차지하는 것은 시나믹 알데히드cinnamic aldehyde입니다. 그 외에도 시나믹산cinnamic acid, 시나밀 아세테이트cinnamyl acetate가 있고, 알칼로이드, 쿠마린, 타닌 등도 포함되어 있습니다. 시나믹 알데히드는 진정·진통작용이 있고, 특히 땀샘의 분비를 자극하고 피부혈관을 확장시켜 발한·해열 효과가 있다는 사실이 밝혀졌습니다. 계지와 땀의 관계에 대해 옛사람들이 말한 바와 일맥상통합니다. 장운동을 촉진하고 타액과 위액의 분비를 늘려 소화를 돕는 건위작용도 밝혀져 있습니다.

당뇨와 이상지질혈증 환자 대상 임상 시험에서도 유효한 치료 효과가 확인되었습니다. 2020년 11월 〈Journal of the Endocrine Society내분비학회지〉에 경희대학교 한의대와 미국 하버드대학교 의대가 다국가 임상 시험을 실시하여 계피의 임상적 효능과 안전성을 규명한 논문이 실렸는데, 미국 CNN 등 언론에도 크게 보도된 바 있습니다. 12주간 계피를 경구투여해 공복혈당과 식후혈당, 당화혈색소 등을 포함한 당뇨병 관련 임상 지표를 관찰했는데, 모든 수치가 유의하게 감소했습니다. 특히 제2형 당뇨병으로 이행되는 것도 유의미하게 줄었다고 합니다. 게다가 간·신장 기능 이상, 임상적 이상 반응이 관찰되지 않아 안전성까지 확인할 수 있었습니다. 학회지에서 주는 올해의 논문상까지 받았다고 하니 관심 있는 독자들은 읽어 보길 바랍니다.

육계의 항암 효과 관련 연구도 활발합니다. 2009년 해외 학술지인 《캔서 레터Cancer Letter》에 발표된 우리나라 학자들의 논문에서 그 일단을 읽을 수 있습니다. 한국한의학연구원과 광주과학기술원이 동물실험으로 계피의 강력한 항암 효능을 밝혀낸 것이지요. 종양을 유발한 마우스에 계피 추출물을 투여한 결과 20일이 지난 후부터 암세포가 크게 줄어서 4주 후에는 80퍼센트까지 축소되었다는 놀라운 결과입니다. 또한 계피로 만든 음식을 먹어도 면역세포가 활성화되어 암을 예방하는 효과가 있다는 사실도 규명했다고 하니 두 번 놀라게 됩니다.✦

✦ 2009년 3월 8일자 YTN 등 보도 참조

계피, 이렇게 이용해 보세요

육계는 의약품뿐만 아니라 향신료로도 널리 쓰입니다. 후추·정향과 함께 세계 향신료 시장을 주름잡고 있지요. 육계를 증류하여 만든 기름이나 계핏가루는 특유의 매콤달콤한 향미가 있어 콜라·커피를 비롯한 각종 음료수와 빵, 도넛, 과자류 등에 쓰입니다. 최영년이 쓴 《해동죽지》에는 수정과가 고려 때부터 전해 내려오는 것으로 소개하는데, 이때는 곶감과 생강이 주된 재료였습니다. 그러다가 조선 왕조를 거치면서 계피가 궁중요리에도 쓰이면서 자연스럽게 포함된 것으로 보입니다. 최남선은 《조선상식문답》에서 여름이 시작되는 단오절에는 제호탕, 새해 정월 초하루에는 수정과를 마신다고 했으니, 이때쯤에는 궁중뿐만 아니라 민간에서도 널리 이용되는 레시피가 된 것으로 추정됩니다.

《임원경제지》의 〈정조지〉에는 왕궁의 내의원에서 단옷날이면 제호탕을 만들어 진상했는데, 의관들이 간혹 개인적으로 만들어 주고받았다고 나와 있습니다. 《동의보감》 잡병편에 그 제조법이 나와 있습니다. "오매육 따로 가루 낸 것 1근, 초과 1냥, 백단향 축사인 각 다섯 돈을 모두 곱게 가루 내어 연밀 5근을 넣고 살짝 끓으면 잘 저어서 자기 그릇에 담는다. 그리고 찬물을 타서 먹는다." 하지만 수정과는 나와 있지 않네요. 1936년에 나온 《조선무쌍 신식요리제법》에 소개된 레시피는 지금과 그리 차이가 없습니다. 비타민A를 비롯한 다양한 영양소가 많은 곶감과 몸을 따뜻하게 덥혀 주는 생강과 계피가 들어가니 추운 겨울에 차갑게 먹어도 문제가 안 됩니다. 지금까지 인기를 끄는 비결이 여기에 있지 않나 싶습니다.

> "물을 끓여서 식힌 후 여기에 곶감을 넣고, 또 참배를 얇게 썰어 넣고, 생강차를 슴슴하게 달여서 조금 치고, 꿀이나 설탕을 달게 친 후에 두었다가 며칠 지난 후에 계핏가루를 조금 타고 잣을 띄우고 먹느니라."

참고로 덧붙이면 계핏가루 대신 통계피나 조각을 넣어 끓일 때는 향이 날아가지 않도록 오래 전탕하지 않습니다. 계피 조각을 쓸 때는 보통 가루보다 두세 배 정도의 중량을 넣으면 됩니다. 2014년 부산대학교 식품영양학과 연구진은 수정과가 실험동물의 혈중 지질을 낮추어 준다는 결과를 보여 주었는데, 육계와 생강의 역할이 크게 작용했다고 여겨집니다. 먹을거리가 고민되는 이상지질혈증 환자에게 수정과가 기능성 식품으로 한 가지 대안이 될 수 있을 것 같습니다.

이런 점은 주의하세요

마른 체형에 진액이 부족한 사람, 출혈 등이 있거나 어혈이 잘 생기는 사람, 임산부나 월경 양이 많은 사람은 삼가야 합니다. 영조가 즉위하던 해 가슴이 답답하고 가래에 피가 나오는 증세가 있었다고 합니다. 그런데 고환이 당기는 산기疝氣 증세가 있으니 김수규가 진언하기를 "산기를 치료하는 약으로 계피 만한 것이 없사오니 임금이 드시던 고암심신환에 계심을 닷 돈쭝 더 넣는 것이 마땅하다"고 했습니다. 그러나 다른 신료들은 "가래에 피가 나오는 혈증에는 계피가 맞지 않다"고 해서 왕 앞에서 쟁론이 벌어졌는데, 결국 계피는 넣지 않기로 결정했다 합니다. 주의해서 나쁠 일은 없습니다.

참고문헌

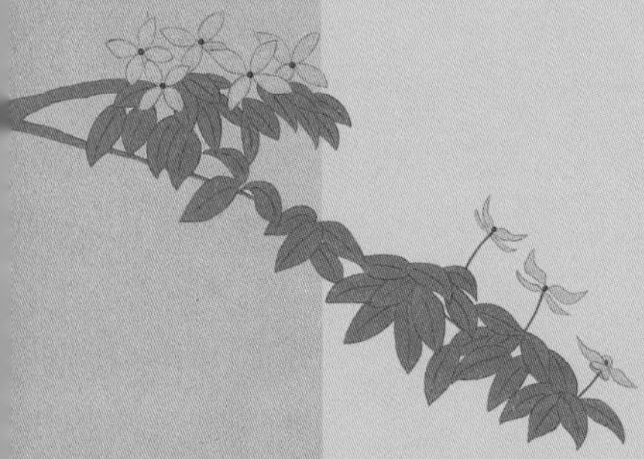

국사편찬위원회, 《고등학교 국사》, 교육과학기술부, 2006

김부식, 《삼국사기》
고려 인종 23년(1145)에 김부식이 왕명에 따라 펴낸 역사책. 신라·고구려·백제 세 나라의 역사를 기전체로 적었다. 본기本紀·연표年表·지류志類·열전列傳으로 되어 있다. 현존하는 우리나라 역사책 중 가장 오래된 책이다.

김순의, 노중례, 김유지 등, 《의방유취》
조선 시대에 편찬한 의학 백과사전. 세종 27년(1445)에 간행했다. 266권 264책에 이르는 방대한 저작으로 조선시대 3대 의서 중 하나다.

서유구, 《임원경제지》
조선 헌종 때 서유구가 펴낸 농업 백과전서. 인제지, 보양지, 정조지 등 16부분으로 나누어 농업 정책과 자급자족 경제론을 편 실학적 농촌 경제 정책서다. 113권 52책의 대작으로 조선 후기 농촌생활 백과사전이라 할 수 있으며, 임원경제연구소 주도로 10여 년에 걸쳐 한글 번역이 이루어지고 있다.

안덕균, 《임상한약대도감》, 현암사, 2012
585종의 한약을 가나다순으로 배열해 소개한 책. 약초의 기원, 성미, 약리 연구, 효능 등에 대한 개괄적 설명과 병증에 따른 처방을 풍부하게 싣고 있다.

유효통, 노중례, 박윤덕 등, 《향약집성방》
조선 세종 15년(1433)에 왕명에 따라 여러 의서를 참고하여 펴낸 책. 성종 19년(1488)에 부분적으로 한글 번역본이 나왔고, 인조 11년(1633)에 다시 중간重刊되었다.

이수귀, 《역시만필-조선 어의 이수귀의 동의보감 실전기》, 들녘, 2015

1734년 이후 《동의보감》을 임상에 적용한 의안 모음집. 신동원 등이 한글로 번역하고 해설을 붙여 출간했다. 조선 의학의 수준을 엿볼 수 있는 생생한 현장 기록이다.

이시진, 《본초강목》

1590년대에 중국 명나라의 이시진이 지은 본초학 연구서로 전통 사회 본초학을 총괄한 책이라 할 수 있다. 총 52권으로, 1892종을 7항목으로 분류하고 형상形狀과 처방을 적었다. 세계적인 전통 약물학 백과사전이다.

이제마, 《동의수세보원》

조선 후기에 나온 우리 나라 사상의학의 원전이다.

일연, 《삼국유사》

고려 충렬왕 7년(1281)에 승려 일연이 쓴 역사책. 단군·기자·대방·부여의 사적史跡과 신라·고구려·백제의 역사를 기록하고, 불교에 관한 기사·신화·전설·시가 따위를 풍부하게 수록했다. 정사체인 《삼국사기》와는 달리 설화나 야사 중심으로 기록된 책이다.

작자 미상, 《신농본초경》

동양 본초학의 원류로 불리는 책으로, 고대의 약물 지식을 1차적으로 분류하고 총괄하고 있다. 발간 연대 미상.

장기호는 장중경, 《상한론》과 《금궤요략》

지금도 널리 활용되는 동양의학의 약물 치료 교과서다. 《상한론》은 주로 급성·발열성질환의 치료법을 상세히 설명했다. 《금궤요략》은 주로 내과內科의 잡병雜病에 관한 치료법을 논했다.

장지연, 《일사유사》

조선 시대의 중인을 비롯한 하층민들의 전기를 모아 엮은 책. 《조선의 숨은 고수들》이라는 제목으로 정성스럽게 번역이 되어 있다(청동거울, 2019).

본초학공동교재편찬위원회, 《본초학》, 영림사, 2020

한의대의 본초학 교과서

조종관, 《한방임상종양학》, 주민출판사, 2005

암 치료에 쓰이는 본초와 치료법을 총론과 각론으로 나누어 기술했다.

주영승, 《운곡 본초도감》, 도서출판 우석, 2017

483품목 1004종의 한약을 가나다순으로 배열해 소개한 책. 4000장에 이르는 사진 자료로 자연 상태와 약재 상태의 감별에 주안점을 두고 있다.

최철한, 《생태본초》, 물고기숲, 2018

형상의학과 자연과학의 시각에서 본초를 창의적으로 재해석한 책이다. 약초는 물론 무심코 먹는 일상 음식에 관해서도 본초학적 이해를 심화시켜 보다 폭넓은 응용을 할 수 있게 해 준다.

황도연 편, 《방약합편》

조선 고종 21년(1884) 의학자 황도연의 유언에 따라 아들인 황필수가 간행한 의서다. 19세기 이래 한의사·한약방의 대표적인 처방 매뉴얼로 7언절구 '약성가'가 실려 있다.

《향약구급방》

고려 고종 때에 대장도감에서 간행한 우리나라 최고最古의 한의서. 향토에서 구할 수 있는 약재로 위급한 환자를 구해 낼 수 있는 방문方文을 적은 것으로, 상·중·하권으로 나누어져 있다.

허준, 《동의보감》

조선 시대 의관醫官인 허준이 선조의 명에 따라 편찬한 의서醫書. 선조 29년(1596)에 우리나라와 중국의 의서를 모아 엮어 광해군 2년(1610)에 완성한 것으로, 임상의학적 방법에 따라 내·외과 등 전문과별로 나누어 각 병마다 진단과 처방을 정리했다. 가장 우수한 동양의학서의 하나로 평가되며, 탕약편湯藥篇에는 수백 종의 향약명鄕藥名이 한글로 적혀 있다. 광해군 5년(1613)에 간행된 전통 한의학의 집대성이자 동의고전의 최고봉이라 할 수 있다. 2009년 유네스코 세계 기록 유산으로 지정되었다(25권 25책).

홍만선, 《산림경제》

조선 숙종 때 홍만선이 농업과 의약, 농촌의 일상생활에 관하여 쓴 책이다. 농사와 가정생활의 여러 측면에서 조선 후기의 실학 성과를 반영하고 있다. 1766년 유중림이 《증보산림경제》를 편찬했다.

江蘇新医学院, 《中药大辞典》, 1986

5767종의 한약이 수록된 대표적인 본초학 대사전으로, 1998년, 2006년에 정담출판사에서 펴낸 한글판이 있다.

林才志 外, 《抗癌中草药》, 化学工业出版社, 2019

임상처방례 중심의 항암 약초를 소개한 책

沈映君 主编, 《中药药理学》, 人民卫生出版社, 2018

본초에 대한 중국의 현대 약리연구 성과를 집약한 책

Barrie Cassileth 외, 《Herb-drug interactions in oncology》, Memorial Sloan-Kettering Cancer Center, 2010

EBM의 관점에서 항암 약초나 건강기능식품을 다룰 때 주의할 점이 잘 설명되어 있는 책이다.

Jun-Ping Xu, 《Cancer inhibitors from Chinese Natural Medicines》, CRC press, 2017

암을 억제하는 메커니즘을 중심으로 본초에 관한 학술 연구를 개괄한 책

참고 웹사이트

oasis.kiom.re.kr

한국한의학연구원에서 운영하는 전통 의학 정보 포털 '오아시스'. 약물백과에는 한약재 관련 신뢰성 있는 과학 정보와 국내외 학술논문을 소개하고 있다.

scholar.google.com | pubmed.ncbi.nlm.nih.gov

해외 논문을 찾아볼 수 있는 웹 사이트로 구글 'scholar'와 '미국국립의학도서관' 홈페이지PubMed가 있다.

www.history.go.kr

국사편찬위원회 홈페이지에 가면 《조선왕조실록》과 《승정원일기》를 볼 수 있다.

www.koreantk.com

'한국전통지식포탈'은 특허청에서 운영하는 전통 과학 지식 데이터베이스다. 약초와 관련해 한의학·한약학·약학계의 국내 학술논문을 찾아볼 수 있다.

www.kiom.re.kr

한국한의학연구원의 한의고전DB. 《동의보감》, 《본초강목》 등 우리나라와 중국의 의학 고전 텍스트가 실린 데이터베이스로 국책 연구원의 공신력 있는 자료다.

www.nongsaro.go.kr

농촌진흥청 농업기술포털 농사로. 특용작물은 물론 '오리엔탈 허브 스토리'에서 농촌에서 경작하고 있는 약초에 관한 알찬 지식을 얻을 수 있다. 약초 재배와 과학적 영농을 원하는 사람이라면 필수적으로 가 보아야 할 사이트다.

생명의 벗, 약초 이야기로 배우는 우리 본초학

글 장영덕
그림 손채수

1판 1쇄 펴낸날 2022년 10월 7일

펴낸이 전은정
펴낸곳 목수책방
출판신고 제25100-2013-000021호

대표전화 070 8151 4255
팩시밀리 0303 3440 7277
이메일 moonlittree@naver.com
블로그 post.naver.com/moonlittree
페이스북 moksubooks
인스타그램 moksubooks
스마트스토어 smartstore.naver.com/moksubooks
디자인 studio fttg
제작 야진북스

이 도서는 한국출판문화산업진흥원의 '2022년
중소출판사 출판콘텐츠 창작 지원 사업'의
일환으로 국민체육진흥기금을 지원받아
제작되었습니다.

ISBN 979-11-88806-35-5 (03510)
가격 25,000원